中医临床大家学术经验传承

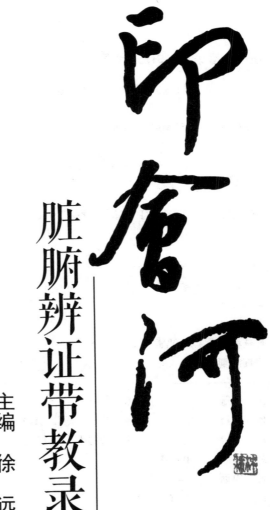

印会河

脏腑辨证带教录

主编 徐远

U0341530

中国科学技术出版社
·北京·

图书在版编目（CIP）数据

印会河脏腑辨证带教录 / 徐远主编 . —北京：中国科学技术出版社，2019.1（2024.6 重印）

ISBN 978-7-5046-8136-2

Ⅰ.①印… Ⅱ.①徐… Ⅲ.①脏腑辨证－中医临床－经验－中国－现代 Ⅳ.① R241.6

中国版本图书馆 CIP 数据核字（2018）第 208181 号

策划编辑	焦健姿　王久红	
责任编辑	王久红	
装帧设计	华图文轩	
责任校对	龚利霞	
责任印制	徐　飞	

出　　版	中国科学技术出版社	
发　　行	中国科学技术出版社有限公司销售中心	
地　　址	北京市海淀区中关村南大街 16 号	
邮　　编	100081	
发行电话	010-62173865	
传　　真	010-62173081	
网　　址	http：//www.cspbooks.com.cn	

开　　本	710mm×1000mm　1/16	
字　　数	266 千字	
印　　张	15.5	
版　　次	2019 年 1 月第 1 版	
印　　次	2024 年 6 月第 2 次印刷	
印　　刷	河北环京美印刷有限公司	
书　　号	ISBN 978-7-5046-8136-2/ R·2312	
定　　价	52.00 元	

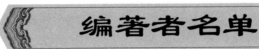
印会河 脏腑辨证带教录

编著者名单

主　编　徐　远

副主编　武曦蔼

编　者　（以姓氏笔画为序）

王思轩　王艳梅　甘　瑨　华传金

刘　晨　李爱国　李奥杰　张　斌

张志远　胡春丽　段　军　祝　捷

费　敏　顾景辉　晏铭洋　徐志强

高彩霞　郭丹丹　蔡雪茹

内 容 提 要

　　本书以脏腑辨证为纲，以方证为目，总结整理了印会河教授学术思想和辨证思路；以［体会］［附］为补充，详释了印教授临证经验、对病因病机的独到认识和遣方用药的特色，以期为中医临床、教学、科研提供一定的参考和指导。

前　言

　　印会河教授生身于江苏靖江中医世家，17 岁便独立开业，悬壶乡里，被誉为"江南小名医"。1955 年入选南京中医学校首届中医师资学习班，并编写《中医学概论》，作为全国高等医药院校的第一本中医教材，堪称高等中医院校中医理论的奠基人之一。1957 年被卫生部选为中医骨干带队由南京赴北京中医学院（北京中医药大学前身）任教，先后任温病教研室主任、中医基础教研室主任、北京中医学院附属东直门医院第一任医务部主任兼内科主任，主编《中医基础理论》一书，被列为中医药大学必修课教材。1978 年被评为全国第一批中医教授、硕士生导师；1982 年参与组建中日友好医院，任副院长，为中央保健会诊医师。

　　印会河教授是全国第一批继承中医药老专家学术经验的指导老师，第一批享受政府特殊津贴的老教授；2008 年被评为"首都国医名师"；2009 年获得中华中医药学会成就奖；2010 年被授予"北京中医药工作60 年特殊贡献奖"。

　　在人事部、卫生部和国家中医药管理局关于继承名老中医经验的方针指导下，印会河教授对徒弟徐远书写的 150 多篇学习心得，近 40 篇月记，数万字对印教授经验的总结篇篇都进行了详细批阅，为我们学习中医留下了宝贵财富。我们也查阅了印会河教授的第一批徒弟王诗雅及陈庆平的有关文章，为纪念先师，亦为光明印会河教授"教书育人、发扬中医"的大义，吾辈不揣浅薄，特撰此书，以飨读者。

　　中医诊治疾病，最难是识证，如何从错综复杂的临床症状中找出根本病机，从而辨证准确，是临床疗效的根本保证。自《伤寒杂病论》提出"六经辨伤寒、脏腑辨杂病"的方法始，中医学逐渐发展出六经辨证、

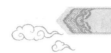

八纲辨证、脏腑辨证等诸多方法。尽管各种辨证方法各具特色，各有侧重，但无一不与脏腑密切相关。脏腑为构成人体的一个密切联系的整体，五脏之间有生克乘侮，脏与腑之间又互为表里，根据以五脏为中心的藏象理论，把局部病理变化同机体全身状况联系起来，通过脏腑组织经络之间的相互关联和相互制约关系来探讨疾病的发展传变规律，有助于理解中医病机的特点。而且脏腑辨证的内容比较系统、完整，生理、病理概念均较确切，纲目清楚，内容具体，有利于指导辨证思维，也有利于对其他辨证方法所述证候实质的理解。因此，脏腑辨证是临床辨证的基本方法，是整个辨证体系中的重要组成部分，也是中医临床各科医师辨证的必备基本技能。

　　为了便于读者更好地学习、理解印教授诊疗经验，本书以脏腑辨证为纲，以脏腑分为篇章，以"方证"的形式书写，让读者更好地在疾病演变的过程中，明确脏腑定位，学习抓准病机，掌握病机的演变，从而由浅入深、分辨各种错综复杂的疾病证候，分清病情主次、病性虚实、病理转化、寒热更迭，进而运用理、法、方、药一线贯通，为临床实践和深入钻研打下良好基础，所谓："知其要者，一言而中；不知其要者，流散无穷。"

　　印教授医海征帆数十年，学验俱丰，对疾病的病机、诊治往往有独到见解。印教授强调辨病与辨证相结合，提倡中西医结合，博采众长，取长补短，临床上创立了"抓主症"的独特辨证思路。如印教授在诊治胃脘痛时，除常规的肝胃气滞、瘀血阻滞、饮食积滞、脾胃虚寒等证型外，还根据患者有无特异性的临床表现（即"主症"），如反酸烧心、便秘辨为肝胃郁热证，用大柴胡汤合左金丸；胃痛隐隐、食后饱胀、胃酸少等辨为胃阴不足证，用益胃汤；突发挛痛辨为胃脘挛痛证，用芍药甘草汤加味治疗，往往取得很好的临床疗效。此"抓主症"的临床思路和方法，乃印教授临证经验之精华。学习"抓主症"的辨证治疗方法，有助于从临床病患纷繁错杂的表现中迅速寻找出主要矛盾，掌握病机、识证准确，从而实现印教授"临床使用时但见一症便是，屡试屡爽，愈人无数"的临床疗效。故本书以［附］和［体会］的形式，对此部分内容做了重点介绍。

　　印教授乃一代名医，业精技湛，临诊细致入微，详察形候。如辨治咳喘病时，常重点从"痰"入手，根据患者有痰、无痰分为"湿""燥"

两型。痰多者属"湿"，温燥以除痰；无痰者属"燥"，凉润以保肺。有痰者，又根据患者咯吐白沫、恶寒痰稀、咳痰黄稠、咳痰腥臭、痰多色白、咳痰带血等痰的量、色、质辨而治之。又如印教授常在脉诊之余，感受患者手掌，尤其是手心温度（掌烫），作为中医切诊的重要资料，以助辨别阴阳。诊察入微，见微知著由此可见一斑。本书对此类内容在 [体会] 部分做了详细说明，以助读者更好地学习和理解大医仁术。

此外，为了保持印会河教授学术经验的完整性，本书还重新整理了部分在国内刊物上发表的文章，并引用了部分曾经发表的印会河教授验案，此部分内容多以"附论"和"病例"的形式出现，并增加了部分未在既往刊物上发表过的印教授医案，以期更全面、系统地体现印会河教授的丰富临床经验。

由于本书所采集医案多为印会河教授 20 世纪八九十年代所诊，故限于当时医疗水平，部分客观检查指标不够完善；另外，本书为了系统、真实地展现印会河教授诊治疾病的原始思路和经验，虽然其中部分药味、剂量非目前常用，但依旧按照原始药物及剂量书写。例如：印会河教授常以灶心土 120g 煎汤代水暖脾涩肠止泻，实为印会河教授之经验，但目前优质的灶心土难以获得，疗效亦不可同日而语。又如朱砂入三生饮冲服安神定志，治心阳不足、寒痰凝滞之证，但朱砂、生川乌、生附子、生南星均为有毒之品，但印会河教授"认证即准，则药不忌猛"，其后是以印会河教授丰富的临床经验和深厚的中医底蕴为依托的，可谓"艺高人胆大"。本书为求印教授诊治原貌，未做修改，但如今若临床应用，切忌生搬硬套，需格外谨慎。

本书以脏腑辨证为纲，以方证为目，总结整理了印教授学术思想和辨证思路；以 [体会] [附] 为补充，详释了印教授临证经验、对病因病机的独到认识和遣方用药的特色，以期为中医临床、教学、科研提供一定的参考和指导。然吾辈学识浅薄，秉性愚钝，诚恐未能昌明印教授之学，敬冀同道斧正，不吝赐教，不胜感激。

编著者
己亥年早春

印会河 脏腑辨证带教录

目 录

第一讲 脾 篇

第二讲 肾 篇

第三讲　心　篇

第四讲 肝 篇

第五讲　肺　篇

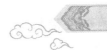

脾位居中焦，与胃相表里。其主要生理功能为运化水谷，输布精微，灌溉四旁，为气血化生之源，后天之本。脾主统血，其气主升，喜燥恶湿，与长夏之气相通应，旺于四时。胃主受纳、腐熟水谷，其气降，为水谷之海。胃主受纳，脾主运化，纳运相依，共同完成饮食水谷的消化、吸收过程；脾气升、胃气降，升降相因，中焦斡旋，共同完成精微布散、糟粕传递的过程；脾为脏属阴，喜燥恶湿；胃为腑属阳，喜润恶燥，燥湿相济，阴阳调和，纳运、升降功能方能协调正常。

脾的病变主要以运化功能失司，致使消化吸收功能失常，或水湿停滞，或化源不足，以及脾不统血、脾不升清、脾阳亏虚、失于温煦为主。临床多见腹胀、便溏、纳差、倦怠、消瘦、浮肿、内脏下垂、出血等症状。胃的病变主要以受纳、腐熟水谷功能障碍及胃失和降、胃气上逆为主。临床上多见食少、胃脘痛、呃逆等症状。脾与胃相表里，其功能上相互为用，病理上相互影响，若脾气不升，可影响胃之受纳与和降，反之饮食伤胃，胃失和降，也会影响脾之升清与运化。故印教授在治疗脾、胃疾病时，尤其注重脾胃表里关系，如在治疗脾不升清所致下陷证时，于补中益气汤中加入降胃气之枳实，使中气升降出入恢复正常；在治疗脾气虚时，于健脾益气方剂中加入山楂、神曲等健胃消食药消补兼施，提高了临床疗效。

总而言之，脾胃病的证候有虚实之分。虚证多因饮食、劳倦、思虑过度所致，或久病失养导致脾气虚、脾阳虚、脾气下陷、脾不统血、胃阴亏虚等证；实证多因饮食不节，或外感湿热、寒湿之邪等导致湿热蕴脾、寒湿困脾、食积等证，下文分证论之。

印会河 脏腑辨证带教录

第一讲 脾 篇

一、脾气不足

脾主运化，为后天之本。脾气亏虚者，常见倦怠乏力、少气懒言、语音低微、面色萎黄、食少便溏、舌淡苔白、脉细弱等症。常以党参、白术、炙甘草等补气药为主治之。然印教授认为，脾与胃相表里，脾主升清，胃主降浊，脾气不足，中焦斡旋失司。在治疗该证时，尤重视气机的条畅，故多于补气健脾的方剂中配伍少量行气药物为佐，使之补而不滞。此外，脾气虚证中，或脾胃虚弱，运化乏力，兼有食积；或脾失健运，水湿内停；或久病气虚，累及阴血；或脾虚气陷，清阳不升，常伴有各种兼证。故印教授常酌情配伍燥湿、行气、消食导滞、升阳举陷等药物，随证治之。

1. 健脾丸——脾气亏虚、食滞轻证

[临床表现] 纳少，腹胀，饭后尤甚，大便溏薄，肢体倦怠，少气懒言，面色萎黄或㿠白，或浮肿，或消瘦，舌淡苔白，脉缓弱。

[治法] 健脾益气。

[方药组成]

党参 12g	炒白术 12g	茯苓 9g	山药 6g
陈皮 10g	肉豆蔻 6g	木香 6g	砂仁 3g
黄连 6g	焦山楂 15g	神曲 15g	炒麦芽 15g
炙甘草 6g			

[加减法] 腹胀明显者可加焦槟榔、莱菔子下气除满消胀。

[医案] 患者许某，女，44 岁。初诊日期 1998 年 11 月 12 日。患者腹胀，不欲饮食，乏力懒言，面色不华。睡眠可，大便每日 1 行，质地偏干，小便无异常。唇干、苔少、脉细。立法：健脾益气。处方：健脾丸加减。

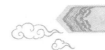

党参 12g　　　白术 12g　　　陈皮 10g　　　枳实 10g

焦山楂 15g　　炒麦芽 15g　　神曲 15g　　　青皮 6g

炒莱菔子 5g

[按]

　　健脾丸出自《证治准绳·类方》卷五，其功效为"治一应脾胃不和，饮食劳倦"。《医方集解·消导之剂》中写道"此足太阴、阳明药也。脾胃者，仓廪之官，胃虚则不能容受，故不嗜食；脾虚则不能运化，故有积滞。所以然者，由气虚也。参术补气，陈皮利气，气运则脾运，而胃强矣。山楂消肉食，麦芽消谷食，戊己不足，故以二药助之使化。枳实力猛，能消积化痞；佐以参术，则为功更捷，而又不致伤气也。夫脾胃受伤，则须补益，饮食难化，则宜消导，合斯二者，所以健脾也。"

　　患者乏力懒言、面色不华、纳差，是脾虚的表现，故用参术补气健脾；胃脘不适、腹胀、大便偏干，加枳实、炒莱菔子下气除满消胀。可见处方中补气健脾与消食行气药同用，为消补兼施之剂，补而不滞，消而不伤正。本方诸药合用，脾气得健，胃气得降，饮食得化，则诸症可除。

　　——选自徐远.杏林薪传：印会河理法方药带教录.北京：人民军医出版社，2013：154.

　　[体会]

　　脾与胃共为"后天之本"，气血生化之源。《素问·经脉别论》："食气入胃，散精于肝……，浊气归心，淫精于脉""饮入于胃，游溢精气，上输于脾，脾气散精，上归于肺"。脾主运化，脾气虚弱则运化无权，纳食不化，口淡无味；脾失健运，清气不升，浊气不降，脘腹气滞，则见腹满胀痛；水谷精微不足，生化气血无源则见面色萎黄，肌肤失养等气血两虚之征象。故昔李东垣作《脾胃论》，提出"内伤脾胃，百病由生"。明代李中梓云："脾何以为后天之本？盖婴儿既生，一日不食则饥，七日不食则胃肠涸绝而死。经云'安谷则昌，绝谷则亡'，犹兵家之饷道也，饷道一绝，万众立散，胃气一败，百药难施，一有此身，必资谷气，谷气入于胃，洒陈于六腑而气至，和调于五脏而血生，而人资之以为生。"由此可见脾的重要性。印教授以此立法，选用补气健脾的健脾丸，补中焦脾气，且加枳实、炒莱菔子消食下气。莱菔子味辛行散，归肺、脾、胃经，功专消食除胀、降气化痰。再配合健脾丸方中白术，可攻补兼施，尤适于治疗食积气滞兼脾虚者。全方消补兼施，使补而不滞，从而助中焦运化，适用于脾气亏虚而食滞不重者。

保和丸与健脾丸的临床应用区别

保和丸与健脾丸均助脾运，但保和丸主要用治饮食停滞所致的脘腹胀满、嗳腐吞酸、不思饮食、腹痛腹泻。虽然也可见腹胀、不思饮食，但保和丸证患者是因宿食积滞所致。食积内停中焦，气机阻滞，脾胃升降失常而不欲饮食、嗳腐吞酸。泻的特点是泻下酸腐，泻后痛减，宿食未尽，再痛再泻。健脾丸重在健脾，进而助其运化消食而缓解消化不良。保和丸重在消散，消食和胃、恢复脾胃气机升降，积滞去则脾胃自强，临床应区别运用。

2. 六君子汤——脾胃气虚、胃脘疼痛

[临床表现] 面色萎黄，气短乏力，甚或语声低微，饥时胃痛，得食则舒，痛中有胀，嗳气泛酸，苔白腻，脉细弦。
[治法] 益气健脾，行气和胃。
[方药组成]

| 党参 9g | 白术 9g | 陈皮 9g | 半夏 9g |
| 吴茱萸 6g | 川花椒 1g^(炒) | 黄连 3g | 煅瓦楞子 30g |

[加减法] 如胃酸症状不明显可去煅瓦楞子加乌梅。
[体会]

胃痛以各种性质的胃脘部疼痛为主症，往往兼见嗳气、吐酸、腹胀等症状。外邪犯胃、饮食不节、情志不畅、脾胃虚弱等均是其常见病因。《景岳全书·心腹痛》分析极为详尽："痛有虚实，……辨之之法，但查其可按者为虚，拒按者为实；久痛者为虚，暴病者多实；得食稍可者为虚，胀满畏食者为实；痛徐而缓，莫得其处者多虚；痛剧而坚，一定不移者为实……"总而言之，胃痛的诊治，首先应辨虚实。饥时胃痛，得食则舒，此系胃虚作痛的典型症状之一。脾为气血化生之

源，脾气不足则气血虚弱、机体失养，症见面色萎黄、气短声低、神疲乏力。但印教授治疗证属脾胃气虚的患者时，观察到不少患者还兼有泛酸、胃胀等实证的表现。气机郁滞，则见痛中有胀；"诸呕吐酸，暴注下迫，皆属于热"，肝热犯胃，则见反酸嘈杂。可见病机虚实夹杂，以虚为主，故治疗上重在益气健脾和胃，适当辅以行气、制酸。

故印教授选择六君子汤加减治疗该证。方药中党参、白术补气健脾；陈皮、半夏行气和胃，兼有燥湿之功。四药配合，补虚中有运脾之力，益气中有燥湿之功，颇合脾喜燥恶湿，喜通恶滞的生理特征。配合吴茱萸、花椒（川椒），温胃散寒。煅瓦楞子健胃制酸。吴茱萸和黄连合用为左金丸，主治肝胃不和的嘈杂吞酸。泛酸嘈杂一症，乃由胃酸过多引起，而胃酸之形成，因肝火内郁所生的居多，印教授常言"肝经郁火苦吞酸"，此方可清肝降火，散郁热而疏肝理脾和胃。临床上，印教授观患者胃热之多少常常变换寒性之黄连与热性之吴茱萸的用量比例，"正左金""反左金"或 1：1……变换灵活，得心应手。加乌梅者，据《本草备要》记载，乌梅可治吐逆反胃，取其酸收之性。

另：印教授对肝郁不疏，肝气犯胃而胃脘疼痛者常以橘叶、佛手、绿萼梅、玳玳花配合主方应用，使肝气调畅，诸症解除。

[附] 健脾益气的方剂众多，四君子汤、异功散、六君子汤、香砂六君子汤、参苓白术散、归脾汤、健脾丸等。四君子汤为健脾益气的基础方，甘温平和；异功散即四君子汤加陈皮，兼行气化滞；六君子汤即四君加陈皮、半夏，兼燥湿化痰、行气和胃，且肺脾兼治；香砂六君子汤乃六君加木香、砂仁，更增行气化湿、温中止痛之功。在此所列有限，读者在临床运用时还需根据具体情况辨证选用。

3. 补中益气汤——清阳不升、头晕头痛

[临床表现] 面色萎黄，头晕目眩，视物昏瞀，心慌，疲倦汗出，语声低微，少气懒言。纳差，便溏，或久泻、脱肛，舌淡，脉虚无力。

[治法] 益气升清。

[方药组成]

| 黄芪 15g | 党参 15g | 当归 15g | 白术 12g |

陈皮 9g	升麻 9g	柴胡 9g	甘草 9g
蔓荆子 9g	生姜 9g	大枣 5枚	

[加减法] 汗多加山茱萸、五味子。肢冷加肉桂、熟附子。

[体会]

补中益气汤由金元时期李东垣创立，首载于《内外伤辨惑论》，由李氏根据《内经》中"损者益之"之旨而制定，是李东垣脾胃学说的代表，体现了治劳倦内伤之法，也是补中益气法、甘温除热法、益气升阳法的代表方。原方主要用于治疗脾胃气虚证、中气下陷证和气虚发热证。印教授常用其益气、健脾、升清之义治疗低血压，症见眩晕、心悸，中医辨证属脾不升清的患者。

脾以升为健，若脾气不健，清气不能上输头面故见头晕；肝开窍于目，血虚不能养肝故目眩；阳气虚失于固摄则见汗出；气血虚则少气懒言，气血不能充养肌肉则见疲乏。全方由黄芪、党参、白术、甘草益气补中，脾健则气血有所养；升麻、柴胡、蔓荆子引药上行，升举清气，则清窍有所充。正如李杲所言："胃中清气在下，必加升麻、柴胡以引之，引黄芪、人参、甘草甘温之气味上升……二味苦平，味之薄者，阴中之阳，引清气上升也"；陈皮理气，使补而不滞；当归养血，配以生姜、大枣调和营卫，共奏益气养血、健脾升清之效。正如吴崑在《医方考》中所说："五味入口，甘先入脾，是方也，参、芪、归、术、甘草，皆甘物也，故可以入脾而补中气，中气者，脾胃之气也。人生与天地相似，天地之气一升，则万物皆生，故用升麻、柴胡为佐，以升清阳之气，所以法象乎天之升生也。用陈皮者，一能疏通脾胃，一能行甘温之滞也。"

此外，印教授治疗尿失禁属脾气不升证亦用补中益气汤加味，用补中益气汤升举脾阳的基础上，加桑螵蛸、益智仁、五味子固肾缩尿，往往也取得很好的治疗效果。

二、脾阳虚衰

脾属土，位于中州。若素体脾胃虚弱、寒从中生，或脾胃虚寒，复感外寒者，常见脘腹疼痛、喜温按、肢疲乏力、手足不温等虚寒见症，治宜温补并用。常以

温里散寒药如桂枝、干姜等药物配合甘温补气药如人参、白术等治疗。此外，脾阳久虚，日久损及肾阳，可出现脾肾阳虚之证，故印教授常酌情配伍温肾祛寒药物，随证治之。

1. 小建中汤——中脏虚寒、腹中挛痛

[临床表现] 腹中挛痛，多为隐痛或绵绵作痛，时痛时止，喜温喜按，按之则痛减，心悸而烦、虚烦不宁，四肢疲乏无力，食少纳呆，脉细而弦，舌淡苔薄白。

[治法] 温中补虚，缓急止痛。

[方药组成]

| 白芍 15g | 桂枝 9g | 甘草 9g | 生姜 9g |
| 饴糖 30g^(分冲) | 大枣 5 枚 | | |

[医案] 冷某，女，24 岁。产后 2 月余，腹中挛急疼痛，阵发不止，喜按，得温稍舒，遇寒则甚，嗜甘甜饮食，苔白脉弦，屡经医药，迄无一效。分析前方，多用破血行气之品，盖泥于产后多瘀血气滞为病之过。印教授根据"临病人问所便"之意旨，以病人嗜食甘甜，即考虑其为肝脾之虚，投用酸甜重味之小建中汤方：

| 赤芍 60g | 白芍 60g | 桂枝 9g | 甘草 9g |
| 生姜 9g | 大枣 10 枚 | 饴糖 60g^(分冲) | |

服 1 剂痛止，食欲增加，连服 3 剂痊愈。

——选自印会河. 印会河中医内科新论. 北京：化学工业出版社，2010：350.

[体会]

小建中汤出自《伤寒论》，乃桂枝汤倍芍药加饴糖而成，其功效温中补虚、和里缓急，主治中脏虚寒、肝脾不和证。此类患者腹痛因中焦脾阳不足，脘腹失于温煦所致的虚寒证，疼痛特点为喜按，喜温畏寒。中焦虚寒，肝木乘土，可见腹痛挛急；中脏虚寒，脾阳不足，可见饥时痛甚，得食则舒，大便时溏；中焦化源不足，气血亏虚，还可兼见乏力、面色无华、心悸等症。故治疗首当温中补虚、和里缓急而止痛。方中重用味甘性温的饴糖温补中焦，缓急止痛。臣以桂枝辛温化气，祛中焦寒邪；白芍酸甘养阴。肝体阴而用阳，白芍酸甘入肝经，养肝阴、

调肝气、缓肝急，止腹痛。佐以大枣补脾益气、甘草益气和中。方中饴糖、桂枝辛甘化阳，温中焦而补脾虚；芍药甘草酸甘化阴，缓肝急而止腹痛。

劳易伤人阳气，阳气久伤则阴血亦亏，中焦为营卫之所出，气血之所生，故小建中汤通过温建中焦阳气，资助营卫化生，甘温补中，调养阴阳，用药平和，使阴阳相生中气自立，又蕴有柔肝理脾之义，用之可使中焦强健，阴阳气血化生有源，故以"建中"名之。正如《绛雪园古方选注》云"建中者，建中气也……前桂枝汤是芍药佐桂枝，今建中汤是桂枝佐芍药，义偏重于酸甘，专和血脉之阴。芍药、甘草有戊己相须之妙，胶饴为稼穑之甘，桂枝为阳木，有甲己化土之义。使以姜、枣助脾与胃行津液者，血脉中之柔阳，皆出于胃也。"

[附] 饴糖是以高粱、米、大麦、粟、玉米等淀粉质的粮食为原料，经发酵糖化制成的食品，又称胶饴。主要含麦芽糖，并含维生素 B 和铁等。饴糖味甘、性温，功效缓中补虚，生津润燥，常用治虚寒性的里急腹痛。《本草经疏》："饴糖，甘入脾，而米麦皆养脾胃之物，故主补虚乏，仲景建中汤用之是也。肺胃有火则发渴，火上炎，迫血妄行则吐血，甘能缓火之标，则火下降而渴自止，血自去也。"《日华子本草》载："消痰止嗽，并润五脏。"《长沙药解》载："补脾精，化胃气，生津，养血，缓里急，止腹痛。"（《本草经集注》）《别录》云："饴糖，味甘，微温。主补虚乏，止渴，去血。"本方用饴糖一是补益脾胃，二是缓急止痛。正如《内经》言："脾欲缓，急食甘以缓之。"饴糖有其自身特点，最好不要随便用其他糖类替代。原方用量为 1 升（约现今 200ml），用量较大，现代多用 50～60ml。小建中汤临床应用较广泛，常用于治疗消化系统疾病如慢性胃炎、消化性溃疡、慢性肠炎等。但需要注意的是，"甘能令人中满"，甘易作酸，因此胃炎、胃溃疡如有吐酸、反酸者，饴糖要少用或不用，否则会致反酸加重。

附 印教授诊治胃脘痛经验

胃脘痛是以胃脘部疼痛为主的疾病，常兼见胃脘部痞满、胀闷、嗳气、吐酸、纳呆、腹胀等。中医典籍对本病论述较多。《金匮要略》将胃脘部称为心下、心中，将胃病分为痞证、胀证、满证、痛证，对后世很有启发。后世医家也多有论

述。尤其以《景岳全书》对其分析尤为详尽，其言："痛有虚实，……辨之之法，但当查其可按者为虚，拒按者为实；久痛者多虚，暴病者多实；得食稍可者为虚，胀满畏食者为实；痛徐而缓，莫得其处者多虚，痛剧而坚，一定不移者为实；痛在肠脏中，有物有滞者多实，痛在腔胁经络，不干中脏，而牵连腰背，无胀无滞者多虚。脉与证参，虚实自辨。"印教授治疗胃脘痛经验颇丰，多从以下几个方面分证治之。

①肝胃气滞

肝气行于胁部，胃气滞于胃脘，气机不利则见胃脘痛。该证病机特点为肝胃气滞，所以其疼痛特点为胃痛连胁、胁痛连胃，得嗳气则舒。因气是无形的，气聚则痛，按之则散，故疼痛喜按。印教授多以香苏散加减治之。

②肝胃郁热

此证为因火郁所致，故疼痛特点为常伴灼热感。古人有"肝经郁火苦吞酸"之说，印教授亦认为胃酸过多为肝火胃热之象，常以反酸、烧心为本证辨证要点。治疗上以和胃降火为法，方选左金丸、大柴胡汤加减治之（详见"印教授以大柴胡合左金丸治疗胃酸过多型胃脘痛经验"）。

③瘀血阻滞

胃为多气多血之腑，气为血帅，气行则血行，气滞则血瘀。气滞血瘀，不通则痛。故瘀血阻滞引起的胃脘痛特点为痛有定处，按之加重。临床治疗以祛瘀止痛为法，印教授常以失笑散、丹参饮加减治疗。

④胃实急痛

少阳里实，邪实于内，气血受阻，不通则痛。故见痛而拒按；胃有实邪，阻滞胃气，胃气不降反上逆，则见呕吐频发，可伴见脘腹胀满、大便秘结。且本证胃脘痛疼痛范围较广，可旁及肩背及腰部。印教授认为，少阳里实，当以通降为顺，以泄热通里为法，方选大柴胡汤加减治疗。药用柴胡15g，黄芩9g，胡黄连9g，赤芍15g，木香9g，延胡索9g，生大黄15g，芒硝9g。

⑤胃阴不足

胃为阳土，喜润恶燥。胃病日久，迁延不愈，阴津亏损，胃络失养，则见胃脘隐痛；胃阴亏虚，不能腐熟水谷，则见食后还饱。印教授以胃痛不胀、食后还饱，胃酸少为辨证要点，以益胃汤加减治疗（详见"胃阴不足"）。

⑥脾胃虚寒

此证特点为疼痛绵绵，饥时胃痛，得食痛减，痛而喜温按。印教授常以温补脾胃为法，方以小建中汤加减治疗（详见上文）。另外印教授亦常用归芪建中汤（即小建中汤加当归、黄芪）治疗。归芪建中汤所治患者虚的程度比小建中汤更甚，根据"虚者补之""劳者温之"，加甘温益气升阳之黄芪，增强益气建中之力，加苦辛甘润，补血和血之当归，功能气血双补。

若患者因脾胃虚寒所致胃脘痛，但伴胀痛等气滞中满之象时，印教授则常选用厚朴温中汤治疗，借厚朴除中宫之实满，取其温中行气、健胃止痛之义。

⑦胃脘挛痛

胃脘挛痛的典型症状为突发或阵作胃脘急痛，挛急感明显。此类疼痛多为阵发性，时发时止，具有中医风象"善行而数变"的特点。中医治风，多从肝入手，且此类病证的临床特点为挛急不舒，挛急为筋膜受病之重要表现。因肝主筋，故重在治肝。印教授以芍药甘草汤加味柔肝解痉、和营止痛。除此之外，印教授凡遇痉挛性疼痛者（不局限于胃脘痛），常用此方，效果良好。

印教授以芍药甘草汤加味治疗胃脘挛痛经验

[临床表现]突发或阵发胃脘急痛，挛急感明显，甚者硬痛拒按，疼痛缓解则腹软如常，舌质青暗，脉弦。

[治法]舒挛定痛。

[方药组成]

赤芍 30g	白芍 30g	甘草 12g	当归 15g
延胡索 9g	川楝子 12g	降香 9g	

[医案]金某，女，43岁，1989年2月18日初诊。

主诉：突发胃脘挛急剧痛3天。患者每遇饮食不节、精神刺激、情志不舒之时，即感胃脘挛痛，痛楚难忍，但腹软如常，每年发作3～5次。三天前因气恼急躁，突发胃脘疼痛挛急，呼喊哭号。经用阿托品、地西泮（安定）、氯丙嗪对症处理，仍阵痛不已。上腹部硬痛拒按，似有包块。舌红，苔少，脉弦紧。西医诊断：胃痉挛。中医辨证：胃脘挛痛。治法：舒挛定痛。处方：

赤芍 30g	白芍 30g	甘草 12g	当归 15g

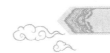

延胡索 9g　　　　川楝子 12g　　　　降香 9g　　　　钩藤 30g

白蒺藜 15g

急投 1 剂，患者自述饮后 30 分钟，觉胃脘部挛急感突然解除，疼痛消失，腹软如常。继服 7 剂，5 年来未再发作。

——选自印会河 . 印会河中医内科新论 . 北京：化学工业出版社，2010：347.

[体会]

挛痛涉及甚广，有挛必有急，急则屈而不伸，故临床见拘挛而不灵活的疼痛特点。其可发生于内脏、头身、四肢等处。这类疾病多为阵发性疼痛，时发时止，具有中医风象"善行而数变"的特点。中医治风，多从肝入手，且此类病临床特点为挛急不舒，挛急为筋膜受病之重要表现，因肝主筋，故重在治肝。临床上不少急性疼痛症（非器质性）、抽搐痉挛常与肝阴不足、津伤血虚有关。芍药甘草汤为柔肝解痉、和营止痛之良方。

芍药甘草汤方出自《伤寒论》，系仲景为伤寒误汗亡阳、阳复后脚挛急证而设。古人称小腿为脚，"脚挛急"为小腿屈伸不利，即是今之腓肠肌痉挛。芍药甘草汤虽然是治疗脚挛急的有效方，但临床运用却不能单纯地局限于腓肠肌的痉挛。该方由芍药（白芍）、甘草两味药组成，白芍味酸，养血敛阴、柔肝止痛；甘草味甘，缓急止痛，且能补虚，二药相伍，酸甘化阴以养肝，肝得柔养，气急则平，故能解痉舒挛、柔筋止痛。药理研究表明，芍药、甘草中的成分有镇静、镇痛、松弛平滑肌的作用。当归、延胡索理血以止痛；降香、川楝子行气血、泻肝，使气血之瘀滞同时获解。

芍药甘草汤原方用量等同，现在临床应用，芍药与甘草用量之比，多为 5∶1；少则 3∶1，非此难有止痛之效。但芍药增大用量，恐有过苦伤脾胃之虞，故改用炒白芍，以炒制苦，可防其弊而用其长；甘草一般遵原方用炙甘草，取其温中益脾。凡挟热者，改用生甘草，意取清热和中。此虽一重、一炒、一生之变，贵在"权衡得失"，实乃用药之妙也。

印教授取芍药甘草汤能舒挛定痛的特点，在性质上抓住挛急的特点，在部位上又突破"脚"的局限。加降香、川楝子、延胡索理气活血、疏肝止痛，用治胃脘挛痛，每每取得较好的临床疗效。本方经多年反复使用，已成为印教授"抓主症"的临床常用方剂。凡遇有痉挛性疼痛及久病不愈、原因不明之疼痛，常用此方，效果良好。

印教授以大柴胡合左金丸治疗胃酸过多型胃脘痛经验

[临床表现] 胃脘痛且有烧灼感，反酸，或胃中嘈杂，进食酸甜食物后尤甚，可兼见心烦易怒，口苦便干等热象，舌红苔黄，脉弦。

[治法] 健胃制酸。

[方药组成]

柴胡 10g	黄芩 12g	半夏 10g	赤芍 15g
枳壳 10g	熟大黄 3g	煅瓦楞子 30g^(先煎)	煅牡蛎 30g
吴茱萸 3g	黄连 6g		

[加减法] 对以热为主者用赤芍 30g，既要清热又要护阴者用赤芍、白芍各15g。寒象明显者减轻黄连用量，加大吴茱萸的用量；胃酸过多者再加海螵蛸（乌贼骨）或白螺蛳壳制酸止痛；恶心、食少有湿者加陈皮、竹茹、生姜以健脾开胃止呕降逆。

[体会]

古有"肝经郁火苦吞酸"一说，故印教授认为伴反酸、烧心的胃脘痛为肝火内郁、火郁犯胃所致，以大柴胡汤合左金丸加减治疗。大柴胡汤清热通腑，左金丸清肝泻火、和胃制酸。印教授认为，大柴胡汤通降腑气，有助于恢复胃肠向下蠕动，使胃酸不滞留。左金丸及煅牡蛎、煅瓦楞子健胃制酸，诸药共奏制酸健胃、缓解胃脘疼痛之功。

方中黄连和吴茱萸配伍使用历史悠久，北宋《太平圣惠方·治水泻诸方》载有茱萸圆方，由黄连和吴茱萸 2 味按 1：1 比例组成，用于下痢水泻；《圣济总录》载甘露散，由黄连和吴茱萸 2：1 比例组成，主治暑气为病；《丹溪心法》专用黄连与吴茱萸 6：1 比例组成左金丸，用于清肝泻火，降逆止呕，主治肝火犯胃。黄连清热燥湿、泻火解毒、清心除烦；吴茱萸温中散寒、下气止痛、降逆止呕、杀虫。黄连苦寒泻火，直折上炎之火势；吴茱萸辛散温通、开郁散结、降逆止呕。二药伍用，有辛开苦降，反佐之妙用。以黄连之苦寒，泻肝经横逆之火，以和胃降逆；佐以吴茱萸之辛热，从类相求，引热下行，以防邪火格拒之反应，共奏清肝泻火、降逆止呕、和胃制酸之效，以治寒热错杂诸症。寒热错杂之症临证之际颇为多见，但寒热的比重却是千变万化，故用药的分量，也应随着寒热的变化而

增减。如热较甚者，多取黄连，少佐吴茱萸；反之寒甚者；则多用吴茱萸、少取黄连；若寒热等同，则两者各半为宜。

赤芍、白芍古代总称芍药，印教授认为其作用以和血敛阴、舒挛定痛为主。一般赤芍的作用偏于行血、凉血的一方面；而白芍则能寓养血于活血行气之中。有时两者同用，而以热为主者则单用赤芍治疗。

煅瓦楞子是印教授常用的制酸之品，常与左金丸同用以健胃制酸。胃酸过多时，印会河教授有时还会选用煅牡蛎、海螵蛸（乌贼骨）或白螺蛳壳制酸止痛治疗。

另：印教授在临床诊治胃、十二指肠溃疡患者，症见胃脘痛、反酸者，常配合自制消溃汤治疗。

印教授以消溃汤治疗消化道溃疡经验

[方药组成]

诃子 15g　　　　白及 9g　　　　生甘草 12g　　　　蜂蜜 30g^{（分冲）}
煅瓦楞子 30g^{（先下）}

[体会]

诃子：又名诃黎勒，苦、酸、涩，归大肠经。其酸涩性收，善涩肠止泻，为治疗久泄、久痢之常用药。现代研究表明，诃子含鞣质较多，故有类似五倍子的收敛作用，有较好的敛溃之功；从干果中用 80% 乙醇提取的诃子素对平滑肌有罂粟碱样的解痉作用，有较好的止痛作用。《本草经疏》曰："诃黎勒其味苦涩，其气温而无毒。苦所以泄，涩所以收，温所以通，惟敛故能主冷气，心腹胀满；惟温故下食。甄权用以止水道，萧炳用以止肠澼久泄，苏颂用以疗肠风泻血、带下，朱震亨用以实大肠，无非苦涩收敛，治标之功也。"白及：苦、甘、涩，寒，归胃经，功能收敛止血，消肿生肌；寒凉苦泄，能消散血热之痈肿，味涩质黏，能敛疮生肌。《本草求真》："白及，……书言能治痈疽损伤者，是因味辛能散之谓也。此药涩中有散，补中有破，故书又载去腐、逐瘀、生新。"诃子、白及合用，敛溃生肌促使溃疡愈合。蜂蜜、甘草甘缓调中。瓦楞子煅用咸、平，可制酸止痛，对溃疡愈合有利。全方药味虽少，但配伍得当，共奏敛溃生肌、甘缓调中、制酸止痛之功。

综观全方以使溃疡平复为要，其他问题将迎刃而解，故临床上如见胃脘痛、胃酸可疑或已确诊为溃疡者（十二指肠壶腹溃疡及胃溃疡）首选此方。如患者虽胃脘痛、胃酸多，而不是溃疡活动期，证属里热结于胃者，则以健胃制酸的大柴胡汤合左金丸加减治疗。

2. 附子理中汤——脾肾阳虚、腹痛下利

[临床表现] 腹胀纳少，冷痛拘急，喜温喜按，喜热饮食，大便溏薄或清稀，四肢不温，或肢体困重，或周身浮肿，口不渴，小便不利，或白带量多质稀。舌淡胖，苔白滑，脉沉迟无力。

[治法] 温阳祛寒，益气健脾。

[方药组成]

熟附子 15g^(先煎)　　炮姜 9g　　　　焦白术 9g　　　　　炙甘草 9g

党参 9g

[加减法] 呕吐，加姜制黄连、吴茱萸；迁延时日过久者，可合四神丸同用，外加灶心土 100g，煎汤代水。

[医案] 薄某，女，22岁。夏季纳凉饮冷过度，突发腹痛狂泻，体温降低，肢冷脉伏。予之饮食，入咽即吐。从午夜开始发病至次日黎明，已大泻 10 余次，泻下物皆为水状，无臭味，腹中似有气攻冲而痛，痛甚则昏厥不语，冷汗淋漓，舌淡唇白，已出现目陷唇痿、肢体枯瘦等失水症状。当诊断为寒邪直中，脾肾阳伤，沉阴弥漫，水湿不化。乃根据吴鞠通治寒湿吐泻、寒多不欲饮水者之治法，投入大剂附子理中汤。方用：

熟附子 30g^(先煎)　　炮姜 12g　　　　焦白术 12g　　　　神曲 9g

党参 9g　　　　　　炙甘草 9g

服 1 剂，痛除泻止，诸恙消失。

——选自印会河 . 印会河中医内科新论 . 北京：化学工业出版社，2010：122.

[体会]

中医学认为泄泻多由脾、胃、大肠、小肠之病变引起。治疗主要应分虚实，而寒热则在虚实中察之。一般虚证多泻下清稀，大便臭味不浓，或见自遗、不禁、脱肛等。若寒伤脾阳，症见腹痛、肠鸣、肢冷、脉细者，则治疗需以温补脾阳为主，印教授常用炮姜、吴茱萸、肉豆蔻等配合党参、白术一起使用；若脾虚及肾，

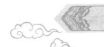

脾肾两虚者，印教授则常加附子、补骨脂以助肾阳。

附子理中汤出自《太平惠民和剂局方》，是由《伤寒论》之理中丸化为汤剂加附子而成。原方主治脾胃虚寒较甚，或脾肾阳虚证，证见脘腹疼痛，下利清谷，恶心呕吐，畏寒肢冷，或霍乱吐利转筋等。肾主一身之阳，中州脾胃主升清降浊，乃一身之枢机。方中熟附子温肾以助脾阳；炮姜温脾以散阴寒；焦白术、党参、炙甘草，取四君子汤之意，健脾燥湿，由此脾肾双补，补火生土，且温中祛寒之力更强。肾阳充实，脾胃健运，则阴寒消散，腹痛、腹泻自愈。正如郑钦安《医理真传》中述"非附子不能挽救欲绝之真阳，非姜术不能培中宫之土气"。适用于中焦虚寒较甚，或兼肾阳虚衰、火不生土者。

原方用干姜，印教授易干姜为炮姜。干姜性辛热，燥烈之性较强，长于温中回阳，兼可温肺化饮；徐灵胎曰："凡味厚之药主守，气厚之药主散，干姜气味具厚，故散而能守。"炮姜味苦、涩，性温，归脾、胃经，辛散作用大减，善温经止血、温中止呕。《本草备要》："辛则散，炮则稍苦，故止而不移……燥脾湿而补脾"；《得配本草》："炮姜守而不走，燥脾胃之湿，除脐腹之寒痞……"印教授认为，炮姜性温善暖脾胃，能温中止痛止泻，适用于虚寒性腹痛、腹泻。炮制后基本上味已变苦，守而不走，故止泻作用较强，而干姜能走能守，且辛热燥烈，故易干姜为炮姜，但热症患者仍需慎用。

注：附子为有毒之品，用之不当常能导致心律失常，故临床多用制附子；若用生附子用量宜小，但回阳救逆（强心、抗休克）用量可达9～15g，必须先煎0.5～1小时，至口尝无麻辣感为度；临床必须注意附子是温里祛寒药，不是补阳药，欲使附子补虚，非配用补益药不可。有关附子的使用注意事项，详见肾篇。

3. 四神丸合附子理中汤——脾肾阳虚、五更泄泻

[临床表现] 黎明前腹痛下利，或下利清谷，畏寒肢冷，腰膝或下腹冷痛，四肢沉重，头疼痛，小便不利，甚则肢体浮肿，苔白，脉沉。

[治法] 温补脾肾。

[方药组成]

补骨脂 9g	吴茱萸 9g	肉豆蔻 9g	五味子 9g

熟附子 9g^(先煎)　　　炮姜 9g　　　　　党参 9g　　　　　白术 9g

炙甘草 9g　　　　　灶心土 120g^(煎汤代水)

[加减法] 腹胀加焦三仙，以消食助运。

[医案] 杜某，女，32岁，原在沈阳工作。久泻 10 余年，水谷杂下，有时大便稍稠，但从未成形，一进肉食，则必便次增多而排出大量黏液，腹冷喜温，脉弦细无力，舌淡苔白。经友人介绍，求治于印教授，当根据"五脏之病，穷必归肾"的中医理论，结合其脾肾阳虚的实况，投用温补脾肾的四神丸、附子理中汤合剂，方用：

熟附子 12g^(先煎)　　炮姜 6g　　　　　焦白术 9g　　　　党参 9g

炙甘草 6g　　　　补骨脂 9g　　　　吴茱萸 9g　　　　肉豆蔻 9g

五味子 9g　　　　焦三仙各 9g　　　灶心土 20g^(煎汤代水)　禹余粮 15g

赤石脂 15g^(包煎)

服 5 剂，泻止，便成形，连续服至 15 剂时，患者自觉疗效巩固，急欲离京去沈。别前，主人送客，于本市某餐馆盛情招待，酒肉甚丰，患者吃了大量的动物脂肪食物，在 2 日内大便毫无变异，乃放心北去。据云：经治疗后已近 20 年，从未复发。

——选自印会河.印会河中医内科新论.北京：化学工业出版社，2010：126.

[体会]

此方剂为印教授治疗久泄中医辨证属脾肾阳虚证的常用方剂，以久泄不止，便中完谷不化和腹痛肠鸣、喜温恶冷、五更泄泻为辨证要点。《素问·金匮真言论》言："鸡鸣至平旦，天之阴，阴中之阳也，故人亦应之。"五更正是阴气极盛、阳气萌发之际，命门火衰者应于此时，因阴寒内盛，命门之火不能上温脾土，脾阳不升而水谷下趋，故令五更泄泻（五更即平旦至天明，此时日出阳回，阴霾应即消散，但肾阳虚乏沉寒积冷，不能因天阳而即消除，故此时阴阳搏斗交争，遂出现腹痛泄泻症状）。脾肾阳虚，不能温煦身体，而见腰膝或下腹冷痛；泻下清冷水液，中间夹杂未消化的食物，因脾肾阳虚不能温化水谷；阳虚无以温化水湿，水湿泛溢肌肤而见浮肿；阳虚则寒，故全身见一派寒象。

需要注意的是，此处之完谷不化当与进食过多不能消化之完谷不化、火热下迫之完谷不化相鉴别。五更泄泻之完谷不化是脾肾阳虚不能温化水谷所致，全身见一派寒象；进食过多不能消化之完谷不化是积食所致，除见完谷不化必伴消化

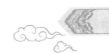

不良难闻的臭秽之气；火热下迫之完谷不化是因火热下迫肠道，使水谷还未完成受气取汁的气化作用便急下，致下利完谷，可伴肛门灼热。食积泄泻导致的完谷不化及热象明显者禁此方。

此验方是从四神丸、附子理中汤合方化裁而来。印教授认为：喜温恶寒、腰酸肢冷是肾阳不足的重要见症；腹痛肠鸣、完谷不化、五更泄泻是肾阳不能蒸化水谷的重要表现，中医辨证多非阳热，应从温脾肾论治。脾为后天之本，肾为先天之本。脾之健运，化生精微，须借助肾阳的温煦，温补肾阳可达到振奋脾阳的目的，故有"脾阳根于肾阳"之说。而肾中精气亦有赖于水谷精微的培育和充养，才能不断充盈和成熟，肾为封藏之本，主二便，合三焦，温肾可固摄二便，促进三焦水道通调，进而促进脾的运化。若单用四神丸见效慢，加上理中汤温补脾阳，可滋后天化源，增强体质，可使人泻止后面转红润，体躯日丰；再加熟附子协同四神丸中吴茱萸以加强温补肾阳，可迅速缓解腹痛恶寒腰酸肢冷等症状；最后加灶心土协同四神丸中补骨脂、肉豆蔻、五味子以增强固涩止泻之功，可迅速缓解久泻症状。印教授喜用灶心土煎汤代水煎药治疗虚寒性泄泻，价廉效好。

印教授此验方之所以疗效迅捷，主要原因在于：一是标本兼顾，即温肾止泻治标和温补脾肾治本同时进行，缩短了病程；二是方药组合上是采用了方中有药和药中有方的方法，这样最大限度地继承了前人经验而且有所发展（所谓"方中有药"，如前人在理中汤基础上加附子，印教授则在前人的基础上加灶心土，这两种加法对于缓解本病证的具体症状有极好的疗效；所谓"药中有方"，如前人在理中汤基础上加附子，和原方中的干姜、甘草相伍，实际上是合入四逆汤。印教授在前人的基础上加灶心土（灶心土120g煎汤代水再煎其他药），和原方中的附子、白术、甘草构成了黄土汤（治疗肠道出血后并发虚寒证的所有药物，而去掉黄芩、阿胶、生地黄清热止血的所有药物，和本方证的病机正好相合），所以印教授此验方疗效不仅迅捷而且可靠。

[附] 灶心土：又名伏龙肝，为灶心多年黄土，外赤中黄，味辛、性温，归脾、胃经。功效：温中止血，和中止呕，暖脾涩肠止泻。其既能温中化湿，又能暖脾涩肠止泻，主治脾虚久泄，常配伍干姜、白术等。印教授常用本品120g，嘱病人煎汤代水，用其煎煮中药，疗效甚佳。除此之外，灶心土还长于和中止呕、温中止血。

和中止呕：灶心土能温中和胃而降逆止呕，常用于中焦虚寒、胃气不降而致呕吐者。如《百一选方》用单味灶心土研细，米饮送服治反胃呕吐。亦可与人参、白术、砂仁、陈皮等益气补中，温脾止呕药配伍应用，如《类证治裁》比和饮，治胃虚呕吐。亦可单用，如《本草蒙筌》以本品捣细调水服。亦可与苏梗、砂仁、竹茹等理气止呕之品配伍同用。

温中止血：《名医别录》言其："主妇人漏中，吐下血，止咳逆，止血，消痈肿毒气。"《本草便读》记载："伏龙肝即灶心土，须对釜脐下经火久炼而成形者，具土之质，得火之性，化柔为刚，味兼辛苦。其功专入脾胃，有扶阳退阴散结除邪之意。凡诸血病，由脾胃阳虚而不能统摄者，皆可用之，《金匮》黄土汤即此意。"印教授亦常用其治疗气虚不摄、阳虚失血证，详见金匮黄土汤方证。

三、脾阴不足

黄芪汤——气阴两虚、消渴诸证

[临床表现] 气短、乏力、易困倦，口渴、咽干、五心烦热、身燥少寐，掌心发烫，小便频数，大便干燥，消瘦，舌红少苔，脉细数。

[治法] 健脾益气、养阴生津。

[方药组成]

| 黄芪 30g | 生地黄 15g | 麦冬 15g | 玄参 15g |
| 苍术 15g | 山药 30g | 绿豆 120g ^{（煎汤代水）} | |

[加减法] 对于胃火较盛，或身热心烦者常加知母、生石膏、牡丹皮等以泄热养阴。对于气虚明显者酌加西洋参以加强益气养阴之力。

[医案] 常某，男，56 岁，因多饮、多尿、多食、消瘦 2 年余，外阴鳞癌手术切口不愈半年，于 1993 年 5 月 3 日就诊。2 年多来，干渴多饮，心烦少寐，疲乏，容易困倦，尿频尿多，大便干燥，5 ～ 7 天一解，不畅，体重下降 30 斤。平时口服降糖灵、六味地黄丸等，空腹血糖控制在 9 ～ 10mmol/L。半年前外阴肿块，经泌尿外科手术切除，但术后切口裂开，深达脂肪层，且分泌物多，虽经换药、口服抗生素治疗，伤口仍不愈合。脉虚数，苔少。辨证为消渴（气阴两虚），

治用益气养阴。方药以黄芪汤加减：

黄芪 30g	生地黄 15g	麦冬 15g	玄参 15g
苍术 15g	淮山药 30g	知母 10g	生石膏 30g^(先下)
牡丹皮 15g	天花粉 30g	大黄 6g	

二诊：1993 年 5 月 20 日。糖尿病"三多"症状明显减轻，大便通畅，睡眠改善，外阴切口分泌物减少、疼痛减轻。原方去大黄继服 14 剂。

三诊：1993 年 6 月 5 日。糖尿病"三多"症状已基本消失，空腹血糖：6.8mmol/L，外阴切口已基本痊愈。其他症状基本消失，体重增加 5 斤左右，仍服原方继续巩固疗效。

——选自印会河. 印会河中医内科新论. 北京：化学工业出版社，2010：229.

[体会]

糖尿病古称消渴，《内经》中称为消渴或消瘅，将其病因归之于五脏"脏脆"。后世医家多从七情、饮食、劳倦、外感等方面认识其病因，并把"阴虚燥热"归纳为根本病机。唐宋以后，临床上多以上、中、下三消来论治。即上消消水多饮属肺燥者多；中消消谷多食属胃热者多；下消尿多、尿频者属肾虚者多。印教授认为消渴虽有上、中、下三消之分，在临床上却不一定分得很明显，有时虽有偏重，但不可截然分开。其病机总属于火亢或阴虚，"气化太过"，消灼阴津，久之则气伤、阳伤。故该病治疗，印教授常以补气养阴为法，兼顾"泄热"与"养阴"，方以黄芪汤加减治之。

本方中养阴与补气两者相辅相成。《黄帝内经·素问·阴阳应象大论》云："清阳为天，浊阴为地。地气升为云，天气降为雨；雨出地气，云出天气……"阴阳互根互用，阴阳之间相互转化，阳升阴降，才能化生万物。只有阴液充足，阳气的蒸腾，气化功能正常，才能使阴液上升或散发，敷布周身，营养四肢百骸。张锡纯《医学衷中参西录》言："黄芪不但能补气，用之得当，又能滋阴……盖人禀天地之气以化生，人身之气化即天地之气化。天地将雨之时，必阳气温暖上升，而后阴云四合，大雨随之。黄芪温中补气，乃将雨时上升之阳气也。知母寒润滋阴，乃将雨时四合之阴云也，二药并用，大具阳升阴应、云行雨施之妙……黄芪能大补肺气以益肾水之上源，使气旺自能生水，而知母又大能滋肺中津液，俾阴阳不致偏盛，而生水之功益普也。"故用黄芪补气，生地黄、玄参、麦冬、山药、天冬、天花粉、沙参、葛根、玉竹等养脾肺之阴，益气与养阴药相配则津液得以生成敷布，从而切中气阴两虚的病机；另外，黄芪、山药皆为健中调脾之品，必要时可加鸡内金，抓住"中焦"，健脾胃，助运化。上可兼顾肺，下可照顾肾，肺、脾、肾阴充足，对消渴病的治疗大有益处。

此外，方中除黄芪益气，其他药多为阴柔之品，滋阴润燥，即便有热象也用知母、石膏、牡丹皮、地骨皮等清热，而不用苦寒清热之品。因苦能燥湿，使病愈燥而热愈甚，消愈深。张锡纯《医学衷中参西录》言："知母，味苦，性寒，液浓而寒……寒苦皆非甚大，而又多液是以能滋阴也。有谓知母但能退热，不能滋阴者，犹浅之乎视知母也……辅以知母，液滑能通大便，其人大便不实者忌之。"同时，在药物的选择上，印教授强调益气但避免选用温燥之药，养阴生津但不过用滋腻之品。此外，印教授认为绿豆性味甘凉，能清热生津，常嘱病人用绿豆120g煎汤代水，煎取诸药，往往能增加疗效。

附　印教授对糖尿病的认识及治疗经验

既往中医多以"三消"论治消渴病。"三消"是根据常见症状中的"三多一少"来确定的。印教授认为，临床上虽症状可能有所偏重，但不可截然分开。例如多饮者常多尿，而多尿者必多饮，故甚难以上、中、下三消来截然划分。印教授认为，糖尿病（消渴）的关键病因是阳热亢盛，气化太过。无论是肺胃热甚之实火，还是肺肾阴虚之虚火，都表现为阳热的亢盛。阳亢之体会导致"气化太过"，正因为"气化太过"故出现"三多"症状，且三者相互关联。可以说阳亢、气化太过是对消渴病机的高度概括，因此，消渴的治疗大法为泻热养阴、益气生津。气化太过最终会导致气阴两伤。气化太过，消灼了过多的精、津、液，患者汗多、尿多，久之则体力减弱，气伤、阳伤。故该病中期印教授常以补气养阴为法。

具体而言，消渴早期，阳热亢盛为主者，治疗以清热泻火为主，泻热减少气化，药物的选择常以黄芩、黄柏、生石膏、知母、牡丹皮等药，取其清热坚阴而不伤阴，或凉血清血分之热。尤其对伴有便秘者，合用大黄、增液汤等润下存阴。印教授常用"绿豆120g煎汤代水"煎取诸药，以其清热减少气化。

消渴病中期以气阴两伤为主者，治疗以益气养阴为主，在药物的选择上，印教授强调，益气避免选用温燥药，养阴生津而不过于滋腻，以黄芪汤为代表方治

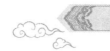

之（详见上文）。

消渴病晚期，气阴两伤，血脉虚涩，加之久病入络，使瘀血内停，可出现各种变证、坏症。故消渴病晚期，久病入络，合并诸多兼夹症者，印教授常以丹参、赤芍、川芎、桃仁、红花、水蛭、土鳖虫、鸡血藤等活血通络药配合治之，重在化瘀理血、疏通经络。

四、脾不升清

补中益气加枳实方——中气下陷、脏气脱垂

[临床表现] 纳少腹胀，嗳气脘闷，有时胃痛。食后脐部或脐下胀满，转侧时胁腹有水流声，形体瘦弱，大便时干，脉细苔少。

[治法] 升降脾胃。

[方药组成]

黄芪 15g	党参 12g	白术 12g	甘草 6g
陈皮 9g	当归 15g	升麻 9g	柴胡 9g
枳实 30g	生姜 9g	大枣 5 枚	

[加减法] 胃酸多者加煅瓦楞子以健胃制酸。患者体虚于原方加鹿角霜、紫河车以阴阳双补。

[医案] 张某，女，43 岁。患胃下垂五六年，形销骨立，检胃体已陷入盆腔，食少便干，经多方医治，迄无效用，嗳气脘闷，胁下在转侧时有水流声。笔者乃根据其病情采用升降脾胃之法以补中益气汤加枳实用之，药入 10 剂，无不良反应。自觉食欲有增加，乃更以原方作服。共 50 剂，症状基本消退，但胃体上升未达正常位置，继用前方一段时间，复查胃体已恢复至正常位置，且体重日增，眠食正常，故停药观察，故 10 余年来，病未发作。

——选自印会河.印会河中医内科新论.北京：化学工业出版社，2010：348.

[体会]

本证多由脾气亏虚进一步发展而来。脾以升为健，脾气升发，元气充沛，才

能使机体有生生之机。脾主升清:"升"指脾气的运动特点,以上升为主;"清"指水谷精微等营养物质。脾主升清,即是水谷精微等营养物质被吸收和上输于心、肺、头目,通过心肺的作用化生气血,以营养全身。脾气亏虚,清阳不升,则可见头晕目眩等症。同时,脾气上升,胃气下降,升降协调平衡,还是维持脏器位置恒定不移的重要因素。脾气虚则中焦运化无力,胃气虚则失其和降之功,中焦郁滞,而生内热,因而容易出现腹胀,尤其是进食后腹部胀满更加明显;并可见呃逆、嗳气、便秘等。脾虚,三焦不得温煦,水湿不化,停留胃腑,则出现身体转侧时胁下有水声;脾胃长期虚弱,运化无力,则水谷精微生化之源,气血亏虚,而出现疲乏无力、形体消瘦等症状。脾气亏虚,升举乏力,中气下陷,可见久泻,甚或脱肛、子宫下垂、胃下垂等。本证以脾气不足与下陷症为辨证要点,多以补中益气汤治之。

补中益气汤出自李东垣《脾胃论》,是中医治疗脾胃虚弱、中气下陷证的千古名方。原方以黄芪为君,功效为补益脾肺、升阳益气,用以改善脾肺气虚的症状,臣以党参,具有类似人参的补气作用,但偏于补中焦脾胃之气,并且药性温和,适于平补,能起到很好的补中益气、养血生津的功效;尤其是与黄芪合用,更能增强补气的效果。白术、炙甘草能够补气健脾,可治脾虚食少、腹胀及泄泻。君药黄芪与臣药人参、白术、炙甘草合用,共同起到补益中焦脾胃,升举下陷之中气的作用,是补中益气丸的主要成分。当归与陈皮是佐药,当归有补血活血的功效,本方中用于治疗脾胃虚弱导致的血虚证。陈皮具有理气健脾、燥湿化痰之功效。柴胡、升麻两味药都有提升阳气、引气上行的作用,因而同为使药。

附 印教授诊治胃下垂经验

印教授常以补中益气汤加减治疗脾不升清,中气下陷导致的胃下垂。中医学认为胃下垂多因长期饮食失节,或劳倦过度,致脾胃虚弱,中气下陷,升降失常所致。运用补中益气汤治疗胃下垂是公认的有效方剂。印教授通过多年的临床实践,在原方基础上加入枳实,更进一步提高了疗效,称之为"补中益气丸加枳实方"。印教授认为此方功效主要是"升降脾胃",而并未特殊强调其补益脾胃中

焦之作用。印教授认为，胃下垂的发生系因脾胃气虚，中气不足，升提无力而致胃体下垂，阻碍气机，因而脾气不升，胃气不降，中焦升降失调，故而胃下垂患者脾气虚弱与胃气壅滞证候并见。当胃体下垂业已形成之后，胃气壅滞、中焦升降失常则成为病机之关键。中气升降不得恢复，则饮食水谷难以化为精微，后天之气无法得到充养，而脾气之虚也难以恢复。补中益气汤原方主要偏重于补益脾胃之虚，升提中气之陷，印教授在原方中加入降胃气的枳实，且用量较大。以补中益气汤补其脾胃虚弱之本，升提下陷之中气，以枳实降其壅滞之胃气，从而标本兼顾，使中气之升降出入恢复正常，能够更有效地改善临床症状。而患者饱胀、痞满等症状改善之后，进食量可逐步增加，气血不足之证亦可随之好转，因而对于消瘦、眩晕、心悸等症亦无须额外增加补益药物。

《脾胃论》补中益气丸原方中用的是人参，现在处方中多用党参。明朝及以前的中医著作中只有人参，而无党参，明末李时珍所著《本草纲目》中亦无党参之名，至清朝中后期才大量出现党参。汉代许慎在《说文解字》中提到："人参，草药，出上党"，南朝陶弘景的《名医别录》谓："人参，生上党山谷及辽东"，《本草纲目》中也明确记载"人参生上党及辽东"，而现在上党地区并无人参，故而部分学者认为明朝之前所用的人参实际上包括了人参与党参两种，但由于明之前东北地区人烟稀少，且与中原交流也少，因而所谓人参多是党参，因而补中益气丸所用人参也很可能就是党参。但人参是五加科植物，党参是桔梗科植物，其源植物外形有较明显差异，有学者考证古代本草著作对人参源植物外形的描述及图谱，认为古代人参确是五加科人参。现保存在日本奈良寺正仓院中的中国唐代人参实物标本，也为古代人参是五加科人参而不是党参提供了有力的证据。有学者认为，上党地区曾分布有五加科人参，古代所用人参多出自此处，是为上党人参（并非现今之党参），后来由于中原与东北地区往来逐渐增多，辽东参、吉林参、高丽参也逐渐进入中医典籍，但这些品种都是五加科人参，因而古人云：人参生上党及辽东。李东垣著《脾胃论》是在金元时期，金人即女真人，发源于东北，人参进入中原并非困难重重，李东垣方中用的也很可能是真正的五加科人参。至清朝时期，由于大量采挖等原因，上党人参逐渐绝迹，但辽东人参、吉林参、高丽参稀少且价格昂贵，于是人参的代用品党参大量出现。

但无论李东垣补中益气丸原方所用的人参究竟是五加科人参还是党参，在治疗胃下垂时应当以党参为宜。人参与党参虽都是补气药，但功效有所不同。

人参味微苦，性偏热，补气作用更强，且更偏于大补元气，有回阳救逆的功效；党参则偏于补益中焦脾胃之气，更兼具益气生津的作用，而不能回阳救逆。对于胃下垂患者，本身因为中焦气机不畅，胃气壅滞而生内热，用人参略显过于温热，而党参则较平和，且有生津除烦之效，更为适宜。

五、脾不统血

脾胃为"后天之本"，气血生化之源。《灵枢·决气》言"中焦受气取汁，变化而赤，是谓血"。饮食水谷入胃，依赖脾的运化功能将其化为精微，同时依赖脾的转输和散精功能把水谷精微"灌溉四旁"和布散全身；而组成血的营气和津液都来自水谷精微，故称脾胃为气血生化之源。脾主统血，主要说的是气的固摄作用、阳的温煦作用。《难经·四十二难》说："脾裹血，温五脏。"脾气亏虚，统血无权，则血溢脉外而见出血诸症。本证因脾气虚弱，故可兼见运化失职的症状，如食少便溏；运化失职，化源乏力，则可兼见神疲乏力、面色萎黄等；气阳不足，失于温煦，则可见畏寒肢冷等虚寒见症，故辨证以脾气（阳）不足和出血为审证要点。

1. 归脾汤——气不摄血、崩漏便血

[临床表现] 便血、或皮下紫斑，妇女崩漏，月经量多色淡，或淋漓不止。唇色淡白，面色萎黄，肢体烦倦，心悸头眩，健忘失眠，食少，舌淡，苔薄白，脉细弱。

[治法] 益气补血，健脾养心。

[方药组成]

白术 9g	当归 9g	茯苓 9g	黄芪 9g
龙眼肉 9g	远志 9g	酸枣仁 9g	木香 6g
甘草 3g	人参 9g	生姜 3 片	大枣 3 枚

[体会]

心主神明，赖血以养之；脾主统血，由气以摄之。因脾虚失于健运，气血生化乏源，心神、四肢百骸失养，则见心悸头眩、健忘失眠、体倦食少、面色萎黄等症；气不摄血则见便血、紫斑、崩漏；出血导致血虚，血虚无以充盈脉道，故脉细弱。故本证要点为脾虚不健、气血亏虚、心失所养。出血的病机根本为气虚失摄、血溢脉外。故治疗重点在于健脾益气，补血养心。印教授选归脾汤化裁以治之。

归脾汤出自《正体类要》，主用甘温益气，辅以养血，佐以安神、理气为结构特征。正如汪昂在《医方集解》中所论："此手少阴、足太阴药也。血不归脾则妄行。参、术、黄芪、甘草之甘温，所以补脾；茯神、远志、枣仁、龙眼肉之甘温酸苦，所以补心（远志苦泄心热，枣仁酸敛心气），心者脾之母也。当归滋阴而养血。木香行气而舒脾，既以行血中之滞，又以助参、芪而补气。气壮则能摄血，血自归经，而诸证悉除矣。"诸药配伍，心脾同治，重在补脾；气血并补，重在益气。脾气旺而血有所生、血有所摄，血脉充则神有所舍、血有所归。气为血之帅，补气即可摄血，不用止血药而能达到止血的目的；又气能生血，气旺则化生血的功能亦强，故临床上用治心脾两虚、气不摄血的出血证往往取得很好的疗效。

2. 金匮黄土汤——阳虚便血、妇人崩漏

[临床表现] 便血或妇人崩漏，出血色淡或晦暗或青黑，畏寒肢冷，头眩自汗，脉沉细而迟、无力，舌淡苔白。

[治法] 温阳摄血。

[方药组成]

炮附子 9g ^(先煎)　　焦白术 9g　　　　阿胶 9g ^(烊化)　　　炙甘草 9g

炒黄芩 9g　　　地黄炭 9g　　　灶心土 120g ^(煎汤代水)

（用法：先煎灶心土，取汁代水再煎余药，阿胶烊化服。）

[加减法] 咳血加紫苏子霜、仙鹤草；便血加黑荆芥、黑升麻；尿血加茜草根炭。肢厥不甚者，去附子加炮姜 9g。

[医案] 殷某，男，35岁，湿温两旬，身热已退，突然心慌气短，遍体凉汗，体温降低，四肢厥冷，面青唇淡，大便下紫黑色血，杂有粪便，脉微细，舌淡白，残留黄腻苔未退。诊为湿热化寒，阳虚不能摄血，治用温中固涩，仿金匮黄土汤意。方用：

灶心土 120g ^(煎汤代水)　　焦白术 9g　　　炮姜 9g　　　　炒黄芩 9g

生地黄炭 9g　　　　赤石脂 12g ^(包煎)　禹余粮 9g

药后，厥回血止，但心悸怔忡不除，改投桂枝加龙骨牡蛎汤，病体遂复。

　　——选自印会河.印会河中医内科新论.北京：化学工业出版社，2010：79.

[体会]

　　脾主统血，脾阳不足，脾气亦虚，统摄无权，下行则见便血、崩漏。本病因于虚寒，故可见畏寒肢冷、自汗、脉细无力等症。究其病机，以阳虚为本，出血为标，故治疗以温阳健脾摄血为法，印教授选取黄土汤加减治疗。方中重用灶心土温脾阳且收涩止血；炮附子扶脾阳以摄血；焦白术、炙甘草，健脾气以统血；地黄炭滋养阴血兼能止血；炒黄芩苦寒是反佐药，重点是防止诸温燥药动血，又能坚阴。正如张秉成在《成方便读》所述："凡人身之血，皆赖脾脏以为主持，方能统御一身，周行百脉。若脾土一虚，即失其统御之权，于是得热则妄行，得寒则凝涩，皆可离经而下，血为之不守也。此方因脾脏虚寒，不能统血，其色淡白或瘀晦，随便而下，故以黄土温燥入脾，合白术、附子，以复健行之气；地黄、甘草以益脱竭之血，而又虑辛温之品，转为血病之灾，故又以黄芩之苦寒，防其太过。"

　　印教授在治疗该类疾病时，重用灶心土120g煎汤代水以为君药。灶心土，又名伏龙肝，为烧木柴或杂草的土灶内底部中心的焦黄土块。外赤中黄，味辛、性温，归脾、胃经。功效：温中止血，和中止呕，暖脾涩肠止泻。《本草便读》："伏龙肝即灶心土，须对釜脐下经火久炼而成形者，具土之质，得火之性，化柔为刚，味兼辛苦。其功专入脾胃，有扶阳退阴散结除邪之意。凡诸血病，由脾胃阳虚而不能统摄者，皆可用之，《金匮》黄土汤即此意。"现代药理研究显示其有缩短凝血时间，抑制纤维蛋白溶解酶及增加血小板第Ⅲ因子活性等作用。但灶心土泥沙较多，故煎煮时应加以注意，宜先煎取汁澄清后，以其药汁代水煎其他药。

3. 黑良附汤——脾肾阳虚、吐血便血

[临床表现] 便血，便色深黑光亮，如沥青状，亦有血粪夹杂色如黄酱者，则为血出较缓；面唇淡白，心悸头眩，四肢不温，脉迟细，苔薄色淡，常见于有胃痛病史之患者，故多为上消化道溃疡出血引起。

[治法] 温涩止血。

[方药组成]

黑香附 12g　　　　炮高良姜 6g　　　海螵蛸 30g　　　白及 9g

灶心土 120g^{（煎汤代水）}

[医案] 施某，男，34 岁。因胃病来诊，据云昨夜胃痛较甚，早晨如厕 1 次，痛已明显减轻，但候诊时间较长，脘胀又起且有隐痛，特别感到心慌心跳，时出冷汗。诊其脉时，已觉其肢凉脉细，面白唇青，且冷汗甚多。情知有变，值病人急欲如厕大便，果见便如柏油，光亮而爽，知为大便远血，端由上消化道溃疡出血造成。乃急处黑良附汤加味方，令其速返服药。据复诊时病人主诉：第 1 剂服完后，见大便颜色转成深酱之色，服第 2 剂，则大便已转成黄色，肉眼看不到血便，心慌冷汗均止。但觉体力不支，不思饮食，胃脘部似有堵塞之感（本方似有碍胃的副作用，但停服药后，即可自行缓解）。印教授乃改用二陈、平胃合方，轻加龙胆草 1g，服 3 剂，食欲增加，精力有进，遂停药观察，嘱少食多餐，精食自养，防止再度出血。

——选自印会河 . 印会河中医内科新论 . 北京：化学工业出版社，2010：376.

[体会]

良附丸原方出自《良方集腋》，原方为高良姜、香附子各等份，功效行气疏肝、祛寒止痛，用治气滞寒凝的胃脘疼痛。如因于寒，则高良姜用量倍于香附；如因于怒，则香附用量倍于高良姜。印教授选良附丸加减治疗证属阳虚不摄的上消化道出血，往往取得很好疗效。方中香附、高良姜炒黑用使其性温平和，且能收涩止血；海螵蛸、白及、灶心土，同有收涩止血作用，故阴寒性质的胃肠道出血用之，止血效果较为明显。此方与黄土汤不同，虽同是用治阳虚不摄的出血，但黄土汤重在温阳健脾；而黑良附汤重在温涩止血，取"急则治其标"之义，临床除症见

便血、血色深黑光亮外，还常兼见面唇淡白，心悸等阳虚血少的症状，严重者还可出现头眩、冷汗淋漓、脉细等欲脱的表现。

注：若临床上见急性消化道出血的患者，应积极借鉴现代医学检查手段及治疗方法，急诊酌情行胃镜等检查及止血、抑酸治疗，必要时输血抢救患者。切不可一概而论以防延误病情。

[小结] 血证为人体阴阳平衡失调，造成血不循经运行而导致的。关于病因病机，古代医家论述众多。《灵枢》言"阳络伤则血外溢，血外溢则衄血，阴络伤则血内溢，血内溢则后血"；《景岳全书》言"而血动之由，惟火惟气耳。故察火者但察其有火无火，察气者但察其气虚气实"。总而言之，出血大概有三种类型，一是血热妄行的出血；二是阳虚或气虚或气阳两虚不能固摄的出血；三是停瘀失血。此处我们说第二种。盖气为阳，血为阴，气（卫）行于脉外，血（营）行于脉中。阳在外，是阴之使；阴在内，是阳之守。阳密乃固，唯有阳气密固才能使阴血固藏于内，而阳气不固，则又可见气不摄血的出血诸证。由于阳虚者则见一派阴寒之象；由于气虚者则兼证常以虚为主，而寒象不甚明显；气阳两虚，则是兼见虚寒两方面的症状，在临证时尤当分辨清楚。

阳气虚的出血是血证中常见的一个类型。病属阳气虚，则补气助阳，势在必行，用温用热，理所当然。可是温热药常易促使血流加速，即所谓"血得温则行，得凉则滞"是也。这又和血证需要止血造成了矛盾。故治疗此证，既不可过用寒凉之品重伤阳气，否则阳虚加重则统摄无权，必然会加重出血，但又不能重用温热之品，因温热药能使血行加速，亦不利于止血。前人为治疗此证创造了一套炒黑或烧炭存性的用药方法。因炭药具备收敛作用，且药物炭炒以后，既达到止血的目的（古人认为血见黑则止，用五行说则为水克火），又可缓解清凉之品的寒凉太过，重伤阳气。温热药经炭炒以后，也可减去其温燥助火的副作用。同时还可以减少一些腻补碍胃，妨碍消化的弊病。为此，在治疗阳虚失血病中，多采用炒焦或炭药，与血热妄行用生药、鲜药治疗，适成对峙。例如：用黑归脾汤就是把归脾汤的全部药物统统炒黑用之，其止血之功，较原归脾汤为佳。十灰散中有大量的清热凉血药，但烧炭存性后，就能用于阳虚不固的寒性出血而无害。其他如黑姜、炮附子、艾绒炭、当归炭、黑紫苏子、黑荆芥、黑香附等，其本身系温热药物，经炒制后，用于治疗阳虚失血，有止血之功，而无耗血动血之弊，但用焦、炭类药物止血，必须以阳气虚者为宜，而用于血热妄行，有时未必尽合，这

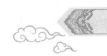

一点亦必须注意。

六、脾虚湿困

　　脾为湿土，性喜燥恶湿。《医学求是》言"脾燥则升"。一旦脾为湿困，则脾气不升，脾运失健，疾病始生。湿邪为病，有内湿、外湿之分。外湿多由气候潮湿，或涉水淋雨，居处潮湿等外在湿邪侵袭人体所致。内湿则是由于脾失健运，水湿停聚所形成的病理状态。

　　临床上，脾与湿的关系密切，相互影响。脾气虚衰，运化水液功能障碍，痰饮水湿内生，即"脾生湿"，所谓的"脾为生痰之源"即是此意；水湿产生之后，又反过来困遏脾气，致使脾气不升，脾阳不振，为"湿困脾"；外在湿邪侵入人体，困遏脾气，致脾气不得上升，也为"湿困脾"。由于外湿、内湿皆易困遏脾气，致使脾气不升，影响脾正常功能的发挥，故脾欲求干燥清爽，即"脾喜燥恶湿"。可见脾与湿关系密切，在治疗时，健脾、化湿两者均要兼顾，不可偏废。而且湿性重浊黏腻，治湿用药，须注意选药味芳香之品，不可过用苦寒燥湿之品，以防进一步损伤脾阳。

1. 四苓散——脾虚湿盛、便溏尿少

　　[临床表现] 大便时溏时泻，常不成形，食欲缺乏，食后脘闷，面色萎黄，精神疲困，四肢清凉，小便短少，舌淡，脉细弱。

　　[治法] 健脾利湿。

　　[方药组成]

| 茯苓 15g | 猪苓 9g | 泽泻 15g | 白术 9g |
| 薏苡仁 30g | 炮姜 6g | 灶心土 120g（煎汤代水） | |

　　[加减法] 寒甚者加附子；气虚者加党参。

　　[医案] 吴某，男，63岁。便稀，日7～8行，肠鸣腹不痛甚，已历20余年，

久治不愈，不得已从解放军中转业回乡，病人饮食自如，但身困无力，动即汗出气短，苔白舌淡，脉细无力，有时水肿，中西医药屡屡，从无一效。根据健脾可以祛湿，利小便可以实大便的理论，投用平剂四苓散加味，盖亦"通阳不用温，但用利小便"之意旨也。方用：

茯苓 30g	猪苓 12g	泽泻 15g	白术 9g
薏苡仁 30g	炮姜 6g	白扁豆 9g	山药 15g
灶心土 120g $^{(煎汤代水)}$			

服 5 剂，大便减至日 3 次，再服 5 剂，便已基本成形，2～3 次不等。连续 30 余剂，大便成条，每日 1 次，水肿、身困均退，痼疾遂告痊愈。观察数年，病未发作。

——选自印会河.印会河中医内科新论.北京：化学工业出版社，2010：125.

[体会]

脾不虚不泻利，印教授认为，泄泻一病，治疗首分虚实，实证以治肠胃为主，而虚证多责之于脾。虚证多因脾虚不能运化水湿引起，且脾虚日久可伤肾。脾虚湿浊不化，阴寒湿浊之邪内困于脾，水湿内停，久则生化气血无源。

无湿不成泻，中医还有"湿多成五泻"的说法，故印教授强调还要注意"湿"在泄泻发病中的重要地位。然祛湿之法众多，有苦寒燥湿、芳香化湿、淡渗利湿等，此处选择淡渗利湿药，盖脾虚不受苦寒，用淡渗之品既能健脾，又能达到利小便实大便，分利水湿之效。正如《医方考》所言："湿胜则濡泻。故湿生于内者，令人水泻；湿并于大肠，故小便不利。白术燥而淡，燥则能健脾，淡则能利湿；茯苓甘而淡，甘则能补中，而淡亦渗湿矣；猪苓苦而淡，泽泻咸而淡，苦者有渗利而无补益，咸者直能润下而兼渗利。"丹溪曰："治湿不利小便，非其治也。"故印教授选择淡渗利湿的四苓汤加减治疗脾虚湿盛兼见小便不利的泄泻证，往往取得良好疗效。

2. 参苓白术散——脾虚湿困、乏力泄泻

[临床表现] 时泻时止，泻下有不消化食物，面色萎黄，脘腹胀满，食欲不振，四肢乏力，形体消瘦，舌淡苔白腻，脉虚无力。

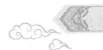

[治法] 益气健脾，渗湿止泻。

[方药组成]

党参 10g　　　　白术 20g　　　　茯苓 20g　　　　山药 15g

莲子肉 10g　　　白扁豆 15g　　　薏苡仁 30g　　　砂仁 3g

桔梗 10g　　　　炙甘草 10g

[体会]

脾胃虚弱一则饮食不化而气血乏源，水谷精微不能充养躯体，故见面色萎黄和疲倦；一则津液不化而凝聚成湿，即易出现腹泻，时泻时止。本方在四君子汤益气健脾的基础上加薏苡仁、白扁豆等渗湿止泻药物，虚实并治，且用药甘淡平和，补而不滞，利而不峻。适用于脾胃气虚夹湿的泄泻证。

《医方集解》论述此方："土为万物之母，脾土受伤，则失其健运之职，故饮食不消，兼寒则呕吐，兼湿则濡泄也。饮食既少，众脏无以禀气，则虚羸日盛，诸病丛生矣。此足太阴、阳明药也。治脾胃者，补其虚、除其湿、行其滞、调其气而已。人参、白术、茯苓、甘草、山药、薏苡仁、白扁豆、莲子肉，皆补脾之药也。然茯苓、山药、薏苡仁，理脾而兼能渗湿。砂仁、陈皮，调气行滞之品也，然合参术苓草，暖胃而又能补中。陈皮、砂仁，入补药则补。桔梗苦甘入肺，能载诸药上浮，又能通天气于地道。肺和则天气下降。使气得升降而益和，且以保肺防燥药之上僭也。"《冯氏锦囊·杂症》言："脾胃属土，土为万物之母。东垣曰：脾胃虚则百病生，调理中州，其首务也。脾悦甘，故用人参、甘草、薏苡仁；土喜燥，故用白术、茯苓；脾喜香，故用砂仁；心生脾，故用莲子肉益心；土恶水，故用山药治肾；桔梗入肺，能升能降。所以通天气于地道，而无否塞之忧也。"

[注] 本方是治脾虚有湿的基本方，重点在渗湿。患者以长期脾胃气虚挟湿为特点，适合大多数气血不足有饮食不佳、腹胀但症状并不分明者。本方用药平和，辨证正确，可考虑长期作丸、散剂用。

四苓散与参苓白术散均为脾虚有湿，均有面色萎黄，食欲不振，疲倦，食后脘闷等脾胃虚弱见证，但前者兼见小便短少，四肢清凉，为湿浊较盛的表现，故治疗上需加利水之品；而后者虽亦有湿，但重在脾胃虚弱，故以健脾为主。

附 印教授治疗泄泻经验

泄泻是以排便次数增多，粪便稀溏，甚如水样为主的病症。中医学认为本病多由脾、胃、大肠、小肠之病变引起，其中脾胃功能失调是本病的关键。一般而言，虚证多责之于脾，而实证以治胃肠为主。除此之外，正如《素问》所言"湿盛则濡泄"，中医尤其注重"湿"在泄泻发病中的重要作用。印教授在治疗泄泻时，首重辨别虚实。一般而言，虚证多泻下清稀，大便臭味不浓，可夹杂食物残渣，或可伴见不禁、脱肛等，治疗多以健脾利湿为主。印教授常根据兼证不同从以下几方面分证论治。

①兼外感者可见恶寒发热，头身重痛等寒湿困表之象，其泻下清稀，可伴腹痛肠鸣。治疗以温散寒湿、化湿和中为法，常以广藿香、紫苏、白芷等解表散湿药配合白术、茯苓等健脾利湿药一起使用。代表方剂为六合汤加减。

②小便不利者重在健脾利湿，取"利小便实大便"之意，选茯苓、猪苓、白术、泽泻、薏苡仁等药淡渗利湿。代表方剂为四苓散加味。

③若寒伤脾阳，而见腹痛肠鸣、肢冷、脉细者，治疗则需以温补脾阳为法，常用炮姜、吴茱萸、肉豆蔻等配合白术、党参一起使用温阳散寒、健脾益气。代表方剂为附子理中汤（详见"脾阳虚衰"）。

④若久病及肾，脾肾阳虚者，症见便中完谷不化、腹痛肠鸣、喜温恶冷、五更泻痢，则应加用附子、补骨脂等温补肾阳。代表方剂为四神丸合附子理中汤（详见"脾阳虚衰"）。

⑤若久病滑脱，症见泻利日久，滑脱不禁，大便自遗，四肢不温，腰膝酸软者，则需重用温涩，选用诃子、罂粟壳、五味子、禹余粮、灶心土等温摄固脱。代表方剂为真人养脏汤加减。

实证泄泻时大便多有黏滞不畅之感，或见宿食不化、嗳腐吞酸、腹痛拒按等症，治疗时以通调胃肠为主。具体从以下几方面分证治之。

①如宿食在胃，症见泻下酸腐、嗳腐吞酸、泻后痛减、不欲饮食者，以消食止泻为法，常用山楂、麦芽、神曲、鸡内金等消食药，配伍莱菔子、陈皮等行气宽肠，代表方剂为保和丸。

②若肝脾不和，症见腹痛泄泻，泻后痛减，情绪波动后多见，胸胁胀满者，病机为肝旺克脾，以疏肝健脾为法，代表方剂为痛泻要方。

③若湿热积滞，症见便垢不爽，下利脓血，里急后重者，以通因通用为法，常用枳实、木香等行气药配合当归、芍药等活血药治疗。若患者以排便不利为主，印教授以为其病属腑证、实证为多，因腑主泻而不藏，故取"调气则后重自除"之义，以枳实导滞丸加减治疗；若见便垢脓血，印教授以为病属肠道湿热积滞，瘀停气滞，热腐成脓，则强调"活血则便脓自愈"，以自制清利肠道方加减治疗。若便肠垢严重者，还可加黄芩、白头翁等清热燥湿药通肠去垢。

清利肠道方

[临床表现] 下利肠垢不爽，一日数次，腹痛不甚，肠鸣后重，舌苔黄腻，脉弦细。

[治法] 清利肠道。

[方药组成]

桃仁 10g	生薏苡仁 30g	冬瓜子 30g^(打)	牡丹皮 10g
黄芩 15g	赤芍 15g	白芍 15g	败酱草 30g
马齿苋 30g			

[加减法] 湿热重，可加黄连加强清热燥湿之功；寒象明显，遇寒腹痛，可加肉桂温中厚肠止痛，病久者用之更佳；腹痛挛急，可重用白芍，加木瓜以舒挛止痛。

[医案] 张某，男，32岁。1992年8月17日初诊。主诉：慢性腹泻10余年，阵发腹痛、腹泻，便中有黏液，里急后重，痛时即有便意，每日排1～5次，急躁气恼常为腹痛诱因，纳可眠差，有急性菌痢史。西医诊断：慢性结肠炎。舌苔微黄，脉细。中医辨证：肠道湿热。治宜清利肠道。处方：

黄芩 15g	赤芍 30g	牡丹皮 15g	桃仁 12g
生薏苡仁 30g	冬瓜子 30g^(打)	败酱草 30g	马齿苋 30g
木香 6g	川黄连 6g	肉桂 1g	

1992年8月24日二诊。症状明显好转，腹痛腹泻均减，便无黏液，里急后重感消失，舌红苔少，脉细。原方加杏仁10g以开利肺气，下气通肠。

1992 年 8 月 31 日三诊，腹痛消失，每日排溏便两次，有下坠感，腹部自觉较以前宽松舒适。舌红苔少，脉细。在方中加煅牡蛎 30g，鸡冠花 15g 以涩肠止泻。

1992 年 9 月 7 日四诊。症状基本消失，便溏且爽，舌脉同前，仍以原方巩固。

——选自印会河．印会河中医内科新论．北京：化学工业出版社，2010.

[体会]

此方系印教授所研制的清利肠道方，主治大肠病，包括慢性结肠炎、溃疡性结肠炎在内的炎症性大肠疾病的最常用方剂，凡见便垢不爽者，即用本方治之。

方中的牡丹皮、桃仁、生薏苡仁、冬瓜子，系取《金匮要略》的大黄牡丹皮汤之意，该方是治疗肠痈的主要方剂之一，它用苦辛微寒的牡丹皮清血中伏热，且兼有理血活血之用，能消肿清肠，《本经》谓丹皮"除癥坚瘀血留舍肠胃"；用桃仁、生薏苡仁、冬瓜子开利肺与大肠，行瘀血以除瘀热蕴结、化腐成脓之源，以增加疗效。方中黄芩，味苦性寒，善清肺、大小肠、脾、胆诸经之湿热，尤长于清泄肺与大肠之火，常用于湿热痞满，泻痢腹痛。本方以黄芩合赤白芍同用，取法于古方黄芩汤之意，黄芩汤出自《伤寒论》，由黄芩、甘草、芍药、大枣组成，用以治太阳少阳合病之热邪下利，用黄芩清肝胆之热，用芍药平肝木而和阴，临床治疗下利而兼腹痛效佳。盖下利之由，一般不离于湿，湿又有寒湿和热湿之分，寒湿下利多便稀而爽快，热湿积滞的下利多以肠垢不爽为主症，黄芩的作用既能以苦燥湿，又能以寒清热，既能清肺以解大肠之热，又能燥湿以去大肠之滞，故方中选用黄芩。赤芍、白芍古时总称芍药，其作用以和血敛阴，舒挛定痛为主。一般赤芍的作用偏于行血、祛恶血和凉血；而白芍既能养血，又能活血行气，两者同用，适用于瘀停气滞而出现的下利肠垢、腹痛等症，正可谓："行血则便脓自愈"。

败酱草一药，最早见于《金匮要略》治肠痈之薏苡附子败酱散一方之中，味辛苦，性微寒，归胃、大肠、肝经，辛散苦泻，微寒清热，既能解毒排脓，又能活血消痈，并行胃肠瘀滞，为治肠痈之要药特别对大肠已成脓之肿痈，有较好的作用。马齿苋味酸性寒，归心、大肠经，善凉血解毒，清肠止痢，兼可止血，主治热毒血痢，里急后重。《本草纲目》载"散血消肿，利肠滑胎，解毒通淋"。印教授谓："江苏民间常以此一味作汤，治疗时痢发热，便脓血之证，效果尚好。此与溃疡性结肠炎虽病非一源而有互通之处，如肠垢之结滞不爽，甚至发生后重感，亦与时痢之便脓血里急后重意有可通，但轻重缓急之程度不同而已，故用之。"

本方为印教授在继承中医古籍、经验的基础上，结合现代医学知识与民间单方等而创。本方未制定之前，印教授接受家传父授，治大便肠垢不爽，常以枳实导滞、木香槟榔等方为主，针对其不通之"通"，而实行"通因通用"，经治而愈者，当亦不乏其人。但印教授发现，以此二方通肠导滞，常因腹痛便频，使病人出现困乏不支等不良反应，且效果并不很理想，有的积年累月，徒劳无功。故印教授去《金匮要略》大黄牡丹汤中大黄、芒硝等猛攻峻下，重用败酱草、马齿苋的清热利肠解毒，创清利肠道方。本方集清肠解毒、开利肺气、活血逐瘀于一方之中，故对便垢不爽，里急后重，脓血黏液，往往能取得满意效果，此即所谓"行血则便脓自愈，调气则后重自除"之意。经印教授多年反复使用，本方成为印教授临床经常使用的"抓主症"之方。凡便垢不爽者，率先用此，效果良好。

七、胃气不降

温胆汤合平胃散加减——湿阻中焦、呃逆嗳气

[临床表现] 干呃，无呕吐，平素喜肥甘厚腻，或饮酒，痰多，时有胃胀，便溏，舌淡，苔腻，脉弦而滑。

[治法] 健脾化湿，和胃降逆。

[方药组成]

半夏 12g	陈皮 10g	茯苓 15g	苍术 12g
厚朴 12g	枳壳 10g	竹茹 12g	广藿香 10g
紫苏叶 10g	木香 10g		

[医案] 患者王某，男，30 岁。患者 1 年多来刷牙时干呕，平素也时有欲呕感，尤以饮酒后为甚。平素喜肥甘厚腻，胃脘时胀，偶有嗳气，大便易溏，夜眠欠安，多梦易醒。现代医学检查未见异常。舌淡，苔白腻，脉弦细。处方：

半夏 10g	陈皮 10g	茯苓 15g	苍术 10g
厚朴 10g	枳壳 10g	竹茹 10g	广藿香 10g
紫苏叶 10g	合欢皮 15g	首乌藤 15g	木香 5g

[体会]

干呕多为胃气上逆引起，治当和胃降逆。患者平素喜肥甘厚味，饮酒多，导致痰湿内生，影响脾的健运，湿困脾胃，气机阻滞，则胃胀；胃失和降则干呕；痰多、便溏、苔白腻均为脾虚痰湿内盛之象，故病机为痰湿内阻、胃气上逆，治法当在和胃降逆的同时加以健脾、除痰燥湿。

印教授选温胆汤合平胃散加减治疗该症，方中平胃散除痰燥湿、和胃止呕；苍术、陈皮、厚朴，"苦辛芳香温燥"，苦降辛开消胀除满，芳香化浊醒脾和胃，温中燥湿健脾助运；紫苏叶、广藿香加强化湿和胃之功，使脾气得健，湿浊得化；木香、半夏、厚朴，药力下行，降胃止呕，共奏健脾化湿、和胃降逆之功。

呃逆虽为胃气上逆动膈而成，但胃之和降，还赖于肝之条达，若肝气郁滞，失于条达，横逆犯胃，也可形成呃逆。故印教授不单以健脾化痰药联合代赭石等重镇降逆药物治疗，而选平胃散合温胆汤治疗。温胆汤治疗胆胃不和、痰热内扰证。胆性喜疏泄而恶抑郁，肝胆疏泄可助脾胃升降运化，即木可疏土；而脾胃运化正常，可助肝胆之气疏泄，即木畅土疏。胆不和则易气郁生热，胃不和则易聚湿生痰。痰湿内阻，胃气上逆，则出现干呕，甚则化热上扰影响心神，致虚烦不眠。胃不和则卧不安，通过化痰和胃，使胆恢复宁静清和之性，心宁而神安。

八、胃阴不足

益胃汤——胃阴不足、胃脘隐痛

[临床表现]胃脘痞满，饥不欲食或食后还饱（痛时不胀，食量虽然较少，进食时不觉难受，唯食后过一段时间，约半小时至1小时，则自觉胃脘堵闷，有似食之过饱，称之为"还饱"，即食时不觉饱，而食后则反过来见饱），食酸、甜物后较舒，无反酸。可伴胃脘隐隐作痛，或兼见口干、咽燥但不能多饮，脉细，

苔少而干，舌偏红，大便干燥。

[治法] 益胃生津。

[方药组成]

| 沙参 15g | 麦冬 9g | 生地黄 9g | 玉竹 9g |

贝母 9g

[加减法] 胃阴虚较重者，加用石斛、黄精、白芍养胃益阴，此外白芍能缓急止痛，黄精既补中益气又滋养柔润，补虚而不燥、滋养而不腻；枇杷叶、芦根常配于方中加强益胃生津之功；胃脘痛甚加桃仁、丹参；久病者可加生牡蛎、贝母、玄参，此三药既为滋润养阴之品，又能加强软坚散结之功，与前面诸药配用更助功力；血燥肠枯而便秘者，可加当归、火麻仁、枇杷叶、芦根，既养血生津又降肺、润肠通便；若见汗多、气短等气虚之象者，酌加太子参、五味子，既酸甘化阴，又益气敛汗；食后还饱明显者，可加焦三仙以化食助运。

[医案] 张某，女，52岁。初诊：1997年4月24日。主诉：胃脘痞满、隐痛半年余。病史：近半年来胃脘阵发隐痛，时而脘堵，口干咽痛，食后还饱，大便干，舌红，少苔，少津，脉细。胃镜：慢性萎缩性胃炎。辨证：胃阴不足。立法：益胃养阴。处方：

沙参 15g	麦冬 12g	石斛 15g	玉竹 15g
生地黄 30g	丹参 15g	玄参 15g	贝母 10g
生牡蛎 30g^(先煎)	枇杷叶 10g	芦根 30g	当归 15g
火麻仁 15g			

二诊：1997年5月15日。服药后症状减轻，口干咽痛已减，胃脘阵发隐痛，脘堵及便干亦减轻，舌红，苔薄黄，脉细。原方加白芍30g，继续服用。随诊至1997年7月，患者坚持服药3个月，症状消失，食纳与体重均增加，精神状态良好。

[体会]

中医学认为太阴湿土，得阳始运，阳明燥土，得阴自安。胃为阳土，喜润恶燥，主受纳，其气以降为顺。胃病迁延不愈，每致胃阴耗损，胃络失养，以致胃脘隐痛；胃阴亏虚，故不能腐熟水谷，食后还饱。患者愿意进食酸甜之品，既符合中医酸甘化阴，又有适当刺激胃酸增加，帮助消化，使胃脘较为舒适的作用。胃之阴津不足，津亏液少且不能敷布及滋润口咽，故口干咽燥，但因无大热消灼，故虽口干却不欲多饮。津液缺乏，肠道失于濡润则便秘干结。舌红，少苔，乏津，脉细，符合胃阴不足之象。印教授治疗此症以益胃养阴为主。益胃即养胃体，体为阴，用为阳，故益胃也有养胃阴之意，养阴寓生津之意。胃阴不足胃津即亏，益胃养阴应重在助长胃津，胃津生长则胃酸来复。

益胃汤源于《温病条辨》，"阳明温病，下后汗出，当复其阴，益胃汤主之"。张秉成《成方便读》记载：阳明主津液，胃者五脏六腑之海。凡人之常气，皆禀气于胃，胃中津液一枯，则脏腑皆失其润泽。故以一派甘寒滋润之品入胃中，以复其阴，自然输精于脾，脾气散精，上输于肺，通调水道，下输膀胱，水津四布，五经并行，津自生而形自复耳。

益胃汤对胃酸过少的胃脘痛有良好效果。方中生地黄、麦冬，味甘性寒，功能养阴生津润燥，为甘凉濡润益胃之上品，吴鞠通言："复胃阴者，莫如甘寒。"《本草》云：麦冬强阴益精，消谷调中，安五脏，主伤中伤饱，胃络脉绝，羸瘦短气，口干燥渴。玉竹、沙参味苦、甘，微寒，补中、养阴生津，以加强生地黄、麦冬益胃养阴之力，贝母生津散结，共为益胃汤。全方甘凉清润，清而不寒，润而不腻，药简力专，功善养阴生津而益胃。胃为水谷之海，十二经皆禀气于胃，胃阴复则气降能食。

大多数萎缩性胃炎患者因胃酸低少而不能消化食物，中医学认为胃阴不足，上则由于津液不能敷布而口干，下则肠燥便秘，胃不能腐熟水谷故食后饱胀。对此类胃痛患者，切忌动辄以枳壳、柴胡、香附类治之，如香燥伤阴，则弊端立见，宜和降胃气以助运化，尤其对胃阴不足，饥不欲食或食后还饱者，不可以苦寒下夺，以损胃气。宜选甘平，或甘凉濡润之品，养胃之阴，则津液来复，胃气自然通降而已。总之，脾胃之病，临床上需要详细辨明虚实寒热，治疗上宜燥还是宜润。人云：诸病"阳虚好补，阴虚难疗"，临床上阴虚为主的病常常是慢性难治性疾病，胃阴不足，尤其被诊断为萎缩性胃炎者，为慢性疾病，特点是病程长，多属本虚，需要守方待效，坚持用药，不可半途而废。

此外，印教授认为，胃阴不足，脏腑经络失养，日久气血不畅，久病易成"结"。故印教授在用益胃汤治疗胃阴不足型萎缩性胃炎时，常加用玄参，川贝母，生牡蛎（消瘰丸）软坚散结。且该方玄参滋阴，苦咸消瘰；贝母化痰散结；牡蛎咸寒，育阴潜阳，软坚消瘰。全方咸寒养阴，化痰散结，正合本病阴虚病机，用之尤宜。

肾位于腰部，与膀胱相表里。肾藏精，内舍元阴元阳，是人体生长、发育、生殖之源，为脏腑阴阳之根本，故称为"先天之本"。肾精宜藏，其内元阴元阳不宜耗泄妄动。此外，肾主水，并主纳气，为"气之根"。肾在体为骨，主骨生髓通于脑，其华在发，开窍于耳及二阴。膀胱为州都之官，主要功能为贮尿和排尿，与肾经脉络属，相为表里。肾气充足，固摄有权，膀胱开合有度，则排尿功能正常，水液代谢正常。

肾的病变主要以肾精不足，或藏精功能减退，致生长、发育和生殖功能减退；或水液代谢异常；或肾不纳气；或脑、髓、骨、耳、二便异常为主。临床常见遗精、遗尿、男子阳痿、女子经少不孕、腰膝酸痛、筋骨痿软、耳鸣耳聋、呼多吸少、水肿、二便异常等症状。肾与膀胱相表里，膀胱多湿热证，或因肾气不足，膀胱开合失司，水道不利，可出现小便频急、淋漓不禁、尿道涩痛或遗尿、小便失禁等症状。

此外，肾与其他脏腑的关系亦十分密切。肝藏血，肾藏精，乙癸同源，肝肾亏虚可见腰膝酸软、眩晕耳鸣、四肢不收；肾水不足，虚火上越，心肾不交，可见失眠、梦遗失精；肺为气之主，肾为气之根，肾精不足，摄纳无权，肾不纳气，可见呼吸表浅、动则气喘；肾阴亏虚、水不涵木，肝阳上亢，可见眩晕；脾为后天之本，肾为先天之本，脾阳根于肾阳，肾阳虚衰，火不暖土，可见五更泄泻、下利清谷。

总之，肾病多虚证，印教授常以补法治疗，临床再根据病情酌情加以固摄、温阳、滋阴降火、强筋健骨、化气行水等药物配伍治之。同时，印教授还强调应从整体着眼，重视各脏腑之间的关系，随证处理，下文分而论之。

印会河 脏腑辨证带教录

第二讲 肾 篇

一、肾气不固

《素问》言："肾者主蛰，封藏之本，精之处。"肾藏精，精化气，通过三焦，布散全身。当肾中精气不足时，封藏能力减弱，肾气不固，可引起遗精、早泄、遗尿、带下清稀而多等症，治疗当以补肾固摄为主要方法，印教授常以桑螵蛸散、菟丝子丸等加减治之。

1. 桑螵蛸散加减——脾肾气虚、遗尿频繁

[临床表现] 小便频数，夜尿次数增多，遗尿遗精，头昏健忘，腰膝酸软，四肢不温，舌淡，苔白，脉细。

[治法] 补肾固摄。

[方药组成]

桑螵蛸 30g	益智仁 10g	太子参 30g	茯苓 15g
煅龙牡^各15g	淮乌药 5g	山药 15g	芡实 10g
莲子 15g	潼蒺藜 10g	菟丝子 15g	覆盆子 10g

[加减法] 有腰背冷痛等症状者，可加川续断、杜仲、桑寄生等补肾强腰膝。

[医案] 患者王某，女，46 岁。初诊日期 1997 年 7 月 1 日。患者常感腹部发凉，便意频频。素易腰痛，尿频，小便清长，不急不痛，无尿失禁，饮水不多，纳可。苔白，脉细。辨证：肾气不固。立法：补肾益气，固摄膀胱。方药：桑螵蛸散加减。具体药物组成如下：

桑螵蛸 30g	益智仁 10g	太子参 30g	茯苓 15g
煅龙牡^各15g	淮乌药 5g	山药 15g	芡实 10g
莲子 15g	潼蒺藜 10g	菟丝子 15g	覆盆子 10g

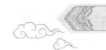

[按]

　　桑螵蛸散出自《本草衍义》，"治健忘，小便数"，具有补肾摄精止遗之功。方中益智仁补肾固摄、缩尿，用于下元虚冷，不能固摄所致的尿频，与山药、乌药配伍成"缩泉丸"，对腹部发凉，尿频不痛最为适宜；太子参、茯苓、山药补气健脾，取"补后天以治先天"之义；莲子、芡实、煅龙牡性涩收敛，功专缩尿；菟丝子补肾固精摄尿，与淫羊藿、覆盆子共奏益肾缩尿之功。

2.菟丝子丸加减——肾气不固、小便失禁

　　[临床表现] 小便不能自禁，或睡中无梦自遗，头晕腰酸，四肢清冷，形寒时欲近温，舌淡苔白，脉沉细。

　　[治法] 温肾固摄。

　　[方药组成]

菟丝子 10g	五味子 10g	桑螵蛸 20g	益智仁 10g
山药 15g	熟附子 5g	肉苁蓉 10g	

[按]

　　小便失禁是小便不能由意识控制，而自行流出体外，多因肾气亏虚，膀胱约束无力所致。亦有膀胱蓄血，气血紊乱而引起。膀胱蓄血多有神志方面的改变，可资鉴别。《素问·生气通天论》"阴者藏精而起亟也，阳者卫外而为固也"。对于肾气不固所致的尿失禁，宜用附子、肉苁蓉等温阳固摄，《素问·生气通天论》"阴阳之要，阳秘乃固"。阳不固，阴不能内守，只有阳气充足，才能对体内的各种阴液（精、津、血、汗、尿）有约束和统摄的作用，而不至妄泄，附子应用与否及剂量因人而异。肾与膀胱相表里，膀胱虚者治其肾，取虚证治脏之意，选用菟丝子、桑螵蛸、益智仁、五味子固肾缩小便，山药补脾以助统摄。

[加减法] 有手足不温、平素怕冷者，可加乌药、覆盆子等温肾缩尿。

[体会]

印教授选用桑螵蛸散加减治疗尿频，选用菟丝子丸加减治疗尿失禁，无梦遗精。但两方的根本病机均为肾气不固，治疗上均以温肾固摄为主，实属异病同治。《诸病源候论》云："遗尿者，此由膀胱冷，不能约于水故也……肾主水，肾气下通于阴，小便者，水液之余也。膀胱者为津液之腑，既冷气衰弱，不能约水，故遗尿也。"肾气不固，下元失约，膀胱失于约束，则出现尿频，尿失禁，此为肾的开阖失司，当阖不阖，气化失常所致。肾虚精关不固，则出现滑精早泄。此外女子肾气不固亦可出现带下清稀量多、月经淋漓不断、习惯性流产等。总之，肾气虚衰，以不能固摄，下元失约为其病理特点。治疗上以温肾固摄为主，补肾气，益相火，温下寒，肾气充实，命门火健，则下焦气化，关门复固，小便自约。印教授选用菟丝子、五味子、覆盆子、沙苑子，取强肾益精之意；选用附子、乌药、肉苁蓉温阳固摄，对腹部发冷，下元虚冷尤宜；太子参、茯苓、山药补脾益气，补后天以养先天，使脾气旺以助统摄。《格致余论》云："先天固有损者，非后天损之，无以致病。后天既损之矣，而先天又能无损。治先天者，治后天耳，岂能舍后天治先天。"《慎柔五书》陈修园认为："人之既生，全赖中宫输精及肾而后肾得补益。"肾中元气有赖于水谷精微之不断补充与化生，若脾虚失运，久则及肾，致肾气易衰。对于肾虚不固所致的尿频、遗尿，印教授常选用既能补虚，又能收摄的药物，如桑螵蛸、覆盆子、补骨脂、益智仁、菟丝子等。此外选用性涩收敛的芡实、煅龙牡、莲子缩尿以治其标。临床上还应注意与实证尿频相鉴别。张秉成云："夫便数一证，有属火盛于下者，有属下虚不固者，但有火者，其便必短而赤，或涩而痛，自有脉证可据。其不固者，或水火不交，或脾肾气弱。时欲小便而不能禁止，老人小孩多有之。凡小儿睡中遗尿，亦属肾虚而致。"肾虚不固的尿频，症见苔白、脉细，而且尿频清长而不急不痛，小便余沥不尽，甚至不能自禁。遇到此类患者，印教授多以固摄膀胱为法，多选用温补兼固摄之品治疗；而实证之尿频，多由湿热所致，表现为小便频数短涩，淋漓刺痛，则应以清利膀胱为法，以通、清为好，不能固摄以致闭门留寇。两者一虚一实，治法大相径庭。

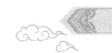

二、肾阴亏虚

肾内寄元阴元阳，为脏腑阴阳之根本。肾阴为人体阴液之本，具有滋养、濡润脏腑组织，充养脑髓、骨骼，并制约阳亢之功能。肾阴亏虚常见形体消瘦、头晕耳鸣、五心烦热、盗汗失眠、腰膝酸软、舌红少苔、脉细数等症。印教授常以生、熟地黄、龟甲、鳖甲等药养阴生津治疗。固肾阴亏虚，水不制火则相火虚亢；肝肾同源，肝肾亏虚则筋骨痿弱；故常酌情配伍清热降火、强筋壮骨等药物治疗。

1. 杞菊地黄丸——肾阴不足、眩晕耳鸣

[临床表现] 头目昏眩，视物模糊，眼睛干涩，耳鸣如蝉，下午为甚，腰膝酸软，心烦掌烫，舌红，苔少，脉细。

[治法] 滋肾养肝。

[方药组成]

枸杞子 9g	菊花 9g	熟地黄 9g	山药 15g
山茱萸 9g	牡丹皮 9g	泽泻 15g	茯苓 15g

[加减法] 眠差者加合欢皮、首乌藤、炒酸枣仁以养心安神。

[医案] 女性，48 岁，1998 年 9 月 2 日初诊。头晕耳鸣，两目干涩，血压：160/90mmHg，多梦盗汗，心悸乏力，腰膝酸软，舌红少苔，脉细微数。西医诊断：高血压。中医诊断：头晕。辨证：肝肾阴虚。治法：滋肾养肝。处方：杞菊地黄丸加味。具体药物组成如下：

枸杞子 15g	菊花 15g	熟地黄 15g	山药 10g
山茱萸 10g	牡丹皮 10g	泽泻 15g	茯苓 10g
川续断 15g	生杜仲 10g	淫羊藿 10g	夏枯草 15g
怀牛膝 10g			

水煎服，5 剂。

二诊：9 月 8 日。血压：140/90mmHg，心悸、失眠、盗汗同前，故上方加生龙骨、生牡蛎各 24g，知母 10g，黄柏 12g，生地黄 15g，继服 10 剂，诸症消失，

血压：120/80mmHg。

———摘自韩仲成.随印会河侍诊记.北京：中国中医药出版社，2012.

［体会］

高血压病属中医"头痛""眩晕"等范畴，其病机古人多有论述，但多认为其与肝、肾关系密切。《素问•至真要大论》病机十九条言"诸风掉眩，皆属于肝"，《灵枢•海论》言"髓海不足，则脑转耳鸣"。中医学认为，高血压虽病因不同，但总属本虚标实，多因肝肾阴虚或肝阳上亢所致。

上文病例正是由于肾阴不足，虚火上升所致。肾主骨生髓，脑为髓海，肝肾不足，髓海空虚，故见头目昏眩。腰为肾之外府，肾主骨，肾虚故腰酸。阴虚生内热，内扰心神，故心悸、梦多、盗汗。肝开窍于目，肝血上注于目则能视，肝藏血，肾藏精，精、血互生，肝肾同源，肝肾亏虚，则两目干涩。阴虚生内热，常见五心烦热，故印教授在临床诊治病患时，常于脉诊之余，感受患者手掌，尤其是手心温度，作为中医切诊的重要资料，以助辨别阴阳。诊察入微、大医风范，值得我们认真学习和体会。

总而言之，本证病机为肝肾阴虚、虚火上升，故以杞菊地黄丸加减治疗。方中熟地黄补肾阴，泽泻泄肾火，山茱萸补肝肾，牡丹皮清泄相火，凉肝而泻阴中伏火，山药补脾固肾，茯苓淡渗脾湿，"三补三泻"，滋补肝肾而无滋腻碍胃之嫌。且肾阴亏虚，不能上滋肝木，则虚阳上亢，方中六味地黄丸滋肾壮水，有滋水涵木之义。枸杞子补肾益精，养肝明目，菊花清利头目，宣散肝经之热，平肝明目；杜仲，川续断补肾阳以使气火归元，牛膝补肝肾的同时引气血下行，酌加夏枯草清肝火，标本兼治，共奏其功。

附 印教授治疗高血压经验

高血压是最常见的慢性病之一，也是心脑血管疾病最主要的危险因素，可导致脑卒中、心肌梗死、心力衰竭及慢性肾脏病等多种并发症，不仅致残、致死率高，而且严重消耗医疗和社会资源，给家庭和国家造成沉重负担。其早期临床表现多不明显，有的仅表现为头晕、头痛，所以更容易被人们忽视。印教授认为高血压多为先天禀赋不足、情志失调、内伤虚损、劳欲过度等引

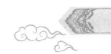

起的阴阳失调、气血逆乱。印教授将高血压分成虚、实二型。把实证分为肝火上炎、肝阳上亢、痰湿中阻、水饮内停等。肝火上炎者常见耳鸣如潮、口苦面赤，用龙胆泻肝汤清泄肝火；肝阳上亢者常见头重脚轻、面赤心烦，用天麻钩藤饮平肝潜阳；痰湿中阻者常见头痛昏蒙重坠，胸脘痞闷，纳呆呕恶，用二陈汤加减化痰息风；水饮内停者常见心悸气短、头目眩晕、小便少，用苓桂术甘汤温阳化饮；若症见头重便秘者，用泻青丸通肠泻火。把虚证分为肾阴虚和肾阳虚证，肾阴虚证常见腰膝酸软、耳鸣如蝉、手足心热，用六味地黄丸加减滋水清肝；肾阳虚证常见全身水肿而兼虚寒之象，腰膝冷痛，用真武汤温阳化水。

印教授认为高血压以肝旺和肾虚为多，但是治疗应个体化，因人而异，年轻多实证，年老多虚证，胖人多湿，瘦人多火。印教授强调绝不能把平肝潜阳与降压相等同，避免一见到高血压就使用大量的平肝潜阳药，必须以中医中药理论为指导，辨证论治。同时印教授指出纳差、失眠、便秘、夜尿多这些症状虽然与血压无直接关系，但这些症状均会影响血压的控制，把这些症状解决了，便能调整机体功能状态，有利于控制血压。若兼见纳差者，可加入焦三仙、鸡内金以消食化积；若兼见眠差者，可加合欢皮、首乌藤、炒酸枣仁以养心安神；若兼见便秘者，可加入大黄、决明子、火麻仁，以保持大便通畅，以防止如厕过度用力诱发脑血管事件；若兼见夜尿多者，可加入益智仁、乌药、覆盆子以固肾缩尿。若高血压日久，久病入络者可酌情加红花、桃仁、丹参、山楂等，活血化瘀。《素问·生气通天论》云："阳气者，大怒则形气绝，而血菀于上，使人薄厥。有伤于筋，纵，其若不容。"说明调达气机的重要性，故印教授常结合微观辨证加入龙骨、牡蛎以软坚散结，条畅全身气机。

在此基础上，印教授常常借鉴西医知识，在治疗高血压时除根据中医的传统辨治疾病的方法以外，常加上夏枯草、苦丁茶等具有降血压药理作用的药物，以达到更好的降血压效果。

2.知柏地黄丸——肾阴虚衰、虚热内扰

[临床表现] 五心烦热，骨蒸潮热，盗汗颧红，遗精梦泄，口干咽痛，腰膝酸软，

足跟痛，舌红少苔，脉虚细而数。

[治法] 滋阴降火。

[方药组成]

知母 9g	黄柏 15g	熟地黄 9g	山药 15g
山茱萸 9g	牡丹皮 9g	泽泻 15g	茯苓 15g

[加减法] 梦遗久不愈者，加刺猬皮收敛固摄，心烦甚加莲子心清心除烦。

[体会]

本证由肾阴不足，虚火上炎所致。阴虚则阳亢，水不制火而生内热，虚火内生，则骨蒸烦热。虚火在上则颧红、口干咽痛，虚火在下扰动精室则遗精。精虽藏于肾，但亦受心的影响。肾藏精，心藏神，心神安定则精液自藏；若上有心火，相火妄动，精室不宁，则精亦随之外泄。正如朱丹溪所言"心火动则相火亦动，动则精自走"。此证遗精特点是有梦而遗，因相火扰动所致，应与阳虚无梦滑精相鉴别。印教授以滋阴降火的知柏地黄丸加减治疗。

此方为六味地黄丸基础上加知母、黄柏而成。《素问·藏气法时论》云："肾欲坚，急食苦以坚之"，《本草备要》云："苦能泻热而坚肾，泻中有补也。"故在六味地黄丸滋补肝肾的基础上加用苦味药物知母、黄柏，以泻火坚阴，取其泻相火而保真阴，相火退而肾自固之义。印教授常告诫我们在临床上要根据舌红、尺脉细数的程度及有力无力和骨蒸潮热、遗精盗汗等症状，准确把握疾病程度，相应调整处方。如相火不旺，可减少黄柏、知母用量，以免苦寒太过。

附　印教授治疗遗精经验

遗精指睡梦中精液自流，中医习惯分为梦遗与滑精两种。有梦而遗者为梦遗，无梦而遗者为滑精。情志失调、劳心过度、房劳过度等均可引起。本病虽与心、肝、脾、肾均有关系，但主要责之于心、肾二脏。正所谓"火不动则肾不扰，肾不虚则精不滑"。印教授亦多从阴虚火旺及肾阳亏虚两型论治。印教授认为，遗精多为阴虚火旺，具体论证又分为以阴虚为主及以火旺为主两型。

①以火旺为主者：《医贯》言："肾之阴虚则精不藏，肝之阳强则火不秘。以不秘之火，加临不藏之精，有不梦，梦即泄矣。"以火旺为主者多见肝火上炎的表现，

如头目胀痛、眩晕耳鸣、尿赤便干、舌红苔黄脉弦数等。印教授以清肝泄热为法，方以当归龙荟丸加减治之。

②以阴虚为主者：阴虚水不制火，阴虚内热，故其证候特点为五心烦热、腰膝酸软、舌红少苔、脉虚细而数，印教授以益肾坚阴、滋阴降火为法，方以知柏地黄丸加减治之。

印教授认为，滑精多为阳虚不摄引起，故其证候特点为头晕健忘、腰膝酸软、四肢清冷、舌淡苔白、脉虚细，治疗上以温阳固肾为法，常以茯菟丹加减（详见"肾阳亏虚证"）。

3. 虎潜丸加减——肾阴虚衰、肢体痿躄

[临床表现] 腰脊酸痛，下肢痿软，五心烦热，步履乏力，眩晕耳鸣，舌质红，脉细数。

[治法] 滋阴降火，强筋壮骨。

[方药组成]

| 龟甲 50g^(先下) | 熟地黄 10g | 黄柏 15g | 知母 10g |
| 白芍 15g | 牛膝 10g | 锁阳 10g | 当归 15g |

[体会]

本方是印教授用来治疗阴虚痿躄的常用方。两下肢瘫痪的，中医称之为"痿躄"，废肢又常可见到肌肉萎缩，故中医辨证多属痿证范畴，究其病机，属阴虚火旺者多，也有湿热成痿者。《素问·痿论》云："肝气热，则胆泻，口苦，筋膜干，筋膜干则筋急而挛，发为筋痿……肾气热，则腰脊不举，骨枯而髓减，发为骨痿"，提出了"五痿"的分类与命名。而究其根本病机，多是内脏精血损伤所致。正如《丹溪心法·痿》言"乃阴血不足"。肝藏血，主筋，筋主运动，肝阴不足则不能养筋；肾藏精，主骨生髓，肾精亏则骨弱不能用。先天禀赋不足，或湿热之邪耗伤肝肾，或脾胃虚弱日久、生化乏源，肝肾不足则见筋骨痿弱。

故印教授借鉴朱丹溪"泻南补北"即补肾清热的治疗大法，选虎潜丸加减治疗。方中重用黄柏，配合知母以泻火坚阴；熟地黄、龟甲、白芍、当归滋阴养血，填补真阴，承制相火，以培本清源，使阴复阳潜。"精不足者，补之以味"，方中

重用龟甲，以血肉有情之品填补真阴，熟地黄补肾养血填精（印教授常教导我们使用熟地黄需防滋腻碍胃，多从小量开始，如不出现胃虚便溏者可逐渐加量）；白芍、当归，养血补肝，润燥养筋，锁阳温阳益精，牛膝补肝肾、活血。方中牛膝、当归活血，使其补而不滞；黄柏、知母泻火清热与补肾益精之品配合，共奏滋阴降火、强壮筋骨之功。虎潜丸原方还有干姜，但印教授认为原方中干姜过于温热，但本身的病是阴虚有热，故弃而不用。早年，印教授曾对某些患者配用猪骨髓，虎骨（或狗骨代），强筋壮骨，仅供参考。

　　[附]《痿论》云：五脏使人痿，而本于肺热叶焦。终之曰：治痿独取阳明。是痿病源于手太阴一经，以热相传而成，而治之者，惟取足阳明一经以为要。阳明为五脏六腑之海，总宗筋而束骨以利机关。阳明虚则宗筋纵，带脉不引，故手足不用而成痿。是痿之来，起于肺经，而治则取于阳明。后人谓独取阳明，此"取"字有教人补之意。是以丹溪独引越人泻南方、补北方之法，以发明"独取阳明"之旨。究未能尽所以取阳明之义，而意反有相戾者。夫南方，离火也；北方，坎水也。其言曰：金体燥而居上，主畏火；土性湿而居中，主畏木。泻南方，则肺金清而东方不实；补北方，则心火降而西方不虚。此其论似为肺热叶焦者发明之，而于治痿取阳明之法，反未之悉也。阳明者，胃土也。补火可以生土，而反云泻南；滋水则能助湿，而反云补北，则与取阳明之义有不合矣。夫足阳明为水谷之海，以为阳明虚而宗筋不用似矣，何以病痿之人，有两足不任身，而饮食如故，其啖物反有倍于平人者何也？岂阳明之气旺，而水谷入海，独不能运化精微，以强筋骨乎？何饮啖日盛，形体日肥，而足痿不能用也？则知阳明之虚，非阳明之本虚，而火邪伏于胃中，但能杀谷，而不能长养血气、生津液，以灌溉百骸，是以饮食倍于平人，而足反为之不用。此所谓"壮火食气"，而邪热不杀谷也。阳明之邪热，原是肺热中传来，故治痿独取阳明者，非补阳明也，治阳明之火邪，毋使干于气血之中，则湿热清而筋骨强，筋骨强而足痿以起。张子和尝言痿病皆因客热而成，断无有寒。丹溪亦云治痿以清热为主，不可作风治用风药。诚得取阳明之义者矣。

——张介宾《质疑录》

　　印教授在治疗阴虚证时常酌情选用杞菊地黄丸、知柏地黄丸、虎潜丸、二至丸治疗。若肝阴虚明显而见眼睛干涩、两目昏花者，治疗上选用杞菊地黄丸兼顾养肝阴，清肝热；若相火亢盛，骨蒸潮热、遗精盗汗明显，治疗选用知柏地黄丸

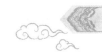

泻火坚阴。若肝肾亏虚、阴虚内热的基础上，亦有肾精不足，症见腰脊酸痛，下肢痿软者，选用虎潜丸补真阴、制相火，强筋壮骨。二至丸滋补肝肾，凉血止血。方中女贞子、墨旱莲均能补益肝肾，墨旱莲兼能凉血止血，故印教授多选用该方治疗肝肾阴虚，腰膝酸软，月经量多的患者。

三、亡阴失水

三甲复脉汤加减——亡阴失水、低热神昏

[临床表现] 肢体枯瘦，鼻干齿垢，唇舌干萎，或见两颧红赤，目陷睛迷，昏沉嗜睡，手指蠕动，脉微细。

[治法] 滋阴潜阳。

[方药组成]

生龟甲 30g^{（先煎）}　生鳖甲 30g^{（先煎）}　生牡蛎 30g^{（先煎）}　生地黄 12g

炙甘草 6g　　　　麦冬 9g　　　　生白芍 9g　　　　阿胶珠 9g

火麻仁 9g

[加减法] 本方去龟甲、鳖甲、火麻仁名"一甲复脉汤"，治温热伤阴，大便溏泻。仅去龟甲名"二甲复脉汤"，治阴虚肾不养肝的手指蠕动。如肢端抽动，内动虚风者，可于上方加入鸡蛋黄 1 枚，五味子，则为大定风珠，治虚风内动，肢端蠕动。

[医案一] 患者陈某，男性青年。患湿温，寒战壮热，身体困重，自汗而热不解。治以清热燥湿之法，用药后虽多见效，但病情反复不能遏止，旬日后而成温热耗阴之候。症见神昏嗜睡，气息低微，两颊绯红，不断呢喃呓语，舌干缩，苔光剥，脉如游丝不应。投以三甲复脉汤，用龟甲、鳖甲、牡蛎各一两，干生地黄五钱，炙甘草二钱，生白芍四钱，火麻仁、麦冬、驴皮胶各三钱，另用安宫牛黄丸一颗送服。服药 24 小时后，患者神志恢复，面目红晕已退，脉象有根，唯觉口咽部疼痛异常，舌上遍布粉白色厚苔，津液已复，续以清理余邪之剂治之而愈。

——摘自印会河. 北京中医学院学报，1960，1：54-55.

[医案二] 患者邱某，男，80岁，中日友好医院病案号：731189。

初诊：1992年1月16日。主诉：家属代诉昏沉嗜睡月余。病史：终日卧床，昏沉嗜眠，语言不利，肢体枯瘦如柴，咳嗽，痰黏不易咳出，纳谷甚少，大便干燥，数日1次，小便不畅。检查：呼之能应，意识尚清，心（一），两肺可闻及痰鸣音，舌干红，舌苔黄褐色，如积粉。脉弦劲有力。辨证：肝肾不足，津亏液枯。治法：滋阴潜阳。处方：

生牡蛎30g(先煎)	龟甲30g(先煎)	鳖甲30g(先煎)	生地黄15g
火麻仁10g	白芍24g	阿胶珠10g	生甘草10g
川贝母10g	玄参15g	麦冬12g	五味子10g

7剂，每日1剂，水煎服。

二诊：1992年1月23日。服药后全身干缩状态减轻，水津未复，舌上津回，大便已调，排尿流畅，咳嗽亦减轻。舌红，舌苔灰褐色，脉弦劲有力。病有转机，继服原方7剂。

[按]

该患者年已八旬，肝肾俱衰，津亏液枯，肢体不荣，全身干缩，肺热燥咳，肠燥便秘。故以三甲复脉汤之三甲（生牡蛎、龟甲、鳖甲）滋阴潜阳，使虚火潜降，以复脉汤养阴生津，滋荣润燥，填补真阴，以救亡阴失水危证。加麦冬、五味子加强滋补肺肾之阴液，以疗肺热之燥咳。该方含消瘰丸（玄参、浙贝母、生牡蛎），能消散结滞，疏通障碍，以促进阴液循环，荣养肢体，以利康复。

——摘自中国乡村医药，2000，11（7）：26.

[体会]

温病，由于其所感热邪自身的特性，容易伤阴。加减复脉汤、一甲复脉汤、二甲复脉汤、三甲复脉汤、大定风珠四张处方，均可用于温热病后阴津耗伤之证，但阴津耗伤程度次第加重。

本方是在复脉汤（炙甘草汤）的基础上加减而成。复脉汤源自《伤寒论·太阳病篇》。原方用生地黄、阿胶、麦冬、火麻仁养阴生津，养血润燥，用人参、甘草、大枣补脾益气，以健脾生血；用桂枝、生姜鼓舞阳气，以助生化之力。复脉汤本

用于体质虚弱不能生血以养心脉而又患外感者；或外感后，热证伤阴，津伤血少，而致心悸、脉结代者，取其养血生津，以复心脉之义。后世亦用此方治疗虚劳等症。至清代，温病学发展，进一步扩展了复脉汤的应用。因温病本身易伤人身之阴，故于复脉汤中去辛温化阳之人参、桂枝、生姜、大枣，加芍药以酸甘敛阴，而成加减复脉汤；加减复脉汤证为邪热久羁不退耗伤肝血、肾阴，而呈邪少虚多之证。肾阴亏则水不制火、虚热内生，故低热久留不退，尤以手足心热较甚；肾水不能上济，心神失养则心悸；肾阴大亏，精不养神，故神疲多眠；肾精亏损，不能充养耳齿，故耳聋、齿黑；阴血亏虚则舌干绛或枯萎甚或紫晦而干；邪少虚多则脉虚细无力；阴亏液涸则脉行艰难，搏动时止而结代。吴鞠通说："热邪深入，或在少阴，或在厥阴，均宜复脉。"方中炙甘草补益中气，以使津充阴复；生地黄、阿胶、白芍、麦冬滋养肝肾之阴；炙甘草配白芍酸甘化阴；火麻仁养血润燥，诸药配伍，长于救阴，兼退虚热。

若热病之后，大便溏泄，是为阴虚热盛、阴液下泄所致，当去有润肠通便之功的火麻仁，加生牡蛎以滋阴收敛而止泻，是为一甲复脉汤。若出现手指蠕动，则为真阴欲竭，虚风将起，当以加减复脉汤加生牡蛎、生鳖甲，以滋阴潜阳息风，是为二甲复脉汤。肢体抽动，伴有心中悸动不安，脉细促，则是阴亏已甚，虚风内动，当加生龟甲以助滋阴息风之力，是为三甲复脉汤。"三甲"者，是指本方所用的药物中有牡蛎之甲壳、鳖之背甲及乌龟之腹甲，三种动物贝甲并用，其质重而下行，滋阴潜阳之功能更强。若兼见精神倦怠，神昏嗜睡，肢体抽动，舌绛苔少，脉细微欲绝，且有欲脱之势，则于三甲复脉汤加五味子、生鸡子黄，是为大定风珠。五味子味酸性温，有益气敛阴之效，鸡子黄则有滋阴润燥、养血息风之功。合用三甲复脉汤，以达到滋补阴液、平息内风之效。

温热病后期，热在血分，温热耗伤阴津。津液将涸，亡阴失水，故见唇舌肢体一派枯萎。阴竭于下，阳浮于上，阴阳离决，水火不济，乃见颊红肢厥、昏沉嗜睡，脉微欲绝，当属危候。三甲复脉汤以牡蛎、鳖甲、龟甲育阴潜阳，以生地黄、阿胶、麦冬、白芍、火麻仁、甘草滋阴生津。诸药合用，治疗阴竭于下、阳浮于上之证，多能取得良效。各种热病，无论外感抑或内伤，均易耗伤阴津，且在治疗过程中，往往用到辛散、苦寒、香燥之品，这些药物也会导致阴液耗伤。印教授常用本方治疗外感抑或内伤所致各种亡阴失水之证，而非仅用于温热病后期伤阴证。

四、肾阳亏虚

肾阳虚常见腰膝酸冷、面色㿠白、形寒肢冷，少腹拘急，男子阳痿早泄、女子宫寒不孕，舌淡苔白，脉沉细等症。常以温补肾阳为法，以附子、肉桂、菟丝子等药为主组成。而阴阳互根互用，孤阴不生，独阳不长，故印教授在治疗肾阳虚证时，常酌情配伍补阴、固涩等药物治疗。

1. 肾气丸——肾阳亏虚、饮一溲一

[临床表现] 面色㿠白或黧黑，畏寒怕冷，腰膝酸冷，口渴而不多饮，头晕自汗，性欲减退，男子阳痿早泄，女子宫寒不孕，少腹拘急不仁，大便完谷不化，五更泄泻，小便频数清长，夜尿频多，舌淡，苔白，脉沉细无力。

[治法] 温补肾阳。

[方药组成]

熟地黄 9g	山药 15g	山茱萸 9g	泽泻 9g
茯苓 9g	牡丹皮 9g	肉桂 3g	熟附子 6g

[加减法] 眠差者加入炒酸枣仁、桑椹、柏子仁养心安神；水肿明显者加入生薏苡仁健脾利湿；肢冷脉微细者，加鹿角胶补肾阳；腰痛者加桑寄生、杜仲、续断补肾强腰；尿多者加益智仁、桑螵蛸固肾缩尿。

[医案] 林某，男，58 岁，1991 年 3 月 5 日就诊。糖尿病 20 余年，畏寒多汗，尿多消瘦 3 个月。患者 20 多年前确诊为 2 型糖尿病。平时适当控制饮食，口服降糖灵、消渴丸等症状控制不满意，血糖亦时有波动，一般在 8～9mmol/L。近 3 个月来因为精神受到刺激，长期失眠心悸，纳少便溏，畏寒肢冷，冷汗淋漓，夜尿频多，体重下降近 10kg。脉沉细，舌淡苔少津。证属：消渴（肾阳虚损）。治法：温固肾气。方药：金匮肾气丸。具体药物组成如下：

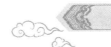

| 熟地黄 9g | 山药 15g | 山茱萸 9g | 泽泻 9g |
| 茯苓 9g | 牡丹皮 9g | 肉桂 3g | 熟附子 6g |

二诊：1991 年 3 月 20 日。症状减轻，手足回温，冷汗减少，尿量亦减，大便稍成形。原方有效，效不更方，再投 28 剂。

三诊：1991 年 4 月 20 日。症状基本消失，精神振作，手足温如常人，冷汗已止，二便已调。睡眠正常。嘱其用上方 14 剂共研末为丸，巩固疗效。

——选自印会河 . 印会河中医内科新论 . 北京：化学工业出版社，2010：227-228.

[体会]

糖尿病古称消渴病，印教授认为病机大体分为阳热亢盛、气化太过；气阴两亏、正气虚损；久病入络、瘀血内阻几个过程。总体上气化太过为其根本病机，日久耗气伤阴；久病入络，发展为瘀血内阻（详见脾篇）。若患者老年体虚阳气渐衰，或久病迁延耗伤阳气，或病久阴损及阳，可出现肾阳虚的表现，此为常中之变，要注意把握。消渴日久肾气虚乏，髓海不荣，故易见头晕；阳虚卫外失司，则恶风而汗出；"阳气者，精则养神，柔则养筋。"阳气虚，筋脉失养，则少腹拘急不仁。此外，本证还有一些症状应与其他疾病相鉴别：①小便频数清长，夜尿频多：肾虚阳气衰微，既不能蒸腾津液以上润，又不能化气以摄水，水尽下趋，因而"以饮一斗，小便一斗"，小便颜色多是清的，无尿急、尿痛等不适感。与淋证的小便量少色赤，频数不畅可鉴别。②腰膝酸冷疼痛：肾阳不足，下元不温，则腰部冷痛明显。此类腰痛多无压痛及叩击痛，可与实证腰痛相鉴别。③口渴不多饮：肾阳不足，不能启肾水上济咽喉，而非实热伤津，故见口渴而不多饮，可与热病津伤所致口渴多饮相鉴别。

印教授选肾气丸治疗本证。正如仲景《金匮要略》云："男子消渴，小便反多，以饮一斗，小便一斗，肾气丸主之。"消渴日久，肾阳不足，命门火衰，不能蒸腾水气，化为津液而敷布全身，津不上潮，从而"饮一斗"；水液不升则降，直趋于下，故"小便一斗"，治宜"肾气丸"主之。《医贯·消渴论》对肾气丸在消渴病中的应用做了很好的阐述："盖因命门火衰，不能蒸腐水谷，水谷之气，不能熏蒸上润于肺，如釜底无薪，锅盖干燥，故燥。至于肺亦无所禀，不能四布水津，并行五经，其所饮之水，未经火化，直入膀胱，正谓饮一升溲一升，饮一斗溲一斗……故用附子、肉桂之辛热，壮其少火，灶底加薪，枯笼蒸溽，槁禾得雨，生意维新。"肾气丸补肾温阳，上承津液，固摄精微，使水液的气化作用得以恢复，则消渴自除。

印教授认为消渴历时既久，亦有出现阳虚见证者，此盖病久损及肾阳所致。肾为水火之脏，内含元阴元阳。正如《类经》所言，"善补阳者，必于阴中求阳，阳得阴助则生化无穷"。故印教授易原方干地黄为熟地黄，补肾生精，配伍山茱萸、山药补肝脾益精；易桂枝为肉桂，以增强温补肾阳的作用。方中六味地黄丸滋阴补肾，配伍少量附子、肉桂之辛热，壮其少火，灶底加薪，意不在补火，而在微微生火。本方在补阴的基础上来补阳，非峻补元阳，而是使阳得阴助而化生，乃阴中求阳，微微生火，鼓舞肾气，即"少火生气"之意。方中以大量补阴药为主，温补之品，药少量轻，意在以辛热之桂附化其阴精以益肾气。治疗时既有用补肾助阳之法，也作为常中之变来看待，非治消渴之常法。临床上要细心观察，亦不要一见消渴就滋阴清热，妄投寒凉，辨证论治才是中医的精华。

2. 茯菟丹加味——肾阳虚弱、遗精滑精

[临床表现] 无梦遗精，健忘头晕，腰膝酸软，四肢清冷，苔白，舌淡，脉虚细。

[治法] 温阳固肾。

[方药组成]

茯神 9g	菟丝子 15g	五味子 9g	苦石莲 9g
山药 15g	煅龙骨 15g	煅牡蛎 15g	沙苑子 9g
山茱萸 9g	补骨脂 9g		

[加减法] 寒甚者加肉桂、熟附子，滑精日久不止者加刺猬皮。

[体会]

本方所治病证为肾阳虚弱，肾不固摄，精关失固而致的滑泄。《内经》云："肾者主蛰，封藏之本，精之处也"。精之所以能安其处，全赖肾气充足，封藏才能不失其职。故若肾阳亏虚，封藏失职，则精液滑脱。前人有"有梦为心病，无梦为肾病"之说，印教授亦以为然。除此之外，印教授亦强调临床诊治时还应四诊合参，不可单凭有梦与无梦而立法处方。肾阳虚所致遗精还应见健忘头晕、腰膝酸软等肾精不足的症状以及四末不温等肾阳亏虚、不能温煦的症状。本证特点为

肾阳虚不固，故选用茯菟丹补涩以固其脱。

茯菟丹源于《太平惠民和剂局方》，原方由菟丝子、白茯苓、石莲肉、五味子、山药组成，主要用治中下二焦虚弱为病，脾肾功能失调且以肾虚为主的下陷滑脱证，印教授在此基础上进行加减化裁而用之。方中菟丝子、沙苑子、补骨脂能补肾壮阳，固精缩尿。菟丝子平补阴阳，补肾阳，益肾精，以固精缩尿，沙苑子平补肝肾而以收涩见长，补骨脂辛温以壮肾阳，三药合用补虚弱之肾阳。山茱萸补既亡之阴精；山药健脾固肾涩精，固未动之精液。五味子酸收涩精生水，《医学入门》云五味子"补肾涩精，治肾虚遗精滑精虚羸少气"。正如景岳云："精之藏在肾，而精之主宰在心"，心为君火，肾为相火，心有所动，肾必应之。若君火动摇于上，相火炽于下，则水不能藏，而精随以泄。印教授在治疗该类疾病的时候，也不单以补肾固涩为法，还兼顾调和阴阳，交通心肾，取"苟欲惜精，先宜净心"之义。故印教授于方中加龙骨、牡蛎，不仅固敛走失之阴精，而且潜纳浮越之阳气，以宁心安神；又易原方茯苓为茯神，意在取其宁心安神之效。正如《本草经疏》记载："茯神抱木心而生，以此别于茯苓"；"茯苓入脾肾之用多，茯神入心之用多"；苦石莲清心止浊，收涩之功亦强。以上诸药合用，温肾阳为主，阴阳兼顾，心肾同治，补涩并投，则滑精可止。

若滑精日久，印教授则加用刺猬皮收涩止遗。刺猬皮味苦性平，收涩入肾而固下焦，功效收敛止血、固精缩尿、化瘀止痛。亦可配益智仁、龙骨等同用。

五、阳虚水泛

真武汤加减——阳虚水肿、心悸气短

[临床表现]水肿重在下肢或在脐下，腰膝酸软，心悸气短，动则尤甚，倚息不得卧，头晕胸闷，筋惕肉瞤，神疲乏力，四肢清冷，小便短少，舌淡苔白滑，脉沉细。

[治法]温肾助阳，化气行水。

[方药组成]

茯苓 30g	熟附子 24g	白术 12g	桂枝 12g
白芍 15g	炙甘草 10g	生姜 10g	

[加减法] 肿甚者，加冬瓜皮，以消水利尿；头晕甚者，加泽泻，以利水湿，通清阳；腰部冷痛加补骨脂，以补肾助阳；血瘀者加丹参、红花、茜草以活血行水。

[医案一] 张某，男，48 岁。患冠心病 10 余年，3 年前出现心力衰竭，曾多次住院抢救。出院后，心力衰竭又起，唇面青黑，肢冷肤色变暗，舌质青紫，苔白腻，脉沉细，节律不整。胸闷气短，不能疾走，上楼四层，必停数次，下肢水肿明显。印教授根据病情，确定其病属肾阳虚衰，水停瘀阻，即以真武汤方加丹参、红花、茜草、旋覆花等治之，服药 4 个月，病人心力衰竭基本得到纠正，面色转佳，肢端及口唇之青黑色相继减退，疾行及上下楼梯，可以不甚喘息。改前方制成丸剂，继续观察疗效。

——摘自印会河. 印会河中医内科新论. 北京：化学工业出版社，2010：222.

[医案二] 张某，女，36 岁。患风湿性心脏病 5 年，心力衰竭，脚肿，气短，心悸，头晕，不能下炕已 3 年。1972 年印教授在唐山医疗队时，在某县人民医院带西学中班实习，病人套大车不远百里前来求治，当诊脉细沉而有结代，唇青舌淡，肢冷指甲青暗，下肢肿甚，腹水轻度，语言低微不续，遂诊为肾阳衰微、水气不化，故投用真武汤加味，服 7 剂后来复诊时，病人已能下地行走，心力衰竭状况得以纠正，继服前方 1 周，则病人已能亲操家务劳动矣。

——摘自印会河. 印会河中医内科新论. 北京：化学工业出版社，2010：221.

[医案三] 姜某，女，56 岁，病案号：244581。初诊：1990 年 10 月 29 日。

主诉：心悸、气短 27 年。病史：20 余年来心悸气短，稍动则甚，头晕目眩，脘痛胁胀，溲少肢肿，腰膝酸软，步履维艰。近 2 个月来，肢冷畏寒，冷汗淋漓，纳食量少，大便溏薄。检查：心电图：风湿性心脏病、心房纤颤；X 线胸片：风湿性心脏病、二尖瓣狭窄、肺淤血；超声心动图：风湿性心脏病，二尖瓣狭窄，左心房、右心房、右心室扩大，肺动脉高压。两颧黯赤，肢冷多汗，唇甲发绀。舌质黯淡，苔少，脉虚细结代。西医诊断：风湿性心脏病联合瓣膜病变，心力衰竭Ⅲ度、心房纤颤。辨证：肾虚水泛。处方：真武汤加减，具体药物组成如下：

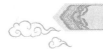

| 茯苓 30g | 熟附子片 24g^(先煎) | 白术 12g | 桂枝 12g |

茯苓 30g　　　熟附子片 24g^(先煎)　　白术 12g　　　桂枝 12g

白芍 15g　　　炙甘草 10g　　　　煅龙牡^各15g　　沙参 15g

麦冬 12g　　　五味子 10g　　　　龙胆草 1g　　　泽泻 30g

灶心土 120g^(煎汤代水)

7 剂，每日 1 剂，水煎 2 次服。

二诊：1990 年 11 月 5 日。药后水肿稍减，尿量增加，食欲增进，舌苔微黄，脉虚细结代。再拟温阳化水，继续观察。处方：

茯苓 30g　　　熟附子片 30g^(先煎)　白术 12g　　　桂枝 15g

白芍 15g　　　炙甘草 15g　　　　煅龙牡^各15g　　冬瓜皮 30g

西洋参 6g　　　麦冬 12g　　　　　五味子 10g　　　泽泻 10g

14 剂，每日 1 剂，水煎 2 次服。

三诊：1990 年 11 月 19 日。冷汗消失，尿增多，浮肿消退，憋气减轻，能步入诊室，睡眠差，舌淡少苔，脉虚细结代。仍守温阳化水，原方加减。处方：

茯苓 30g　　　杏仁 10g　　　　生薏苡仁 30g　　熟附子片 30g^(先煎)

白术 12g　　　桂枝 15g　　　　白芍 15g　　　　炙甘草 10g

煅龙牡^各15g　　西洋参 6g　　　五味子 12g　　　泽泻 10g

黄连 6g　　　　桑椹 30g　　　　炒酸枣仁 15g　　灶心土 120g^(煎汤代水)

14 剂，每日 1 剂，水煎 2 次服。

四诊：1990 年 12 月 3 日。汗量减少，手足回暖，浮肿消失，食纳睡眠增进，心悸气短减轻，行走自如，有时易感冒；舌少苔，脉细较规则。继拟温阳化水，佐以固表。处方：

茯苓 30g　　　杏仁 10g　　　　生薏苡仁 30g　　熟附子片 30g^(先煎)

白术 12g　　　桂枝 15g　　　　白芍 15g　　　　生甘草 10g

煅龙牡^各15g　　炙黄芪 30g　　　防风 9g　　　　西洋参 6g

五味子 10g　　麦冬 10g　　　　黄连 6g　　　　灶心土 120g^(煎汤代水)

14 剂，每日 1 剂，水煎 2 次服。

上法治疗 4 个月后患者体力及心功能恢复满意，于西医心脏外科行瓣膜置换手术治疗。

[按]

　　该患者心脏病久，耗损肾阳，阳虚不能煦化水气，以致气短足肿，行动则甚；里阳虚则肌表不固，故形寒自汗。治疗之法，必须壮阳强心，故桂附必用；利尿又可通阳，故泽泻、茯苓、白术、甘草在所当用；汗多便溏，故加龙骨、牡蛎、灶心黄土收敛涩肠止汗，并以白芍、五味子酸收为佐。病延既久，正气必虚，故取生脉散固本养心；食欲不振，取小量龙胆草健胃醒脾。

　　　　　　　　——摘自中国中西医结合杂志，2000，3（20）：219-220.

[体会]

　　本病多因阳虚不能化水所致。盖水之所制在脾，所主在肾，肾阳虚则不能化气行水，脾阳虚则不能运化水湿，故水湿内停。肾居下焦，故下肢为重；肾阳虚不能温布于四肢，故四肢清冷；水气内聚，心阳不得伸张，故心悸；寒水不化，清阳之气不能上升入头，故头眩；水气停渍于内，阳气不得通行，故见筋惕肉瞤；水不化气，气不化水，故尿少；肾虚不能纳气，故动则气喘。肢冷畏寒，冷汗淋漓，腰膝酸软，均为肾阳不足的表现，故治疗首当温肾助阳，化气行水。

　　正如罗东逸所言："主水者肾也。肾为胃关，聚水而从其类，倘肾中无阳，则脾之枢机虽运，而肾之关门不开，水即欲行以无主制，故泛溢妄行而有是证也。"肾阳不足，常会影响肺、脾、三焦、膀胱的气化功能，所以治病必求于本，治疗上必须补肾阳，化水气。方用真武汤加减，效如桴鼓。

　　此方见于《伤寒论》中第316条"少阴病，二三日不已，至四五日，腹痛，小便不利，四肢沉重疼痛，自下利者，此为有水气。其人或咳，或小便利，或下利，或呕者，真武汤主之。"方中附子熟用温补肾阳以治本，有"益火之源，以消阴翳"之义，臣以茯苓、白术健脾利湿，淡渗利水，使水气从小便而出。佐以生姜之温散，既助附子温阳祛寒，又伍茯苓、白术以散水湿；桂枝温化水湿，温心阳，通心脉。甘草缓中，而制桂附温热之性能。其用白芍者，乃一药三用，一者柔肝以止腹痛，二者敛阴舒筋以止筋惕肉瞤，三者可制约桂附温燥之性，引附子入阴散寒，防白术、茯苓祛湿伤阴之弊，益阴以合阳，使阳药更好地发挥作用，体现了"善补阳者，必于阴中求阳，阳得阴助，则生化无穷"的配伍原则。全方共取补益心气、温养心阳，兼顾利水除痰、宽胸通脉之功。正如《古今名医方论》赵羽皇所论："真武一方，为北方行水而设……盖水之所制者脾，水之所行者肾也，肾为胃关，聚水而从其类。倘无肾中阳，则脾之枢机虽运，而肾之关门不开，水虽欲行，孰为之主？故脾家得附子，则火能生土，而水有所归矣；肾中得附子，则坎阳鼓动，而水有所摄矣。更得芍药之酸，以收肝而敛阴气，阴平阳秘矣。若生姜者，并用以散四肢之水气而和胃也。"

印教授在此基础上加桂枝甘草汤补心气，温心阳。加泽泻合白术为泽泻汤利水湿治疗头晕。汗多便溏者，加龙骨、牡蛎、灶心黄土收敛涩肠止汗，并以白芍、五味子酸收为佐。病延既久，正气必虚，故取生脉散固本养心；食欲不振者，取小量龙胆草健胃醒脾。易感冒者合玉屏风散顾护卫气。印教授在用附子的同时加用重镇潜阳的龙骨、牡蛎，使火归本原，更好地发挥温阳作用。

此外在治疗心力衰竭时，印教授酌情使用附子强心，把辨病与辨证有机地结合。现代有些医生因其"有毒""有大毒"，常弃而不用。但附子在较长时间的浸泡和煎煮过程中，剧毒的乌头碱容易被水解成毒性较小乃至很小的苯甲酰乌头胺和乌头胺。久煎后能降低毒性，一般30g以下入汤剂应先煎30～60分钟，大于30g需煎1小时以上，大于60g以上需煎2小时以上，直至口尝无麻辣感为度。同时生附子通过炮制，可大大降低其毒性。所以印教授在临床使用时，选用熟附子片，强调从小剂量开始，逐渐加大，尤其对于年老、耐受力差的人不可盲目地一次加大剂量，配伍甘草、生姜、蜂蜜，可使其毒性大为降低。在临床上准确辨证，恰当使用，一般不会出现不良反应，但假如出现口麻、恶心、呕吐、头昏乏力、心律失常，根据病情的轻重，病情轻的可予生甘草30g，绿豆100g，生姜10g煎水减缓不良反应，若遇严重不良反应的应及时抢救，予洗胃、催吐或静脉补液加快其排泄治疗。泽泻在临床上大量使用偶会出现肝肾功能损害、过敏等，但现代研究表明，泽泻仅对肝肾功能不全的患者有肾损害，对肝肾功能正常的患者无明显的肝肾毒性。所以对于肝肾功能不全的患者应慎重使用，有时也可用泽兰代替起到活血利水的作用。灶心土为久经柴草熏烧的土灶中心的焦土块，有的医家因其不卫生或应用不方便而贬其不用。但印教授认为，灶心土温中化湿、涩肠止泻，对内无实邪，尤其对慢性缠绵不愈的泄泻疗效甚佳。在临床使用时，把灶心土布包先煎后取其澄清液，可煎煮余药，起到温中化湿、涩肠止泻的作用。

附　印教授治疗水肿经验

水肿是以体内水液潴留，泛溢肌肤、头面、眼睑、四肢，甚至全身浮肿为特点的一类病证。历代医家对其多有论述。《素问》即提出了"去菀陈莝""开鬼门、洁净府"的水肿治疗原则；《金匮要略》以表里上下为纲，分为风水、皮水、正水、石水、黄汗五种类型治之；宋代严用和以阴水、阳水分而治之。印教授治疗水肿亦颇多心得。

印教授认为，水肿因肺、脾、肾气化功能失调，或三焦不利等引起。肺气失于宣降，则不能通调水道；脾虚不能健运，则水湿难以运化；肾气不能蒸化，则气水无由互化；三焦不能通利，则水气交阻，水道不通。以上几种因素均能使水湿停留于体内，外不得开泄出于皮毛而为汗，内不能下入与膀胱化为尿，因而发为水肿。治疗之法，首先重视宣畅气机、通调水道，使水湿能化为汗、尿排出体外，故多从肺、脾、肾、三焦入手治之。

①肺型水肿

此型水肿常多见恶寒发热等表证，或咳喘等肺失宣降的表现，且浮肿以上半身为重。治疗重在开降肺气，常以越婢汤加味治疗（详见肺篇）。印教授常以桔梗、紫菀开肺气，利三焦；酌情配合石膏、桑白皮、半夏、黄芩等降肺气。一升一降，相依为用，相反相成。对于无汗水肿，治疗上可酌情选用浮萍等发汗的药物，使水液从汗而出，与《内经》中"开鬼门"相合。若兼见咽喉肿赤而痛，则选用牛蒡子、桔梗等宣肺利咽药配伍清热解毒药如山豆根、板蓝根等治疗，代表方剂甘桔汤加味。

②脾型水肿

此型水肿多兼见面色不华、小便不利、身重困倦、舌淡等脾虚见症。治疗重在补脾益气、健运水湿，常以实脾饮加减治疗。

③肾型水肿

"五脏之病，穷必归肾"，且肾司气化，肾阳亏虚，失于温煦，则可发为水肿。此型水肿多见腰膝酸软、四肢不温、脉迟细等症，且浮肿以腰以下为重。治疗重在补肾益精。临床上则根据肾虚和水饮的轻重程度，酌情选用温补脾肾和温阳化

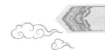

水。若脾肾俱虚，但无水饮凌心射肺，则选用济生肾气丸加减治疗；若出现心悸头眩、筋惕肉瞤、气喘等水饮凌心射肺症状，则选用真武汤加味治疗。

④三焦水肿

此型水肿多见胸腹胀满、周身肿胀，以水势延伸入腹为辨证要点。除腹水明显外，常兼见二便不畅。印教授认为其病多实，治疗重在攻下水气，以疏凿饮子加减治疗（注意：适用于肿势较甚，正气尚旺者）。三焦为孤府，上通于肺，下达膀胱，而肺乃主周身之气，故欲治三焦，必先使"气道"通畅，故印教授常配伍桔梗、紫菀、桑白皮、葶苈子等宣肺利三焦之药，使水之与气得以下三焦而出于膀胱，使气行水行。

⑤"风水"型水肿

印教授在临床治疗时，不拘泥于古法，借鉴西医知识，以行瘀解毒为主法治疗急、慢性肾炎水肿。意取链球菌引起的变态反应病属"数变"范畴，而"治风先治血"，故以活血化瘀药联合清热解毒药的益肾汤治疗急、慢性肾炎水肿，取得了较好的临床疗效。

益肾汤加减

[临床表现] 眼睑或颜面水肿，继而可四肢及全身皆肿，水肿来势凶猛、急骤、变化极速，腰酸或腰痛，尿少，舌淡暗，脉细。

[治法] 理血解毒。

[方药组成]

当归 15g	赤芍 15g	川芎 9g	丹参 15g
桃仁 9g	红花 9g	蒲公英 30g	紫花地丁 30g
山豆根 10g	土茯苓 30g	白茅根 30g	

[加减法] 水湿盛者加生姜皮、冬瓜皮利水、渗湿消肿；因肺气宣降失常、大便干者加大腹皮、桑白皮以宣降肺气、通调大便；久病气虚者加党参、黄芪以益气养血、利水消肿；情志急躁、头晕肝郁气滞兼阳热上扰者加夏枯草、茺蔚子以清肝泻火、活血利水；伴恶寒、发热、恶风、关节酸痛沉重、咽喉肿痛等表证者可加鱼腥草、连翘、牛蒡子以疏风清热使肺气得宣、水道通利。

[医案一] 王某，男，15 岁，中日友好医院病案号：289417。

初诊：1985 年 6 月 2 日。

主诉：眼睑、面部水肿，尿少 1 周。病史：近日忙于中考准备，过劳受凉后出现眼睑、面部水肿，晨起尤甚，尿少，已加重 1 周。伴关节、腰部酸楚。平时易患感冒，扁桃体经常发炎疼痛。西医诊断为急性肾小球肾炎。检查：血压：150/100mmHg，尿蛋白（++），红细胞 10～15 个，颗粒管型（＋），颜面水肿，扁桃体 Ⅱ～Ⅲ 度肿大，红肿充血。舌质红，苔薄黄，脉沉细。辨证：风水型"肾炎"。治法：活血（祛风）解毒。处方：

当归 15g	赤芍 15g	川芎 9g	丹参 15g
桃仁 9g	红花 9g	蒲公英 30g	紫花地丁 30g
山豆根 10g	土茯苓 30g	白茅根 30g	夏枯草 15g
冬瓜皮 30g	鱼腥草 30g	牛膝 10g	泽兰 15g

7 剂，每日 1 剂，水煎分 2 次服。

药后诸症消失，原方去夏枯草、冬瓜皮、鱼腥草、牛膝、泽兰。继服 7 剂，巩固疗效。复查尿常规、血压全部恢复正常。1 个月后考入市重点高中，同年暑假来我院切除扁桃体，久未复发。

——摘自中国乡村医药，2011，4（8）：24-25.

[医案二] 刘某，女，13 岁。肾炎 4 个月，经常面肿身痛，尿常规检查有血细胞、管型、蛋白。中西药屡屡，从未控制，求治于印教授，印教授以益肾汤加减投之，服药 20 剂左右，尿常规检查即全部正常，继用原方巩固疗效，前后服药 3 个月（每日 1 剂），证明效果稳定，现已恢复学习，全日上学。

——摘自印会河.印会河中医内科新论.北京：化学工业出版社，2010：218.

[医案三] 刘某，男，69 岁，1997 年 7 月 9 日初诊。

因双下肢浮肿在北京某医院住院诊治。经各项检查诊断为肾病综合征，曾经补充白蛋白、利尿、改善微循环等方案治疗无效，且由于高度浮肿、胸腔积液、腹水等因素致病人循环衰竭，濒临死亡，经奋力抢救脱离危险后，医生动员病人接受肾脏穿刺检查及必要时用激素治疗，又因病人体液潴留严重并合并肾衰竭，请印教授前去会诊。刻下症：高度浮肿，下肢已肿至皮肤铮亮，曾静脉滴注之针眼不时向外渗水，阴囊肿甚，上肢、背部、头皮皆有可凹性浮肿。病人卧于床上不能翻身及移动。面色不华，声低息微，呼吸困难，语言断续，甚则只以点头或摇头示意，纳差，腹胀，大便 1～2 日一行，尿少，虽经速尿利尿治疗，每日尿量仍为 500～700ml。体重较发病前增加 20kg，舌体胖大、舌质紫暗、苔白腻，脉细。X 线胸片报告示大量胸腔积液，B 超检查有大量腹水，化验尿液、血液呈高度蛋白尿、高脂血症、低蛋白血症等。印教授谓此为风水，以其来势凶猛、急骤、变化极速名为风，周身水肿为主要症候则曰水。治疗当以理血利水解毒为法。方选益肾汤加减。药用：

赤芍 30g	当归 15g	川芎 15g	桃仁 9g
红花 9g	茺蔚子 30g	泽兰 15g	蒲公英 30g
紫花地丁 30g	土茯苓 30g	白茅根 30g	冬瓜皮 30g
山豆根 10g	鱼腥草 30g	夏枯草 15g	

每日 1 剂，水煎服。

7 月 16 日二诊：病人精神状态明显好转，喜形于色，胸闷、憋气、腹胀均减轻，腹围减小，下肢轻度浮肿，食纳已增，大便偏干。最突出的是尿量每日可达 2500～3500ml。舌脉基本同前。唯肾衰竭情况尚未解除。尿素氮升高，肌酐正常。印教授谓目前仍应以利水为主要原则，水道得利，则浊邪当渐渐随水而排出体外。故于前方基础上加强下气利水之品：

赤芍 30g	当归 15g	川芎 15g	桃仁 9g
红花 9g	茺蔚子 30g	泽兰 15g	蒲公英 30g
紫花地丁 30g	土茯苓 30g	白茅根 30g	冬瓜皮 30g
丹参 30g	茯苓 30g	陈皮 9g	大腹皮 15g
桑白皮 15g	槟榔 15g	通草 3g	生薏苡仁 30g
木瓜 15g	炒决明子 30g		

病人服用上方 20 余剂，诸症消失，食纳、二便等如常人，体重恢复至病前水平，浮肿渐消，复查肾功已转为正常。9 月 8 日患者特来医院门诊告诉印教授，自觉身体已恢复正常，庆幸未经肾穿刺、未用激素及血液透析治疗而获此佳效。

[按]

　　此例病人为肾病综合征之重症，印教授在治疗中不仅解决了严重的体液潴留问题，且使其肾功能等各项指标得以恢复，疗效极佳。肾病综合征现代医学认为是由多种原因造成的，中医学则认为该病属于水、血、毒互阻，血瘀于内，则水道不利，至水泛周身，而水湿内停，气、血、水湿凝聚致使毒浊积蓄体内不得排出，治当理血、利水、解毒。益肾汤方中桃仁、红花、赤芍、当归、川芎、丹参等理血为主，取"治风先治血，血行风自灭"之意，是风水治疗中的重要大法之一；芫蔚子、泽兰既活血又利水，配合冬瓜皮、大腹皮、桑白皮、茯苓等利水之品，相得益彰；蒲公英、紫花地丁、土茯苓、山豆根、鱼腥草、白茅根等解毒排浊是治疗风水证的常用之药。诸药合用使气血和畅，水湿得利，毒浊排出，疗效显著。

——摘自山西中医，2000，4（16）：4-5.

[体会]

　　本病属于中医学"水肿"范畴。中医学中对水肿的认识可追溯至《黄帝内经》年代。《灵枢·水胀》就详细记载了水肿的症状："水始起也，目窠以上微肿，如新卧起之状，其颈脉动，时咳，阴股间寒，足胫肿，腹乃大，其水已成矣"。《素问·水热穴论》指出其发病原因"故其本在肾，其末在肺"，并且在《素问·至真要大论》中提出"诸湿肿满，皆属于脾"，提出了肺脾肾三脏在水肿发病中的重要作用。其后历代医家对其病因、病机论述颇多，但总而言之，均认为水肿一病，是全身气化功能障碍的一种表现，涉及脏腑较多，但肺、脾、肾三脏与疾病关系最为密切。正如《景岳全书·肿胀》篇指出"凡水肿等症，乃肺脾肾三脏相干之病，盖水为至阴，故其本在肾；水化于气，故其标在肺；水唯畏土，故其所制在脾。"而疾病日久，脏腑功能失调，又可出现诸多标实之证。《金匮要略》云"血不利则为水"，《脉经》云"经水前断后病水名曰血分……先病水，后经水断，名曰水分"，均强调血能病水，水能病血。水肿日久，瘀血阻滞，常配伍活血化瘀之法，取血行则水行。

　　印教授认为此病属于广义"风水"范畴，水肿来势急剧，变化急速，超出原来的"表证"和"病始得之"的范畴，很大程度是因为其来势凶猛、急骤、变化极速,符合中医"风邪善行而数变"的特点,名为风,周身水肿为主要症候名曰水,故称"风水"。本病出现水的症状,基本上都是在风的基础上发生的,故治病必求于本,则必须在治风的原则上进行,治风又常须先治血,故祛瘀活血,常是治疗本病重点所在,这符合"血行风自灭"的原理。又因为本病在数变之后,又随之而来各种变化,如肾炎、咽炎、关节炎、心包炎、心肌炎等,为此又必须配合消炎解毒的药物在一起用,这就汇流成为理血解毒的治疗方法,具体方药是桃红四物汤合清热解毒药。用桃红四物汤加减是为祛瘀活血,清热解毒是为了消炎解毒。张仲景提出了"血不利则为水",《素问》指出"平治于权衡,去菀陈莝……开鬼门、洁净府","菀"和"陈"应指机体郁积的各种代谢产物及废物,"去菀陈"应包括祛除瘀血在内,加上肾炎多病程冗长,符合"久病入络为瘀血"理论,血阻水道,影响津液的代谢、输布,使之停蓄于局部或泛溢于全身而为"水",故印教授在治疗本证时,多强调活血化瘀法的应用。此方以桃仁、红花、赤芍、川芎、当归、丹参活血化瘀;其中赤芍既能活血化瘀,又能凉血止血;当归、丹参养血活血;而川芎既能活血散瘀,又能行血中气滞,取"气行血畅"之义;蒲公英、紫花地丁、山豆根、土茯苓清热解毒,其中蒲公英清上以利咽解毒,白茅根清下以利尿止血。全方共奏理血解毒之功,对于病程较长,经治疗肺脾肾三焦等常法无效者,印教授也常选用活血化瘀之法,多取得良好的效果。但对晚期肾衰竭,出现肌酐、尿素氮升高者,治疗效果多不显著。

六、肾精不足证

肾藏精,受五脏六腑之精而藏之。《素问》言"夫精者,身之本也"。肾精不足,生殖无源,故男子精少不育,女子经闭不孕。肾主骨生髓通于脑,开窍于耳、其华在发。肾精不足则齿发易脱、耳鸣耳聋、眩晕健忘、两足痿软。总之,此证以生殖功能低下及早衰为诊断要点,印教授多以补益肾精、平补阴阳为法,酌情选用五子衍宗丸、二仙汤合二至丸等加减治疗。

1. 五子衍宗丸加减——肾精不足、阳痿不孕

[临床表现] 性欲减退，阳痿不育，精液稀少，甚至无精，女子闭经、不孕，早衰，腰膝酸软，精神不振，舌淡苔少，脉细弱无力。

[治法] 补肾益精。

[方药组成]

菟丝子 9g	覆盆子 9g	枸杞子 9g	五味子 9g
沙苑子 9g	补骨脂 9g	鹿角胶 9g^{（化冲）}	紫河车 15g
山茱萸 9g			

[加减法] 早泄加金樱子；阳痿日久，加海狗肾、阳起石；若症兼久泻者，则需加吴茱萸、肉豆蔻。

[医案一] 孙某，男，38岁。新婚不久，即发现阳痿、腰痛、形寒肢冷、眠差、苔白脉数，先后经荷尔蒙制剂等治疗，疗效不巩固，乃改服中药。辨证：肾精不足。立法：强肾填精。印教授投用五子衍宗丸加味方，具体药物组成如下：

菟丝子 9g	覆盆子 9g	枸杞子 9g	五味子 9g
沙苑子 9g	山茱萸 9g	补骨脂 9g	核桃肉 9g
鹿角胶 9g	紫河车 15g	阳起石 15g	海狗肾 9g

服药20剂，恢复正常，今已儿孙满堂矣。

——摘自印会河.印会河中医内科新论.北京：化学工业出版社，2010：301-302.

[医案二] 患者王某，女，26岁。初诊日期：1998年9月3日。患者近一年无明显诱因闭经，平素除易疲乏外，无其他特殊症候。其身体状态、食纳、二便等均无异常，舌淡红，少苔，脉细。辨证：肾精不足。立法：补益肾精。处方：五子衍宗丸加减：

沙苑子 10g	菟丝子 15g	覆盆子 10g	枸杞子 10g
五味子 10g	淫羊藿 10g	仙茅 10g	巴戟天 10g
鹿角霜 15g	紫河车 15g	红花 10g	川芎 15g

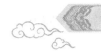

[按]

　　印教授认为此患者虽无症状，但结合现代医学观点，此属内分泌失调，卵巢功能低下。而中药补肾精之品有调节内分泌及提高卵巢功能之功。

　　月经本于冲任，取决于天癸，而系于肾气。《内经》"女子七岁，肾气盛，齿更发长；二七而天癸至，任脉通，太冲脉盛，月事以时下，故有子。"中医学认为本病是由于肾精不足，从而使天癸减少，冲任失于充养，无以化为经血，乃发为闭经。《医学正传·妇人科》"月经全借肾水施化，肾水既乏，则经血日以干涸"。《傅青主女科》"经水出诸肾""经水非血，乃天一之水，出自肾中""经水早断，似乎肾水衰涸"。肾精亏虚，血无所化，血海空虚，则无血可下。在治疗本病时，印教授选用"五子""二仙（仙茅、淫羊藿）调补肾之阴阳，即印教授所说宜肾精。"精不足者，补之以味"，选用鹿角霜、紫河车皆为血肉有情之品，增强补益肾精之力。另外，在补肾精的基础上，酌情加入红花、川芎等活血调经药或夏枯草、生牡蛎、川贝、玄参等散结之品"消瘰"破结，起"消除障碍"之作用。盖精道不通，虽补无益也。诸药合用使肾气充，气血和，则精血应通行正常。

　　——摘自徐远.杏林薪传：印会河理法方药带教录.北京：人民军医出版社，2013.

[体会]

　　《素问·六节藏象论》指出："肾者主蛰，封藏之本，精之处也。"肾主藏精，肾精是构成人体和维持人体生命活动，促进人体生长发育和生殖的最基本物质。肾精可生髓养骨通脑，主生长发育和生殖，若肾精亏虚，则表现为发育迟缓，性欲减退，早衰。上述医案中阳痿、闭经均为肾精不足所致，印教授选用五子衍宗丸加减取得了良好的效果。

　　五子衍宗丸是著名的补肾良方，为治疗肾精不足的代表方剂之一。最早记录于明朝《摄生众妙方》一书。原方由枸杞子、菟丝子、覆盆子、五味子、车前子组成。印教授认为真阴既虚，则不宜再泻，故减去原方偏寒偏泻的车前子，而选用纯甘壮水，滋润濡养之品，方中菟丝子、沙苑子甘温质润，不燥不滞，补肾阳而益肾精，同时兼收涩之性，枸杞子味甘性平，柔润多液，滋补肝肾。菟丝子、沙苑子助阳之功胜于养阴，枸杞子滋阴之功胜于助阳。覆盆子酸甘温而不燥热，功能收敛固精而不凝滞，补肾助阳而不伤阴，《本草备要》云："益肾脏而固精，补肝虚而明目，起阳痿，缩小便。"五味子酸温，补肾固精，收摄耗散精气。《本草汇言》云："在上入肺，在下入肾，入肺有生津济源之益，入肾有固精养髓之功。"《用药法象》谓能"补元气不足，收耗散之气"。印教授认为补肾精宜阴阳并补，即"阴中求阳，阳中求阴"，从而实现补足肾精的目的。正如《景岳全书》所言："有谓阳能生阴，阴不能生阳者，则阴阳之理，原自互根，彼此相须，缺一不可，无阳则阴无以生，无阴则阳无以化。"阴阳互根同源，巧妙的平补阴阳，协调阴阳，才能补足肾精。《素问·阴阳应象大论》言："精不足者，补之以味"，故印教授于五子衍宗丸治疗的基础上配伍鹿角霜、紫河车血肉有情厚味之品，增强填补肾精之力。肝主筋，肝脉络阴器，故印教授常用五味子、山茱萸酸收养肝敛气。对于阳痿的患者则加用阳起石、海狗肾、补骨脂助阳气以振阳事。

五子衍宗丸是滋补肝肾、填精益髓的要方，既无补肾阴药腻胃之碍，又无补肾阳药温燥之嫌，需要注意的是本方适用于肾精不足而无实邪者，对于有湿热等实邪者，当先祛除湿热，否则不仅会加重湿热，还会越补越重。此外补肾精要温润平和，宜量小长服，若一味使用辛热壮阳之品，可能收眼前之效，但辛热之品可进一步伐害元阴元阳，若一味滋阴则过于滋腻，虚不受补，终非愈出自然。

另：至于闭经一病，亦有虚实之分。对于以虚象为主，表现为腰膝酸软，倦怠乏力，面色苍白，证属肾精不足、不能促月事以时下者，印教授常以补肾益精为法。对于闭经兼有胸胁、乳房胀痛，精神抑郁，少腹胀痛拒按，烦躁易怒，证属瘀血阻滞型者，印教授则采用活血祛瘀通络的方法，以抵当汤为基础方加减，两者一虚一实，治法大相径庭，临床当注意鉴别。

2. 二仙汤合二至丸加减——阴阳失调、更年诸症

[临床表现] 急躁易怒，烘热阵汗，汗出后身凉畏寒，腰膝酸软，头晕健忘，心悸胸闷，乏力，失眠多梦，眩晕耳鸣，视物模糊等，临床症状各异，典型者为50岁上下之女性，临近绝经或已绝经，虽临床表现轻重不一，但总以肝肾不足，阴阳失调为根本病机。

[治法] 滋补肝肾、调和阴阳。

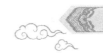

[方药组成]

仙茅 10g	淫羊藿 10g	巴戟天 10g	当归 15g
黄柏 15g	知母 12g	鹿角霜 15g	紫河车 15g
女贞子 15g	墨旱莲 15g		

[加减法] 视物模糊加枸杞子、菊花以养肝明目；健忘加益智仁以安神益智；腰膝酸软者，加杜仲、续断以补肾强腰；肝气郁结，烦躁易怒者加柴胡、白芍、当归以养血疏肝；胸闷、胸痛者加旋覆花、枳壳、桔梗以开胸除痹、条畅气机；失眠者加首乌、龙骨、牡蛎重镇安神。

[医案] 患者王某，男，50岁，就诊日期1998年9月24日，患者2年前无明显诱因出现失眠，西医诊断为"神经衰弱"，用药（具体不详）治疗效果不佳。两年来深感痛苦，近期已发展为"彻夜不眠"，伴头昏沉、汗出、心烦等症，大便偏干，苔白，脉弦细。辨证：肝肾不足，阴阳失调。治法：调补肝肾，平衡阴阳。处方：

仙茅 10g	淫羊藿 10g	巴戟天 10g	当归 15g
黄柏 15g	知母 15g	女贞子 15g	墨旱莲 15g
鹿角霜 15g	柴胡 10g	赤芍 30g	丹参 30g
首乌藤 15g			

[按]

更年期综合征表现各异，轻重程度不同。男性更年期综合征虽然少见，但只要出现阴阳失调，治法和方药与治疗妇女更年期综合征相近。此患者非一般失眠，是伴随头昏、汗出、心烦等症出现，无其他诱因可致。故可将失眠作为更年期失调诸症之一，选用二仙汤合二至丸加减，意在补足肾精，方中柴胡、赤芍、丹参疏肝养血，加首乌藤镇静安神。从本案可以看出印教授抓住更年期患者肾精不足这一主要矛盾，以调补肝肾为重点，调补阴阳、气血，只有这一矛盾得到解决再辅以安神药，才能相得益彰，取得疗效。对于失眠经治疗效果不佳，需镇心安神者，印教授酌情加琥珀面（冲服）3g供同道参考。

——摘自徐远.杏林薪传：印会河理法方药带教录.北京：人民军医出版社，2013：79.

[体会]

肾主藏精，肾精是构成人体和维持人体生命活动的最基本物质。正如《素问·金匮真言论》说："夫精者，身之本也"。肾精有促进人体生长发育和生殖的功能。如《内经》言"女子七岁，肾气盛，齿更发长；二七而天癸至，任脉通，太冲脉盛，月事以时下，故有子；三七，肾气平均，故真牙生而长极；四七，筋骨坚，发长极，身体盛壮；五七，阳明脉衰，面始焦，发始堕；六七，三阳脉衰于上，面皆焦，发始白；七七，任脉虚，太冲脉衰少，天癸竭，地道不通，故形坏而无子也……"描述了肾精由未盛到逐渐充盛，由充盛到逐渐衰少、耗竭的演变过程，明确地指出了肾精的盛衰是人体生、长、壮、老、已的根本。故印教授认为更年期综合征虽临床表现轻重不一，有简有繁，可谓"周身不适"。其实均属"言宾不言主"，均属肾精不足，肾气衰退引起的诸脏乃至全身功能失调。肾主骨生髓通于脑，肾精不足，则腰膝酸软，头晕健忘；肾精不足，阴虚内热，则见烘热阵汗；肾精不足，水火不能相济，心肾不交则心烦失眠。有的患者出现汗出后畏寒，汗出后身冷、汗凉者，为阳不守阴而出现的汗出，亦为阴阳失调的表现。所以妇女出现更年期综合征是因为妇女肾精不足，肾气渐衰，天癸将竭，冲任空虚，精血亏乏，脏腑失养，阴阳失衡而出现功能紊乱的征象，归根结底为肾精不足。

阳化气，阴成形，肾精不足事实上存在着肾阴和肾阳两者皆不足，因此肾精亏虚在治疗上应该平补阴阳，通过补肾调整阴阳平衡。印教授在治疗上切中病机，选用二仙汤合二至丸加减治疗，二仙汤原方仙茅、淫羊藿、巴戟天补肾阳，知母、黄柏泻火坚阴，制约补阳药温热之性，使阴阳相互制约，相互滋生，当归补血，精血同源，血足则精足。印教授在原方基础上，加鹿角霜、紫河车血肉有情之品，补肾填精，加二至丸滋肾阴，本方辛温与苦寒共用，温阳与滋阴并举，温补与寒泻同施，其功在于既温而又不燥，既寒而又不凝滞，既补而又不温热，强肾无燥热之偏，益精无凝滞之嫌。诸药合用，既补肾阴，又温肾阳，通过阴阳互生之妙而达到补肾生精之功。诸药合用可谓"阴中求阳，阳中求阴"，调和阴阳，补肝益肾，力图使阴阳气血平和，脏气不衰，达到最终补足肾精的目的。对于肝气郁结，出现心烦，急躁易怒者，印教授常加入柴胡、白芍、当归养血疏肝，此三味药为逍遥散中的要药，养血柔肝，条达肝气。总之，更年期综合征的辨证应抓住其主要矛盾，治疗上应切中病机，而不是见到病人心烦易怒就疏肝理气；见病人烘热阵

汗就清热敛汗，或调和营卫，见症用药，不得纲领。

临床上男性亦可出现更年期综合征的表现，均属于肾精不足，阴阳失调，治疗上不分性别，总以补益肾精为大法。

3. 右归饮加减——肾精不足、脑转耳鸣

[临床表现]眩晕，头脑发空，耳鸣心悸，腰痛，下肢酸软，健忘失眠，阴中流浊，四肢不温，舌淡苔少，脉沉细无力。

[治法]补肾益精。

[方药组成]

熟地黄 9g	沙苑子 9g	鹿角霜 15g	枸杞子 9g
山茱萸 9g	紫河车 9g	菟丝子 15g	五味子 9g

[加减法]心烦失眠，手足心热者，加女贞子、墨旱莲、地骨皮，以滋阴清热；心悸少寐者，加炒酸枣仁、首乌藤以养心安神；阴中流浊，加杜仲、补骨脂、桑螵蛸、益智仁、连衣胡桃补肾涩精；腰膝酸软者，加杜仲、续断以补肾强腰。

[医案]李某，男，48岁。主诉：眩晕、耳鸣、少睡多年，伴血压偏低，近2年余体重持续下降（由57kg降至42kg），并见心慌紧张、困乏恶寒、胸闷呕吐、寐少梦多，腰膝酸软，渐至步履维艰，曾昏厥2次不省人事；平时易患感冒，夜间尿频（每晚8次以上），牙龈及环唇青黑。舌青淡，苔少，脉虚细。辅助检查：ACTH试验：肾上腺皮质功能低下。西医诊断：低血压、肾上皮皮质功能低下。

中医辨证：肾精亏损。立法：补肾益精。处方：右归饮加减

熟地黄 12g	山茱萸 9g	枸杞子 9g	菟丝子 15g
沙苑子 12g	覆盆子 9g	紫河车 12g	鹿角胶 9g ^(化冲)
补骨脂 12g	首乌藤 15g	茯神 9g	龟甲 50g ^(先煎)

5剂，每日1剂，水煎服。

随诊：药后头晕减轻。渐能步行但还不稳，夜尿减少，仍寐少梦多。继续服用上方达5个月之久，所有症状基本消失，仅入睡尚较困难，轻有梦境，体重增至51kg，查尿17羟皮质类固醇亦恢复正常。回原地参加工作。

[体会]

《灵枢·海论》："髓海不足则脑转耳鸣。"肾主骨生髓，脑为髓海，肾精亏虚，髓海失充，可发为眩晕。正如《景岳全书·杂证谟·眩晕》中所言："头眩虽属上虚，然不能无涉于下……下虚者，阴中之阳虚也……阴中之阳虚者，宜补其精。"故"下虚"所致的眩晕，除了头晕、眼花的主症外，必然还可见腰痛、下肢酸软、健忘等肾精亏虚的表现。上述医案中患者眩晕、耳鸣多年，伴血压偏低，寐少梦多，腰膝酸软，渐至步履维艰，是肾精亏虚所致的眩晕证。印教授遵循"伐下者必枯其上，滋苗者必灌其根"的理论，选用右归饮加减予以治疗。

右归饮方出自《景岳全书》，原方温补肾阳，填精补血，主治肾阳不足证。印教授在"阳非有余，真阴不足"的理论指导下，重视阴阳并补而尤重填补肾精。《经》曰："形不足者，温之以气，精不足者，补之以味"，印教授于此经文理解颇深，认为这四句话并非拆成两句，而是专为一方所制，故用药多选兼备"温""补"二用者。去原方功专温阳而补养不足的肉桂、附子，更以温阳益精、滋养肝肾的菟丝子、沙苑子；熟地黄甘温，九蒸九晒，有"大补真水"之效，《本草纲目》谓"填骨髓，长肌肉，生精血"。枸杞子性味甘平，柔润多液，养阴补血，《本经逢原》云："质润味厚，峻补肝肾冲督之精血。"以上四味合补肾阴肾阳。山茱萸"补肾气，兴阳道，填精髓，疗耳鸣"，为敛补肾精之要药；五味子性味酸甘温，五味子咸备而酸独胜，温补之余尤重敛涩，使诸多滋补温养之药留而不走，发挥药效。此二药为全方功成收尾之作，实乃画龙点睛之笔。方中另加印教授多年用之得心应手的紫河车、鹿角霜等血肉有情之品以填骨髓、生精血，配合偏阳之菟丝子、沙苑子，偏阴之枸杞子、熟地黄，使得全方真正体现"阴阳并补而犹重填补肾精"。此方为印教授治疗眩晕而见腰膝酸软者而设，同时也用来治疗肾精不足所致的腰痛、低血压及阴中流浊等。

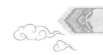

七、肾不纳气

都气丸——肾不纳气、动辄气喘

[临床表现] 喘息短气,动则尤甚,呼吸急促,呼多吸少,张口抬肩,语声低微,神疲倦怠,自汗,腰膝酸软,舌淡苔白,脉沉弱。

[治法] 补肾纳气。

[方药组成]

熟地黄 15g	山药 15g	山茱萸 10g	泽泻 15g
牡丹皮 15g	茯苓 15g	五味子 10g	

[加减法] 喘甚加黑锡丹(冲服);二便不禁加桑螵蛸、益智仁。

[医案] 张某,女,70 岁。初诊日期:1999 年 11 月 8 日。患者慢性支气管炎、肺气肿病史 10 年,目前咳嗽,走路略长则喘憋,无痰,无水肿。平素便干,苔黄,脉细。

熟地黄 15g	山药 15g	山茱萸 10g	牡丹皮 15g
泽泻 15g	茯苓 15g	五味子 10g	上肉桂 2g
牛膝 10g	川续断 10g	生薏苡仁 30g	木瓜 15g
赤芍 30g	沙参 15g	麦冬 15g	

[体会]

《类证治裁》云:"肺为气之主,肾为气之根,肺主出气,肾主纳气,阴阳相交,呼吸乃和。"肾主纳气,是指肾有摄纳肺所吸入的清气,防止呼吸表浅的作用。肾的纳气功能,实际上就是肾的闭藏作用在呼吸运动中的具体体现。若此功能减退,摄纳无权,则可出现动辄气喘,呼多吸少等病理现象,即"肾不纳气"。上述医案中患者有慢性支气管炎、肺气肿病史 10 年,出现咳喘。"久病及肾",印教授辨为肾不纳气证,选用都气丸予以治疗。

七味都气丸即六味地黄丸加五味子。《血证论·卷八》:"此丸用六味地黄汤,补水以保其气，利水以化其气，加五味收敛以涵蓄其气，则气自归元，而不浮喘，名曰都气，谓为气之总持也"。处方中加牛膝、肉桂是印教授仿《症因脉治》中治本证火不归原而出现肢体浮肿者而设的，本例患者虽未出现水肿，但"其本在肾，其末在肺，皆积水也"，见微知著，料敌机先，本是医门法律。另加川续断补益肝肾之余更能活血祛瘀，生薏苡仁、木瓜健脾补脾之外尤擅利水化湿，赤芍性凉而散瘀止痛之力宏，再合甘寒益肺养阴之沙参、麦冬，使全方真正体现"寓温于清，以通为涩"。"知标本者，万举万当"，医案中可见印教授治疗肾不纳气证主要着眼三处：①肾不纳气，"其本在肾，其末在肺"，故重在敛补肺肾以治本。用六味地黄丸补肾填精，沙参、麦冬养阴润肺，五味子敛肺滋肾。②肺肾已虚，职司必有所不怠，且久病必瘀，故在扶正固本的同时也要祛邪以治标，清理污垢，扫除后患，以利肺肾吸纳清气，用牡丹皮、赤芍、川续断活血祛瘀，茯苓、泽泻、牛膝、木瓜、薏苡仁利水化湿。正如刘河间所言："使道路散而不结，津液生而不枯，气血利而不涩，则病日已矣"。③肾不纳气根本是肾之闭藏失司，日久易引发水肿，故先以肉桂、牛膝、生薏苡仁、木瓜等以补为泻、补中有泻之品壮养先后天之本而使邪不受、邪尽去，即遵叶天士"务在先安未受邪之地"之意。

八、心肾不交

桂枝龙骨牡蛎汤加减——心肾不交、遗尿遗精

[临床表现] 因梦遗尿，形寒肢冷，心悸头昏。舌质淡，苔薄白，脉沉细。

[治法] 安神养肾。

[方药组成]

桂枝 9g	煅龙骨 30g	煅牡蛎 30g	炒白芍 12g
甘草 9g	桑螵蛸 30g	益智仁 9g	生姜 9g
大枣 5 枚			

[加减法] 有手足不温、平素怕冷者，可加乌药、覆盆子、菟丝子温肾缩尿；如有腰背冷、酸、乏、痛等症状，可加川续断、杜仲、桑寄生等补肾强腰膝。

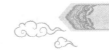

[医案] 患者顾某，男，66岁，就诊日期1998年12月14日。

患者诉尿频，有尿不尽感，排尿时间延长，夜尿4次以上，时有梦中遗尿。夜间盗汗甚，汗出而湿衣衫。经追问得知患者遗尿多出现于冬季，且时伴有噩梦。平素手足偏凉。舌质淡红，舌苔白腻，脉细。印教授处方如下：

桂枝 9g	赤白芍^各15g	炙甘草 9g	煅龙牡^各10g^{（先煎）}
桑螵蛸 30g	益智仁 9g	川续断 9g	桑寄生 15g
杜仲 9g	生姜 5g	大枣 5枚	

[按]

患者遗尿特点为"梦中遗尿"，故印教授抓住此主症投以桂枝龙骨牡蛎汤加味。《素问·生气通天论》"阴者藏精而起亟也，阳者卫外而为固也"。本案患者为老年男性，年事渐高而肾脉渐衰，肾阳不足而温煦作用减弱，故见手足凉，遗尿冬季甚。然患者噩梦时作、盗汗甚，加之遗尿时出现在梦中，故辨证当属阴阳失调，神不守舍，肾失开阖。治宜调补阴阳，温阳益肾，故以桂枝加龙骨牡蛎汤，既调和营卫敛汗，又镇心安神；本案患者年高肾虚，故在桑螵蛸、益智仁益肾固摄之基础上，加川续断、杜仲、桑寄生补肾、强腰膝。诸药合用，阴阳调、肾气充，固摄之功复，小便遗自愈。

[体会]

本方是为"神不守舍，心神外逸，梦中如厕，故而遗尿"所设。梦是伴随睡眠所发生的一种自发的意象活动，中医心理学认为这也是人身之神的一种表现形式。神藏于心为最高统帅，而梦则是低一层次的魂的活动表现。魂藏于肝而帅于心，故魂随神静而无梦，魂随神动而发梦。魂的动静受心神动静、肝血亏盈之影响，心神不安或血不舍魂，均可导致魂不安而多梦。因此"梦中遗尿"一症，不单与肾有关，因其与梦同现，故还和心神不安、肝血不足等有密切关系。

生理情况下，肾水上济使心热而不亢，心火下交则肾水行而不泛。犹如灯因膏而不灭，水因火而不冰。心肾相交有赖于营卫的运行，卫气根于肾，滋养于中焦而升发于上焦，自下而上使肾气上腾交心，使心气下行交肾。营行脉中，卫行脉外，营卫相贯，相互交通，因而起到了交通心肾、传递水火的作用。在病理上，若肾水不足，则心火失济、心火亢盛、心神受扰而不能入静，出现心烦不寐或多梦。且心火独亢于上，不能下交于肾，则肾阳不足，不能温养膀胱，膀胱气化功能失调，开阖失司，水道失约而发生遗尿。因而"因梦遗尿"的原因实为阴阳不和、营卫不调，不能交通心肾故而神不守舍，肾失开阖。故印教授治疗"因梦遗尿"之症，不单以常规的补肾固涩为法，而是选用桂枝龙骨牡蛎汤加味。

桂枝龙骨牡蛎汤出自《金匮要略·血痹虚劳病篇》，原文谓："夫失精家少腹弦急，阴头寒，目眩，发落，脉极虚芤迟，为清谷，亡血，失精。脉得诸芤动微紧，男子失精，女子梦交，桂枝龙骨牡蛎汤主之。"桂枝加龙骨牡蛎汤以桂枝汤温养气血，调和阴阳。桂枝辛温，温从阳而抚卫；芍药酸寒，寒走阴而益阳；加龙骨、牡蛎，不仅固敛走失之阴精，而且潜纳浮越之阳气，以宁心安神、镇肝安魂、定梦境。甘草、姜、枣和中上焦之荣卫，使阴津充而上奉以养神，则阳有所附。印教授在此基础上加桑螵蛸、益智仁。桑螵蛸、益智仁补肾助阳、固精缩尿，与敛汗固精之龙骨、牡蛎伍用，共奏补肾助阳、收敛固涩之功效。诸药合用，共奏调和阴阳、交通心肾，镇静安神、益肾止遗之功。

印教授常根据不同临床表现，以桑螵蛸散、菟丝子丸、桂枝加龙骨牡蛎汤加减治疗肾虚遗尿、遗精，但三方的选择侧重点不同。具体而言，桑螵蛸散加减主要着眼于脾肾气虚，气虚不摄而致的尿频；菟丝子丸加减治疗气化失职、肾虚不固者；桂枝加龙骨牡蛎汤加减则是治疗营卫不和、心肾不交所致的遗尿遗精。《伤寒论》有"脾约"一证，脾约者，是脾不能为胃行其津液，津液直流膀胱而出现尿频。《内经》曰："饮入于胃，上输于脾，脾气散精，上归于肺，通调水道，下输膀胱。"脾虚不能散精，更无力摄津，则津液直趋下行而为尿频。印教授将桑螵蛸散原方中的石菖蒲、远志、龟甲等交通心肾药除去，加用山药、芡实、莲子、益智仁等健脾摄津之品，再加菟丝子、乌药等暖肾助阳，从而将此方重心由交通心肾转向敛补脾肾，在健脾摄尿上有理论创新。菟丝子丸从温肾固摄的角度治疗肾虚遗尿。桂枝加龙骨牡蛎汤出自《金匮要略·血痹虚劳病篇》，主治营卫相争、神魂与阴血相搏而遗精。从阴阳层面来讲，神魂即卫属阳，阴血即营属阴。故神魂不敛与营卫不和本质上并无太大区别。治疗上主要从两方面入手：一是用桂枝汤调和营卫以治本，二是用煅龙骨、煅牡蛎、桑螵蛸等

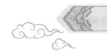

敛摄固精以治标。三方所治之病虽无大异，但着眼点却有不同，学者若能细心体会，则思过半矣。

九、肝肾亏虚

地黄饮子加减——肝肾亏虚、喑厥风痱

[临床表现] 四肢不收，或下肢步伐不整，下地如踩棉花，易倒，手握不固，携物可自行丢弃，患肢肌肤有麻木感，或为闪电样痛，舌强或言语不利，舌淡，脉虚弱。

[治法] 温补肝肾。

[方药组成]

熟地黄 12g	山茱萸 9g	麦冬 12g	石斛 15g
远志 6g	石菖蒲 9g	茯神 9g	五味子 9g
肉苁蓉 9g	肉桂 3g	熟附子 9g	巴戟天 9g

[加减法] 如果无言语不利，可以去石菖蒲、远志；如果阴虚而痰热盛，应去除肉桂、附子，加入天竺黄、胆南星、川贝母；如果骨节处热者，加地骨皮、桑枝；兼有气虚，可加党参、黄芪。

[医案] 刘某，女，32 岁。初诊：1993 年 7 月 12 日。

主诉：双下肢共济失调 7 ～ 8 年，加重 2 ～ 3 年。病史：患者 7 ～ 8 年来双下肢痿软无力，共济失调，走路如踩棉花，经常跌倒，生活不能自理，失眠多梦。西医诊断为：慢性感觉性、共济失调性周围神经病变。经长期治疗，症状无明显改善，故求治于中医。检查：神志清楚，语言流利，步态不稳，不能直行，摇摇欲坠地。舌质红，苔腻，脉弦细无力。辨证：肝肾两虚，筋骨不荣。治法：温补肝肾。处方：

熟地黄 12g	山茱萸 9g	石斛 18g	麦冬 12g
五味子 10g	石菖蒲 12g	远志 6g	茯苓 15g
肉苁蓉 10g	肉桂 3g	熟附子 15g	巴戟天 10g

丹参 15g　　　　　鹿角胶 9g^(化冲)

7剂，每日1剂，水煎分2次服。

二诊：1993年7月20日。患者未来，其夫代述：药后两下肢走路较前有力，步态较前稍稳，要求继续服用上方。原方14剂，服法同前。

[按]

该患者下肢无力，共济失调，步态不稳。中医辨证属于肝肾两虚，筋骨失荣，故以肉苁蓉、巴戟天、鹿角霜、肉桂、附子补肾壮阳；熟地黄、山茱萸、五味子养肝敛气；石斛、麦冬生津；石菖蒲、远志、茯苓益心气，醒神益智。全方滋肾养肝、益心宁神；由于患者病之已久，故需多服尚能取效。

——摘自中国乡村医药杂志，2001，6（8）：33.

[体会]

地黄饮子出自金代刘河间《黄帝素问宣明论方》，印教授经过多年临床验用，已成为其"抓主症"方剂，凡遇有四肢不收或喑痱症状并见者，率多用之，收效良好。

印教授常用本方治疗喑痱。"喑"者，舌强不能言；"痱"者，足废不能用。临床辨证要点有三：①四肢不收，手握不固，步伐不齐，或履地不稳。因肝主筋，肾主骨，筋骨痿弱，手足废而不能用，主要责之于肝肾不足。"阳气者，精则养神，柔则养筋"，阳气充足则筋骨劲强，反之则手足无力，故四肢不收以肝肾亏虚、阳气虚损为祸首。②语言不利：又名喑厥，因足少阴肾经"循喉咙，挟舌本"，心开窍于舌，肾精亏虚不能上荣于舌；加之肾阳不足，蒸化失职，水泛为痰，痰浊瘀阻心窍所致。③肌肤麻木：气虚则麻，血虚则木，经曰"荣气虚则不仁，卫气虚则不用，荣卫俱虚，则不仁且不用"。气血虚弱，阳虚失运，脉络瘀阻，遂呈肌肤麻木之状。患者或可见闪电样痛。印教授认为，闪电样疼痛的特点为骤发、阵发性疼痛，疼痛较剧烈，中医属"数变"范围，风性"善行而数变"，故此症属"风"范畴。然此风既非外风，亦非肝木实风，乃是肝肾阴精亏于下，肾中真火浮越于上，阴阳不相维系所产生的风，故此风一出，其"喑"有"厥"，即这个"喑"（舌

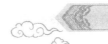

强不能语）是阴阳相失，气血逆乱而突然发作的，故称喑厥。

刘完素在《素问玄机原病式·火类》中论述道："所以中风瘫痪者，非谓肝木之风实甚而卒中之也，亦非外中于风尔。由乎将息失宜而心火暴甚，肾水虚衰不能制之……"河间所论之"心火"，即是肝肾下焦相火。故喑厥风痱者，实乃下焦肝肾阴精亏虚，相火亦有所虚，虚阴不能维系虚火，虚风由此而生。当治以温肾益精，滋水养肝，即《医贯》所谓："水火既归其元，则水能生木，木不生风，而风自息矣。"

印教授深谙此理，临床运用地黄饮子颇有心得，曾于《新中医》等杂志上发表《风痱与地黄饮子》等多篇文章论述。观地黄饮子全方，熟地黄以补先天根本之阴，山茱萸温肝而固精，二药共滋乙癸肝肾之源。"此治少阴气厥之方，所谓类中风也，故全属补肾之药"。肉苁蓉、巴戟天温养肾阳；麦冬、五味子、石斛滋阴敛液，阴阳并用，"使水火相交，精气渐旺，而风火自息矣"。肉桂、附子温壮元阳之余又能引火归原，正如《医贯》所言："此是肾虚真阴失守，孤阳飞越，若非桂、附，何以追复其散失之元阳？"总之，方中熟地黄、肉苁蓉、肉桂、熟附子，补肾壮阳；山茱萸、巴戟天、五味子，养肝敛气；石斛、麦冬、生津液以防止湿热药助火伤津；远志、石菖蒲、茯神，益心气以治喑厥舌强、语言不利。

正如印教授的父亲印秉忠先生强调："河间地黄饮子这张方补阳，又养阴，治心，又治肝肾，能治疗四肢不收和喑厥等怪病。"

[附] 印会河教授曾于《新中医》1985 年第 6 期上发表《风痱与地黄饮子》一文，现对其内容略作删减，附于下：

风痱是中医病名，属西医"脊髓痨"，由脊神经受到破坏引起。破坏脊髓神经，造成脊髓痨的晚期梅毒只是其中的一部分。目前我国并不多见，发现多的是遗传因素所致。另有一种脊髓痨则是由结核杆菌侵害脊髓神经，致失去正常功能，而成脊髓痨。其主症是"四肢不收"，即是手和足不能由自己的意识控制，最常见者是走路时如踩在棉花上，走不稳。常见病人走路东歪西斜，甚至摔倒。病人的手也是不由自主，甚至吃饭时把碗、筷摔掉而不觉察，买东西可以把篮子丢掉等。有的病人甚至四肢一点不能动弹。有的则连说话都困难，这是舌本不受意识控制所引起，也与脊髓神经受破坏有关。如果伤害到上部的脊髓，就会出现语言不利，这在中医学又叫作"喑厥"，与四肢不收同时并见的，中医称为"喑厥风痱"（笔者1957年在南京工作时曾治愈一姓李女病人，即属于这一病型）。如腰以下脊髓（马尾）神经受破坏则病人可见大、小便失禁或不通。

中医学认为"风痹"（包括暗厥在内）的病位主要在于肝肾二经。因肝主筋，肾主骨，肝的经脉受损则四肢（包括舌本）的动作不能自如，骨受损伤，则支架身体显得无力，但这种肝肾的亏损，又分阴虚和阳虚两种类型，晚期梅毒引起的"脊髓痨"一般属于阳虚型，而结核杆菌引起的"脊髓痨"则多属阴虚型，这两种病的划分，一般需根据全身症状而定。即寒象明显的多属阳虚，热象明显的则为阴虚。

先父秉忠公，在临床使用"河间地黄饮子"（原方不动）治愈了很多"风痹（包括暗厥风痹）"的患者，把这一经验教给龚云龙和笔者。并强调说："你莫看河间地黄饮子这张方杂乱无章，又补阳，又养阴，又治心，又治肝肾，可是，它却能治疗'四肢不收'和'暗厥'等怪病。"

记得在1959年和皮肤性病研究所同志合作研究治疗晚期梅毒脊髓痨时，在座的有数位中医对治疗该病束手无策，当时因笔者既得家传又亲手治好过不少这样的病人，于是驾轻就熟，用此法治疗，处方：熟地黄三钱（当时尚未改克），山萸萸（山萸肉）三钱，石斛三钱，麦冬三钱，五味子二钱，石菖蒲二钱，远志钱半，茯神三钱，淡苁蓉三钱，肉桂二钱，熟附子三钱，巴戟天三钱（原方有薄荷、生姜、大枣未用，所有病人均开七剂）。复诊时，大部分病者都见好转。西医同志听后对此兴趣浓厚，其后先后到协和医院和天津总医院看过不少病人，西医同志还给病人做了应做的各种检查和前后对比，证明其有效率在80%以上。

十、膀胱湿热

肾与膀胱相表里，膀胱湿热，气化失司，水道不利，则常致淋证。临床多表现为小便频急、淋漓不禁、尿道涩痛，甚则小腹挛急、痛引腰腹。究其病机根本，正如《诸病源候论》所言"肾虚而膀胱热故也"。印教授常以清热通淋为法，方以八正散加味治疗；若少腹急结、小便不能自禁，印教授认为病在膀胱，多以行

瘀散结为法，方以当归贝母苦参丸加味治之。

1. 八正散加味——膀胱湿热、尿频涩痛

[临床表现] 小便时阴中涩痛，或见寒热，尿黄赤而频急。舌红，苔黄，脉数。

[治法] 清利湿热，利水通淋。

[方药组成]

木通 9g	车前子 9g (包)	萹蓄 9g	大黄 9g
滑石 15g (包)	甘草梢 9g	瞿麦 9g	栀子 9g
柴胡 30g	五味子 9g	黄柏 15g	

[加减法] 痛甚者加琥珀末以活血定痛。

[医案一] 陈某，女，25 岁。初诊：1993 年 11 月 1 日。主诉：小腹隐痛 3 天。病史：3 天来小腹隐隐作痛，伴有尿急、尿频、尿黄量少，夜间影响睡眠。大便干结，1～2 日 1 次。诊查：脐下腹部压痛。舌尖红，苔黄腻，脉滑数。尿检：白细胞（＋），余（－）。诊断：泌尿系感染。辨证：膀胱湿热。治法：清热利湿，通淋止痛。处方：

木通 10g	车前子 12g (包)	萹蓄 10g	熟大黄 5g
滑石 15g (包)	生甘草 10g	瞿麦 10g	栀子 10g
石韦 12g	冬葵子 10g	黄柏 15g	黄芩 12g
黄连 6g	紫花地丁 30g	牛膝 10g	柴胡 30g
五味子 10g			

7 剂，每日 1 剂，水煎分 2 次服。

随诊：1993 年 11 月 10 日，患者服上方后腹痛即止，尿频、尿急症状亦消失，复查尿常规已恢复正常。

[按]

　　泌尿系感染症状与中医的湿热淋症相似。印教授认为柴胡30g，五味子10g二药合用，对细菌感染有良好的抑制作用，故常在八正散内加入此二位药。方中木通、车前子、萹蓄、滑石利水通淋；瞿麦、大黄行瘀泄热，栀子、黄连、黄芩、黄柏为黄连解毒汤，清泄三焦火热；石韦、冬葵子、紫花地丁、生甘草清热解毒，利尿通淋，治阴中涩痛。

——摘自中国乡村医药，2001，3（8）：39-40.

　　[医案二]张某，女，17岁。近月来小便涩痛，尿频，尿检有多量红细胞及少量白细胞，腰酸带下。经医院检查，认为系"肾炎"，劝休学1年。求治于中医。细查其病情，似与肾炎不符，考虑其泌尿系刺激症状明显，按中医理论属膀胱湿热，故以前方八正散加味治之。服药5剂，症状大减，续10剂。临床症状基本消失。续以原方改丸剂收功。疗效一直巩固。

　　——摘自印会河.印会河中医内科新论.北京：化学工业出版社，2010：188.

[体会]

　　本病主要因湿热蕴结下焦及膀胱气化不利所致。《素问》云"膀胱者，州都之官，津液藏焉，气化则能出矣"。湿热蕴结下焦，膀胱气化不利，故见小便短数、灼热刺痛、溺色黄赤。湿热内蕴，正邪相争，可见寒热起伏，或兼见口苦、呕恶；热伤血络则见出血，故可见终末或全程血尿；若热甚波及大肠，则可见大便秘结；舌红，苔黄，脉数均为湿热之证。

　　本病主要见症为尿急、尿频，尿痛，阴中有急迫。尿检可见大量红、白细胞及少量蛋白，严重时可见高热、寒战，大便闭结，亦可发生终末或全程血尿。多归于中医淋证范畴。淋证病因，《金匮要略》认为是"热在下焦"。印教授在临床治疗泌尿系感染时，秉承"抓主症"的临床思想，若湿热明显（热淋者），症见尿急、尿痛，或见尿黄赤而频、急不可待，舌红，苔黄，脉数者，则以清理膀胱为法，投以八正散加柴胡、五味子加味，往往取得很好的临床疗效。

　　八正散出于《太平惠民和剂局方》，其云："治疗小便赤涩，或癃闭不通，及热淋、血淋。"方中集木通、车前子、萹蓄、滑石、瞿麦等利水通淋之品，滑石体滑主利窍，味淡主渗热，清膀胱湿热而通利水道；木通苦寒，上清心火，下利小肠之热，引火热下行；萹蓄、瞿麦苦寒降泄，清利湿热；伍以栀子、黄柏，清泄三焦火热，三焦通利，则水液下行通畅；大黄行瘀泻热，引湿热从大便而出；甘草梢直达茎中，治阴中作痛；柴胡疏肝解郁，调畅气机，以通水道。在此方中，用大量利尿通淋药，绝不仅仅是药物的简单组合。其中车前子归肾、肝、肺经，清下焦湿热同时还善清肝热，肝经循行部位绕阴器、抵少腹。木通（现多用通草代用）能清肺热而降心火，肺主通调水道，为气化之源，心与小肠相表里，可清心火而利小肠。瞿麦、萹蓄降火通淋，利湿而兼泄热；栀子、大黄苦寒下行，泄热而兼利湿。故《医方集解》论述此方"虽治下焦而不专于治下，必三焦通利，水乃下行也。"

临床注意应与阳气不足、肾虚不固所致的尿频相鉴别。肾虚不固的尿频多见于老年女性、体弱，畏寒肢凉、尿便意频，苔白、脉细，而且尿频而不急不痛，小便多清长，遇到此类患者，印教授多以固涩膀胱为法，多选用温补兼固涩之品治疗；而若属泌尿系感染之尿频，则应以清利膀胱为法，以通、清为好，不能固涩以致闭门留寇。前者补虚，后者泻实，两者治法大相径庭。

八正散原方应用木通，其味苦性寒，有清心火、利小便的功效，临床常用治心烦尿赤、热淋涩痛等症。近年来，随着中草药肾损害，尤其是马兜铃酸肾病报道的日益增多，使木通的临床应用受到很大的限制。故在此对其源流略作阐释：木通一词，最早见于《药性赋》，《神农本草经》中只有"通草"一名，而无"木通"记载。直至明代《本草品汇精要》才将木通单列，从通草中分出。清代《植物名实图考》提出毛茛科木通，即川木通，历代本草中未见有"关木通"的记载。清代后，由于木通科木通的药材资源匮乏，关木通也开始使用，而后逐渐成为药材市场中木通的主要来源。《中华人民共和国药典》1963年版收载川木通为毛茛科木通，木通为木通科木通，关木通为马兜铃科关木通3种。木通科木通，其主要药理成分含三七皂苷、8-谷甾醇、胡萝卜苷、白桦脂醇、肌醇、多糖、齐墩果酸、常春藤皂苷元等。川木通为毛茛科植物，其主要药理成分含齐墩果酸、常春藤皂苷元、脂肪醇、p-谷甾醇等。关木通为马兜铃科植物，其主要药理成分含马兜铃酸、马兜铃苷、马兜铃内酰胺、木兰花碱、尿囊素和钙、钠、钾、镁、铁、锰、锌、铜元素等。可见，并非所有木通均会导致马兜铃酸肾病，而关木通因其含马兜铃酸，切不可多用、久服，现临床多使用川木通或通草代替。

2. 当归贝母苦参丸加味——少腹急结、尿频急痛

[临床表现] 少腹急结,按之痛甚,尿急,尿频,尿液浑浊,严重时可出现血尿。尿痛多出现在尿后,有时小便不能自控,有尿意即遗尿。

[治法] 燥湿祛瘀散结。

[方药组成]

| 当归 15g | 川贝母 9g | 苦参 15g | 木通 9g |
| 甘草梢 9g | 竹叶 9g | 生地黄 9g | |

[加减法] 少腹痛甚者,加琥珀粉 2g(分 2 次吞服)。

[医案一] 王某,女性,49 岁。患者已届更年期,平时睡少梦多,心烦易怒,近 1 周前忽然出现排尿前下腹坠痛,尿急难以自禁,舌红苔黄,脉数,中医辨证瘀停结癥,投用当归贝母苦参丸加味,5 剂而愈。

——摘自印会河 . 印会河中医内科新论 . 北京: 化学工业出版社, 2010:191.

[医案二] 陈某,女,82 岁. 中日友好医院病案号:524487。

初诊:1991 年 11 月 21 日。主诉:尿失禁 1 年余。病史:近 1 个多月来尿失禁,有尿不尽的感觉,失眠多梦,急躁易怒。半年前下肢外伤后,现仍疼痛,大便干结,2 天 1 次。检查:尿常规正常。舌质红,舌苔黄厚腻,脉弦细。中医辨证:瘀停结癥。治法:燥湿行瘀散结。处方:

当归 24g	川贝母 10g	苦参 12g	天花粉 30g
炮甲片 9g	王不留行 9g	桃仁 10g	红花 9g
川大黄 4g	川续断 10g	骨碎补 10g	自然铜 18g (先煎)
赤芍 30g	炒决明子 30g		

7 剂,每日 1 剂,水煎分 2 次服。

二诊:1991 年 12 月 16 日。上方连续服用 20 余剂,尿失禁基本消失。下肢疼痛亦明显减轻,舌红,苔微黄,脉弦细,继以原方加减:

当归 30g	川贝母 10g	苦参 15g	柴胡 15g
天花粉 30g	炮甲片 10g	王不留行 10g	桃仁 10g
红花 10g	川大黄 5g	川断 10g	骨碎补 10g

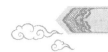

䗪虫 10g　　　　赤芍 30g　　　　丹参 30g　　　　炒决明子 30g

自然铜 15g^{（先煎）}

7 剂，每日 1 剂。

——摘自中国乡村医药，2001，4（8）：24.

[体会]

"当归贝母苦参丸"一方最早见于《金匮要略·妇人妊娠病脉证并治》篇，原文"妊娠，小便难，饮食如故，当归贝母苦参丸主之。"方用当归、贝母、苦参各4两，男子加滑石半两，研末，炼蜜为丸，如小豆大，饮服3丸，加至10丸。

印教授通过多年临床实践，在当归贝母苦参丸原方基础上，增加若干清利下焦湿热之品，用于治疗急慢性下尿路感染所致的尿频急痛，尿浑浊、尿血，下腹痛等症。方中当归性温，味甘辛，入心、肝、脾经，功能养血和血、润燥，并能活血化瘀，消肿止痛。"当归贝母苦参丸"原方用于孕妇小便困难，孕妇出现小便困难多发生于怀孕后期，多见血虚肠燥证候，故用当归以养血和血润燥。印教授此处用当归，并非因为患者存在血虚肠燥，而是当归除了有养血和血润燥作用外，还能活血消肿止痛，历代医家多有用之治疗疮疡痈疽等感染性疾病；且下尿路感染往往有下腹疼痛、血尿脓尿等症状，亦可视为膀胱疮痈，故亦用当归为主药治疗。贝母，在《本草纲目》以前的历代文献中均笼统称为贝母，而未区分川贝母、浙贝母。然此二药之源植物均为百合科植物，入药部位亦均为其鳞茎，性味归经、功能主治均有相通之处。具体而言，浙贝母苦寒，入肺经、胃经等，有清热解毒、化痰散结之功效；川贝母性凉，味甘苦，入肺经，有润肺散结、化痰止咳之功。相较而言，浙贝母苦寒散结的作用胜于川贝母，清热之力较强，更宜于本方，然若患者有肺燥干咳，则仍以川贝母为宜。此处用贝母，取其"非有大寒而能治热，为郁解则热散；非有淡渗而能利水，为结通则水行"之义。苦参，味苦性寒，入大肠经、小肠经、肝经、肾经，有良好的清热燥湿之效。木通，味苦性凉（或微寒），入膀胱经、小肠经、心经，功能泻火行水，为治疗淋证之要药，后来，印教授酌情以通草代替木通；竹叶，味甘淡性（微）寒，入肺、心、胆、胃经，有清热除烦，生津利尿之功；甘草梢，即甘草根的末梢部分或细根，性寒，功能清火解毒，善治阴茎中疼痛及淋浊；生地黄味甘苦，性凉，入心、肝、肾经，功能滋阴养血，凉血解毒，清虚热。在本方中一方面可以协助清下焦（膀胱、肾）之热，并可防止热重津液耗伤或苦参、木通等苦寒药物伤阴。印教授在当归贝母苦参丸基础上加导赤散，意在引心与小肠之伏火从小便出，盖心与小肠相表里，故心热则小肠亦热而令便赤。本方既去其湿热，又不伤正，对于病久反复发作，瘀血内阻者更为适宜。

各种急性炎症，中医辨证一般属热证者多，尿路感染因其病在膀胱，膀胱属下焦，主水之气化，膀胱蕴热，与水气相胶结，而成下焦湿热证。膀胱内局部充血糜烂，若热盛肉腐则化脓出血，实则类似皮肤感染之疮疖痈疽，但病位不同尔。故本方各药多有入于下焦，肝经、肾经、膀胱经者，其中苦参、木通、竹叶以清热、利水，苦参又可燥湿，木通、竹叶淡渗利湿，甘草梢可以清热解毒，共奏清利下焦湿热之效；又用当归、生地黄两味血分药，以和血凉血止血，又防阴血耗伤；兼用贝母散结润燥。诸药合用，疗效显著。

如前所述，本方主症中未涉及舌象、脉象。盖由于本方所治乃急性膀胱炎症或慢性炎症急性发作。或患者体质较弱，伴有气短乏力等虚弱症候，或舌象脉象提示有本虚之象，证属本虚标实，然本着急则治标的原则，亦应先清下焦之湿热，待湿热退后再徐徐进补。一般而言，膀胱炎症，只要辨证准确，用药得当，大多可在数日内痊愈，短时间应用苦寒药物对机体之正气无明显耗伤之弊。况且本方之中生地黄、竹叶均有生津、养阴之效，贝母亦可选用川贝母，以增强润燥之力，当归又有和血养血之功，因此即使用于虚弱患者，短期亦无大碍。

前列腺增生、膀胱结石多由于长期气血滞涩，气结血凝而成。此类患者常有排尿不畅，古谚云："流水不腐"，排尿不畅则易蕴生内热或极易由外感而发，出现尿频急热痛诸症。遇此类患者当标本同治，其本在于气结血凝，气血不畅；其标在于下焦湿热。本方中当归、贝母（浙贝母为宜）活血散结，使气血通畅；苦参、木通、竹叶、甘草梢，清热利湿解毒。炎症期当本着急则治标的原则，以清热利湿为主，待炎症痊愈，尿路刺激症缓解，则以治本为主，可参考"疏肝散结法"以疏肝理气，活血散结为主法治疗前列腺增生、膀胱结石。

琥珀性平味甘，入心、肝、小肠经，功能利水通淋，镇静安神，散瘀止血。古人认为琥珀专入血分，对于血结膀胱所致的血淋、下腹疼痛有良好效果。但琥珀有"消磨渗利之性"，多用易耗血伤阴，故而印教授于本方加减中指出唯少腹痛甚者（热与血结于膀胱较重者）可少量服用。本品为松科植物的树脂久埋地下逐渐矿化而成，是一种有机矿物质，不溶于水，一般不用作煎剂，而是研细末冲服。

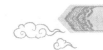

附 印教授治疗淋证经验

《金匮要略》曰："淋之为病，小便如粟状，小腹弦急，痛引脐中。"淋证以小便不爽，尿道刺痛为主症。其症见尿急、尿频，尿痛，阴中有急迫及胀痛感，严重时可见高热、寒战，小便闭结，亦可发生终末或全程血尿。对其病因病机，古代医家多有论述。《诸病源候论》曰："诸淋者，由肾虚而膀胱热故也"；《金匮要略》认为是"热在下焦"。总之，多根据临床表现不同，分为气淋、血淋、热淋、膏淋、石淋、劳淋六种，分而治之。正如张景岳在《景岳全书·淋浊》中所提出的淋证论治原则："凡热者宜清，涩者宜利，下陷者宜升提，虚者宜补，阳气不固者宜温补命门。"印教授对本病治疗亦颇多心得。

印教授认为，淋证以小便不通，不通则痛为主症，故治疗重点在于通，即通利小便。且印教授认为，本病最常见者有痛淋与砂淋（砂之大者为石淋）。对于痛淋湿热症状较重，起病较急，病在尿道，痛重在尿前，病人体质尚强，选用八正散加味；对于病程较久，病程反复，病入血分，病在膀胱，湿热瘀结，见少腹急结，按之痛甚，痛在尿后，或小便不能自控，有尿意即遗尿，或心火亢盛、移热于小肠者，年老体弱、妊娠妇女多选用当归贝母苦参丸加味治疗。

对于石淋患者印教授多选用自制三金排石汤通淋排石，其组成为海金沙、金钱草、鸡内金、石韦、冬葵子、滑石、车前子。有时单用一味海金沙60g煎汤代水亦为有效。需要注意的是淋证往往有畏寒发热之症，此并非外邪袭表，而是湿热熏蒸，邪正相搏所致，发汗解表，会劫伤营阴，自非所宜。

三金排石汤

[临床表现] 尿中夹有砂砾，小便刺痛窘迫，或突然尿中断，少腹连腰而痛，或尿中带血。舌红，脉数。

[治法] 利尿排石。

[方药组成]

| 海金沙 60g^(包) | 川金钱草 60g | 鸡内金 12g | 石韦 12g |

冬葵子 9g　　　　　滑石 15g^(包)　　　　车前子 12g^(包)

[加减法] 尿石不尽加煅鱼脑石 30g（黄花鱼头脑颅腔之两块硬骨），以加强排石作用；痛甚者加琥珀末 3g 分冲。

[医案一] 郭某，女，43 岁。中日友好医院病案号：627297。

初诊：1993 年 6 月 17 日。主诉：排尿不畅，左侧腰胀痛 1 个月余。病史：近 1 个月来，排尿不畅，每次小便须数次方能排尽；伴有左侧腰部胀痛、口干而苦，寐少梦多，大便干结，2～3 日 1 次，小便黄少。检查：腰部左侧叩击痛阳性。B 超示：左肾积水，右肾结石。舌质红，苔黄，脉细数。辨证：下焦湿热，郁久成石。西医诊断：右肾结石，左肾积水。治法：清热利湿，利尿排石。处方：

川金钱草 60g　　　　海金沙 60g^(包)　　　川牛膝 10g　　　　鸡内金 12g
生薏苡仁 30g　　　　滑石 15g^(包)　　　　通草 3g　　　　　　石韦 12g
冬葵子 10g　　　　　车前子 12g^(包)　　　泽泻 30g

7 剂，每日 1 剂，水煎分 2 次服。

二诊：1993 年 6 月 26 日。药后腰胀痛明显减轻，排尿已通畅，大便恢复正常，每日 1 次。舌红，舌苔微黄，脉细数。上方有效，嘱患者连续服用 1 个月，并注意观察小便时有无砂石排出，1 个月后复查 B 超，以观察结石变化。

[按]

　　该患者既有左肾积水，又有右肾结石，故见腰部胀痛，排尿不畅，系因结石梗阻所致。方中石韦、冬葵子、滑石、车前子、泽泻、生薏苡仁、通草利尿通淋；海金沙、金钱草能清热利尿外，更有排石作用；鸡内金有消磨结石作用，牛膝可引诸药下行，直达肾与膀胱。凡尿中发现砂石状物，或 B 超发现肾与膀胱结石者，均可使用本方。一般砂石较小者，效果明显，而砂石过大者，药物排石有一定困难，应结合西医手段综合治疗。

——摘自中国乡村医药，2001，3（8）：39-40.

[医案二] 钱某，男，42 岁。尿频茎痛，中带砂砾，经常尿半而中断，疼痛倍增。又一次大于黄豆之尿石，堵于尿道下口，尿不得下半日有余，后用带钩镊子取出。严重时见有血尿。历投八正散、导赤散诸方，获效甚微。故改投自制三金排石

汤，由于疼甚，故于该方中加琥珀末 3g 另吞。服三剂，尿痛明显减轻，尿频已退，尿中砂砾已少，无中断现象。继用前方五剂，诸症悉除，从未复发。

——摘自印会河．印会河中医内科新论．北京：化学工业出版社，2010：189.

[医案三] 印教授出诊途中，遇前村王某。据告知家中有小男孩，方三岁，每尿必号泣哭叫，以手猛掏龟头尿道口，检视发现，尿中带砂片及砾状物较多，但不识此为何物。印教授令将患儿抱来，即就尿道旁诊之。见病孩小龟头已抓烂，脓血模糊，尿前复以手乱抓龟头尿道下口，并亦见有砂砾状物随尿排出。因此知为沙淋，湿热所生。因病孩服大苦燥湿清利药比较困难，故为处验方一则，即以：海金沙 500g，每天一两，煎汤服毕。服至 5 天后，患儿全部症状即基本消失。过半个月后，则龟头之创面亦已平复如前，遂嘱令停药。多年从未发作。

——摘自印会河．印会河中医内科新论．北京：化学工业出版社，2010：189.

[体会]

本病归于中医石淋范畴。系因湿热蕴积，尿液受其煎熬，日积月累，尿中杂质结为砂石，则为石淋。此砂石刺激膀胱、尿道、故小便刺痛；砂石阻塞气机，水液不通，则可出现小便短涩、尿流中断、排尿不尽、腰腹疼痛、小腹拘急；由于腰为肾之府，肝脉绕阴器、循少腹，故痛连少腹及腰部；砂石刺伤尿道，可见尿血。《金匮要略·消渴小便不利淋病脉证治第十三》曰："淋之为病，小便如粟状，小腹弦急，痛引脐中"，即是言石淋之病状。其病位在膀胱与肾及输尿管，而湿热蕴结是本病病机的关键。正如《中藏经》所言："虚伤真气，邪热渐强，结聚而成砂。又如以水煮盐，火大水少，盐渐成石之类。"

印教授针对其湿热病机，多选性寒之品。在本方中重用海金沙、金钱草、冬葵子、石韦等大队药物清利湿热、通淋排石，以清利膀胱为主要法则。同时，印教授特别强调石淋之通，重在排石，大剂量使用海金沙、金钱草等化湿通淋药以加强排石之功，取"急则治其标"之义。正如《医宗必读》所言："石淋，清其积热，涤出砂石，则水道自利。"方中海金沙味甘性寒，其性下降，善清小肠、膀胱湿热。《本草纲目》云其："治湿热肿满，小便热淋，膏淋、血淋、石淋、茎痛，解热毒气。"现代药理研究显示其可降低肾结石大鼠尿 Ca、P、UA 含量，增加尿 Mg 含量，降低肾组织草酸含量，从而降低结石形成率；同时增加尿量，促进输尿管蠕动频率，升高输尿管上段腔内压力，促进结石排出。而金钱草甘、淡，微寒。功用除湿退黄，利尿通淋。现代药理研究表明：金钱草有效成分对水草酸钙的结晶

（尿道结石的主要成分）有抑制作用，可减慢水草酸钙的生长速率，抑制结石生长，且其抑制作用随浓度增加而增强。同时，金钱草还可调节尿液 pH，使其偏酸性，从而使在碱性环境中才能存在的结石溶解，减少晶体聚集作用。此外，其还能扩展输尿管，增强利尿，有促进结石排出的作用。因其病位在下，故中医治疗需注意因势利导，选用车前子、石韦、金钱草等下行之药，以促进结石排出。

结石为有形之邪，其成亦渐，其愈亦迟。其形成之初往往无明显表现，但是一旦形成则难以祛除或虽经祛除而易再生。结石已成，虽以清利膀胱、通淋排石为法，但同时还需注意防止结石新生。故方中多配伍鸡内金使用。鸡内金甘、平，能化积排石，消磨之力强，取其化石之义，且该药在通淋化石的同时还具有健脾和胃的作用，可以防止消石之品碍胃。

总而言之，该方针对结石之病机，以清利膀胱、通淋排石为法，同时配以化石之品，组方精当，其效屡屡。但临床使用仍需注意，一般砂石较小者用之效果显著，而泌尿系结石较大者，则应结合西医手段综合治疗。

心位于胸中，为十二官之主。主要生理功能为主血脉和藏神。心在体合脉，其华在面，在窍为舌，其主宰五脏六腑、形体官窍的生理活动，故称心为"君主之官""五脏六腑之大主"。

心主血，为血之主，脉之宗。正常情况下心气推动血液在脉中运行，流注周身，营养、滋润四肢百骸。若心气不足，血行无力，血流不畅，或心血瘀阻，可见心胸憋闷、刺痛，面色晦暗，唇舌青紫，脉结代等。心藏神，为神之舍。其主宰人的精神情志等心理活动和全身生命活动。心主神志功能正常，则精神健旺，神志清晰，思维敏捷，反之，则可见精神委顿，神志恍惚，意识模糊，甚至昏迷或见健忘失眠、癫狂、痴呆等。印教授认为痫病常因寒痰蓄饮蒙蔽心窍而起，狂证常由气、火、痰、血等内扰心神所致，两者又可互相转化，痴癫甚即发狂乱，狂病日久亦可转为癫痫。

此外，心为五脏六腑之大主，其他脏腑病变亦常累于心。如肾阴亏虚，肾水不能上济心火，水火不济、心肾不交则可见失眠、心烦、遗精等症。故临证时虽应分清主次，也应联系互参，综合考虑。下文分而论之。

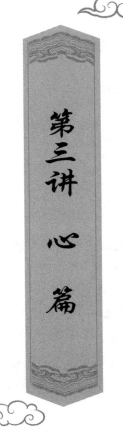

第三讲 心 篇

一、心脉痹阻

旋覆花汤加味——心脉痹阻、胸闷胸痹

[临床表现] 胸痛，胸部憋闷胀满，甚或上引肩臂，或先未苦时，但欲饮热，可兼见汗出。舌暗，苔腻，脉沉细或脉结代。

[治法] 开胸通痹。

[方药组成]

旋覆花 15g^(包)	茜草 9g	红花 9g	丹参 15g
川芎 9g	赤芍 15g	降香 9g	青葱管 15g
瓜蒌仁 12g			

[加减法] 失眠多梦，睡眠不佳者加合欢皮、首乌藤、琥珀末（睡前吞服），以镇静安神；若兼见痰湿壅盛，胸闷窒痛，苔腻脉滑者，加瓜蒌薤白半夏汤通阳散结、祛痰宽胸。

[医案一] 王某，男，61岁，中日友好医院病案号：520973。

初诊：1991年12月2日。主诉：反复发作性心前区疼痛19年，加重1个月余。现病史：冠心病19年。1983年出现急性下壁心肌梗死，外院治疗好转后出院。近1个月来，心绞痛频繁发作，痛连前胸后背，每1～2日发作1次，每次持续5～10分钟。平时胸闷、口干、气短，活动后甚。夜间阵发性呼吸困难。心电图检查示：间断室性早搏，二度房室传导阻滞，陈旧性下壁心肌梗死。心肌酶谱正常。既往史：否认肝炎、肺结核史。诊其脉滑，舌红、苔薄黄、干燥、少津。西医诊断：冠心病，陈旧性心肌梗死，不稳定型心绞痛。治法：开胸祛痹。处方：

西洋参 6g	天冬 12g	麦冬 12g	五味子 10g
旋覆花 15g^(包)	茜草 10g	红花 10g	橘络 3g
茯苓 30g	杏仁 10g	生薏苡仁 30g	生甘草 10g
全瓜蒌 30g	川芎 10g	丹参 30g	半夏 10g

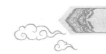

薤白头 15g　　　葱 2 茎

二诊：1991 年 12 月 12 日。活动量可稍增大，已能下地行走，胸背疼痛减轻，二便调。脉弦数，舌红苔根腻。原方加川贝母 10g，沙参 15g。

三诊：1992 年 1 月 6 日。服药期间病情一直平稳，心绞痛很少发作，但停中药 1 周后，左胸阵痛又作，心率减慢，且多汗、口干、便干。脉弦，舌红苔根黄腻。证属心络瘀阻，治拟开胸祛痹。处方：

全瓜蒌 30g	薤白头 10g	半夏 10g	旋覆花 15g^(布包)
茜草 10g	红花 10g	茯苓 30g	杏仁 10g
生薏苡仁 30g	生甘草 10g	丹参 30g	赤芍 30g
川芎 12g	西洋参 6g	天冬 12g	麦冬 12g
五味子 10g	川贝母 10g	玄参 15g	

四诊：1992 年 1 月 13 日，胸背痛发作减少，痛势亦轻，心悸胸闷减轻。脉弦，舌暗苔微黄。效不更方。

西医心内科复查各项指标及心功能恢复良好，于 1992 年 1 月 19 日转入康复病房进一步做康复治疗。

——摘自印会河.印会河中医内科新论.北京：化学工业出版社，2010.

[医案二] 张某，男，52 岁，中日友好医院病案号：506536。

初诊：1992 年 5 月 25 日。主述：胸痛 3 年，加重 1 个月。病史：近 1 个月来，左胸憋闷疼痛，活动后尤甚。痛时心悸气短，出汗，多于夜间发生，每次约 10 分钟，需吸氧，服硝酸甘油，硝酸异山梨酯等方能缓解。近期发作较前频繁，每晚发作 2 ～ 3 次，吸氧，服药缓解已很困难，故要求中医治疗。检查：面色晦暗，贫血貌，颜面及下肢水肿，血压：170/100mmHg，心律齐，心率 86 次 / 分，心脏向左下扩大，心尖部有 2 级收缩期杂音，两肺（一），肝脾未触及。心电图示：左心室肥厚、劳损，心肌缺血，前壁陈旧性心肌梗死。超声心动图示：全心扩大，室壁增厚。左心室收缩及舒张功能减低，节段性室壁运动障碍。舌质淡，苔薄白，脉沉细数。辨证：心络瘀阻，湿浊壅塞。治法：活血通络，开胸通痹。处方：

旋覆花 15g^(包)	茜草 10g	红花 10g	茯苓 30g
杏仁 10g	生薏苡仁 30g	生甘草 10g	丹参 30g
川芎 15g	夏枯草 15g	青葙子 15g	川续断 10g
泽兰 15g	泽泻 10g		

7 剂，每日 1 剂，水煎分 2 次服。

二诊：1992 年 6 月 22 日。上方服 20 余剂，胸闷憋气及疼痛均减轻，发作次数亦减少，唯感心悸气短，动则汗出，下肢水肿。检查：面色萎黄，血压：150/90mmHg，心律齐，心率：90 次 / 分，两肺（－），舌质淡，苔白，脉沉细数。其证兼有气阴两虚，宜合生脉散、二至丸。处方：

旋覆花 15g^{（包）}	茜草 10g	红花 10g	茯苓 30g
杏仁 10g	生薏苡仁 30g	生甘草 10g	丹参 30g
当归 15g	赤芍 30g	川芎 15g	西洋参 6g^{（另煎）}
麦冬 12g	五味子 10g	女贞子 15g	墨旱莲 15g

7 剂，每日 1 剂，煎服法同前。

三诊：1992 年 8 月 6 日。上方服用月余，胸痛白天已消失，夜间偶有发作，时间亦较前缩短，唯仍有心悸气短，下肢水肿。检查：心律齐，心率：80 次 / 分，两肺（－），舌淡苔白，脉细弱。证兼阳气虚弱，水不化气，宜温阳化气，利湿消肿。前方合苓桂术甘汤加减。处方：

旋覆花 15g^{（包）}	茜草 10g	红花 10g	茯苓 30g
杏仁 10g	生薏苡仁 30g	生甘草 10g	丹参 30g
川芎 10g	泽泻 30g	桂枝 10g	白术 15g
西洋参 6g^{（另煎）}	麦冬 12g	五味子 10g	柏子仁 12g
橘络 3g			

7 剂，每日 1 剂。

四诊：1992 年 10 月 5 日，服上方近 2 个月，胸闷疼痛基本消失，夜间已不发作，颜面及下肢水肿明显减轻，偶感心悸憋气，全身乏力。检查：面色转润，心率：82 次 / 分，律齐。心电图复查：心肌缺血较前明显改善。舌淡苔薄白，脉细弱。继以原方调治，并建议可配成丸剂久服，以期巩固。

——摘自中国乡村医药，2002，1（9）：35.

[医案三] 张某，男，53 岁，中日友好医院病案号：361577。

初诊：1990 年 11 月 5 日。主诉：心悸半个月。现病史：半个月前惊恐后自觉有气从腹部上冲至胸部，心悸胸闷，心前区痛，夜间多发，腹胀气，怕冷。心电图检查示：缺血改变；活动平板试验出现心律失常，心肌缺血改变。诊脉弦滑，舌红苔微黄。证属胸痹，水停心悸。治法：开胸祛痹。处方：

旋覆花 15g^(布包) 茜草 10g 红花 10g 丹参 30g

杏仁 10g 茯苓 30g 生薏苡仁 30g 生甘草 10g

桂枝 12g 白术 10g 防己 10g

14 剂，每日 1 剂。

二诊：1990 年 11 月 19 日。症状减轻，已无期前收缩，未觉奔豚气上冲之感，后背偏左有时酸乏疼痛，打嗝，二便调。脉细数，舌红苔少，掌灼。仍以原方加减，药用：

旋覆花 15g^(布包) 茜草 10g 红花 10g 薤白头 10g

全瓜蒌 30g 半夏 10g 茯苓 30g 杏仁 10g

丹参 30g 生薏苡仁 30g 生甘草 10g 川芎 10g

沙参 15g 五味子 10g 麦冬 12g 丝瓜络 10g

继服 14 剂。

三诊：1990 年 12 月 3 日。症状好转，睡眠增进，奔豚气未再发作，手足发凉、气短等均减轻。舌红苔黄少，脉弦细。前法继服。药用：

旋覆花 15g^(布包) 茜草 12g 红花 10g 葱白 15g

桂枝 10g 茯苓 30g 白术 12g 生甘草 10g

川芎 10g 西洋参 6g 沙参 15g 麦冬 12g

五味子 10g 丹参 30g 丝瓜络 10g 泽泻 30g

生薏苡仁 30g 柏子仁 12g

随诊：1991 年 2 月 18 日。症状好转，已无不适。心电图、超声心动等各项复查已基本正常。效不更方，继服上方以巩固治疗。

[按]

《金匮要略方论·奔豚气病脉证治第八篇》有"病有奔豚，有吐脓，有惊怖，有火邪，此四部病，皆从惊发得之……""发汗后，脐下悸者，欲作奔豚，茯苓桂枝甘草大枣汤主之"。《胸痹心痛短气病脉证治第九篇》有"胸痹不得卧，心痛彻背者，瓜蒌薤白半夏汤主之""胸痹，胸中气塞，短气，茯苓杏仁甘草汤主之；橘枳姜汤亦主之"。

——摘自印会河.印会河中医内科新论.北京：化学工业出版社，2010.

[医案四] 冰某，女，68岁，1997年5月29日初诊。心悸反复发作3年，在北大医院检查心电图示窦性心动过缓伴室性期前收缩，又因病人心率常在50次/分或不足50次/分。西药治疗效果不佳，故建议其安装起搏器，以保持心率。患者因畏惧手术，前往印教授处求诊。现主要不适为心悸常作，甚则心慌乱，以至昼觉茶饭不香，夜来不能安眠，并常有夜间憋醒，醒后胸闷心悸更甚。平素病人易倦怠，体质甚差，不耐寒热。观其形神疲惫，面色不华，唇色紫暗，舌有裂纹、苔少，脉细而缓。印教授以养心活血，宽胸除痹为法。用生脉饮合旋覆花汤加减。药用：

麦冬 15g	沙参 15g	五味子 10g	丹参 30g
旋覆花 15g(包煎)	茜草 10g	薤白 10g	川芎 10g
土鳖虫 12g	生薏苡仁 30g	木瓜 15g	生牡蛎 30g(先煎)
赤芍 30g	川贝母 10g	夏枯草 15g	广郁金 15g
桔梗 10g	枳壳 10g		

患者服药10余剂，胸闷、心悸减轻，睡眠好转，活动时无不适，但入夜静卧时仍觉心悸，手足发凉，喜暖畏寒，稍遇寒凉则五更泄泻，纳差，周身不适。印教授认为心阳不振则脉缓、唇暗，寒气凌心则心悸，夜为阴气主令，阳不制阴故病症夜间为甚；而手足发凉、五更泄泻等属脾肾阳虚，故以温肾通阳为法。方用四神丸合苓桂术甘汤加味。药用：

补骨脂 9g	吴茱萸 9g	肉豆蔻 9g	五味子 10g
煅牡蛎 30g	桂枝 9g	白术 12g	茯苓 15g
炙甘草 10g	龙胆草 2g	大黄 1g	

服药4剂病人五更泄泻已止，大便正常，且心悸未出现。服至7剂胃纳好转，精神状态及体力转佳，心率多日来一直维持在60～66次/分，不但生活自理，且能服侍90余岁老母。

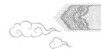

[按]

本例患者以心悸为主诉，以心肾阳虚、心血瘀阻、心失所养为特征，虚实夹杂。印教授以旋覆花汤化瘀除痹以"祛邪"，又用生脉散益心气，以四神丸温肾阳以"补虚"，且补而不腻，不碍祛邪，攻而不峻，不伤正气。另外，苓桂术甘汤有"通阳不在温，而在利小便"之意，使心阳得以振奋，心悸胸闷自除。再观方中用药也颇有特色。其一，土鳖虫祛顽固之瘀血，对久病有瘀象者常常使用。其二，生薏苡仁、木瓜舒挛定痛，对以挛急为主的各种痛证常配合主方应用。其三，生牡蛎、川贝母、夏枯草为软坚散结之品，此意在"消除障碍"，使久病顽疾有复原之机。其四，桔梗、枳壳调畅气机，取"气行血畅"之意，对缓解胸痹有利。其五，龙胆草、大黄（川军）妙在少量应用，开胃而增进食欲，凡遇纳呆食少者，无论虚实皆可选用。

——摘自印会河.印会河中医内科新论.北京：化学工业出版社，2010.

[体会]

本病在中医属于"真心痛""厥心痛""胸痹""肝着"的范畴，传统认为属于本虚标实证。本虚为心气不足，心阳不振，心阴耗损；标实为气滞血瘀，痰湿阻滞。治疗当标本兼治，治本为主，急则治其标。本证系心络瘀阻，气血瘀滞则胸痛，心脉滞则胸部堵闷，手少阳心经脉起于心中，出腋下沿上肢内侧缘行至手，心络瘀阻则痛引肩臂。心主血脉，是脉搏搏动的动力所在，心络瘀阻，心气失于舒达，故脉律不齐。心主神志，心络瘀阻，心神失养故心悸气短，失眠多梦。部分患者心络瘀阻严重者，可见心痛剧烈，肢冷唇青，猝然晕厥，冷汗淋漓，脉细微欲绝，此系危候，当采用现代医学相应措施奋力抢救，以免贻误病情。

印教授认为胸痹是指"胸痹而痛"的疾病，"痹者闭也"，闭塞不痛则感憋闷胀痛。印教授治疗本病基本上采用《金匮要略方论·五脏风寒积聚病脉证并治第十一篇》的旋覆花汤加味。原文所述"肝着，其人常欲蹈其胸上，先未苦时，但欲饮热，旋覆花汤主之。"原方为"旋覆花三两，葱十四茎，新绛少许"，本为治疗肝着的代表方剂。古以肝左脾右也，印教授认为不应食古不化，肝着其为心病，"肝左"者实为心左，印教授认为"胸痹以外无肝着，肝着以外无胸痹"，两者同病异名而已，其症都以左胸憋闷疼痛为主，其基本病机是气滞血瘀。该方以旋覆花疏通肝络，行气散结；茜草、红花活血化瘀，通络止痛；丹参、赤芍养血活血；川芎、降香、橘络理气疏肝，开胸中血痹；瓜蒌除痰开痹；葱白温通阳气，疏散结滞。旋覆花，《名医别录》论述为：主消胸上痰结，唾如胶漆，心胁痰水，膀胱留饮，风气湿痹，皮间死肉……通血脉，润色泽。新绛，《神农本草经》未载，有医家认为是用茜草汁或其他如藏红花汁、苏木汁，染成大赤色的丝织品。梁·陶弘景称绛为茜草，后世多从。印教授则认为新绛由茜草制成，后以红花之红色泽之而成，故在方中选用茜草及红花，生茜草，又名蘑茹，其根及根状茎入药，故又名茜草根。又名血茜草、血见愁、活血丹，主入肝经，功专活血化瘀，通络止痛，凡辨证为瘀阻之症皆可选用。至于原文中的葱白，本有温通阳气，疏散结滞之力。叶天士曾改用葱叶（即葱之青管）。印教授则兼收并蓄，认为葱叶之温性不如葱白，故主张寒象明显的仍用葱白，热象明显时改用葱叶，以通阳泄热。在印教授某些方中还常用薤白代替葱白，取其通阳行气散结之功。

印教授治疗本病使用旋覆花汤为主方，加味配瓜蒌薤白半夏汤，茯苓杏仁甘草汤开胸祛痹。瓜蒌既宽胸又润肠通便，对便秘者适宜，冠心病患者应尤其注意以大便通畅为要事。若患者胸闷，辨证见湿浊明显者，常配用茯苓、杏仁、薏苡仁、甘草等助脾运湿；体质较弱及年老者，增用生脉饮固本养心，补而不碍祛邪，或加丹参、赤芍、川芎、鸡血藤养血活血药使气行血行，通而不痛。并配以丝瓜络、橘络以"络"通络，使脉络得通，胸痹自除。若久病导致心肾阳虚，轻者重用茯苓、泽泻，取其通阳不用温，但当利小便之意，重者合用真武汤以壮肾阳。印教授古为今用，标本兼顾，足见其用心之良苦。

二、神志异常

"心者，君主之官，神明出焉。心为一身之君主，禀虚灵含造化，具一里而应万机，脏腑百骸，唯所是命，聪明智慧，莫不由之，故曰神明出焉。"心藏神失司，轻者可见神疲倦怠、失眠多梦，重则可见神志恍惚，意识模糊，甚至癫、狂、痫。

1. 甘麦大枣加味方——心血不足、脏躁心悸

[临床表现] 精神恍惚，心神不宁，多疑易惊，悲忧善哭，喜怒无常，或时时欠伸，太息，有时如见异物，舌质淡，苔少，脉虚细。

[治法] 益血养心。

[方药组成]

甘草 12g	大枣 10 枚	小麦 50g	柏子仁 15g
酸枣仁 15g	丹参 15g	远志 5g	

[加减法] 躁扰失眠者加茯神、首乌藤等养心安神；血虚生风见手足蠕动者加当归、生地黄、珍珠母、钩藤等养血息风。

[医案一] 徐某，女，42 岁，未嫁，性情孤僻，月经期间与家人发生口角，遂至连日失眠，忽然嚎啕大哭不已，室外可闻之，已半日，病人自诉无悲伤之事，乃情不由己，不能自己控制而哭，舌红少苔，脉虚软无力，予心血亏虚之脏躁论治，投用甘麦大枣汤加味方，3 剂而愈。

　　　　——摘自印会河．印会河中医内科新论．北京：化学工业出版社，2010.

[医案二] 田某，妊娠 2 个月，突感心慌头晕，睡眠不实，晨起即无端啜泣，声泪俱下，自诉无伤心事，反觉事出可笑，予甘麦大枣汤加味方，2 剂而愈。

　　　　——摘自印会河．印会河中医内科新论．北京：化学工业出版社，2010.

[体会]

　　脏躁属于中医郁病范畴。印教授认为郁病由情志外伤、脏气抑郁两方面引起。病机关键为气机郁滞，与心、肝、脾密切关系，初病多实，以六郁为主，病久则由实转虚，引起气血阴精亏损，成为虚证，临床多见虚实夹杂。医案一中病患属于素体脏器抑郁，加之精神刺激后发病，医案二中病患未受精神刺激，属于妊娠期血虚不能濡养心神而致病，虽略有不同，但可见素体血虚，心神失养是脏躁之本。正如《类证治裁》所言"七情内起之郁，始而伤气，继必及血，终乃成劳"。

　　本方出自《金匮要略·妇人杂病脉证并治》，其曰："妇人脏躁，喜悲伤欲哭，象如神灵所作，数欠伸，甘麦大枣汤主之。"《灵枢·五味》言"心病者，宜食麦"。本方以小麦为君药，其性甘凉，养心除烦，甘草性甘平，补脾胃，泻心火，和中缓急为臣药，大枣甘温质润，益气和中，润燥缓急，养血和血，三药合用，甘润平补，养心调肝，共奏养心安神，和中缓急之功。印教授在原方基础上加用柏子仁、酸枣仁养心安神，两者均属于甘、平之剂，归心经。远志祛痰开窍、宁心安神，该药苦、辛，微温，归心、肾经，既能开心气而宁心安神，又能通肾气而强志不忘，为交通心肾、安神定志之佳品。加用丹参凉血安神。该药苦，微寒，归心、肝经，《神农本草经》记载丹参主心腹邪气，肠鸣幽幽如走水，寒热积聚；破癥除瘕，止烦满，益气，所以印教授在表现为脏躁合并腹满，辨证为气机郁滞者，常加用此药。

需注意的是，郁病一般病程较长，用药不宜峻猛。正如《临证指南医案》所言"不重在攻补，而在乎用苦泄热而不损胃，用辛理气而不破气，用滑润濡燥涩而不滋腻气机，用宣通而不揠苗助长"。故印教授常以甘味药治之，养心安神、和中缓急而无滋腻、温燥耗气之嫌。

此外，本病虽然预后较好，但治疗同时应注意情志疏导，避免精神刺激，防止病情反复波动，迁延难愈。

2. 三生饮加减方——心阳不足、寒痰发癫

[临床表现] 沉默不言、答非所问，常遇阴雨天气时加重，唇舌淡白，不思饮食，体温偏低，四肢发冷，腿脚无力，甚则沉睡不醒。

[治法] 温化寒痰。

[方药组成]

生川乌 9g (先煎)　　生附子 9g (先煎)　　生天南星 9g (先煎)　　广木香 6g

石菖蒲 9g　　　　　朱砂 1g (冲服)

[医案一] 张某，女，54 岁，平素沉默寡言，面色无华，虚胖水肿，逢连日阴雨半月，遂发癫疾，表情淡漠，嗜睡，终日不语，睡中有时呓语，但问之不能答，病延数十日，症状逐渐加重，脉细肢凉，舌淡苔白腻，给予三生饮加味方，服 3 剂痊愈。

——摘自印会河．印会河中医内科新论．北京：化学工业出版社，2010.

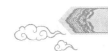

[医案二] 张某，男，18岁，平素体健，突然昏睡两昼夜，呼之不应，触之不醒，针刺人中，仅眉峰一皱，印会河教授诊脉迟细，肢冷已过肘膝，故认为病属寒痰蒙蔽心窍引起，给予三生饮加味方，服1剂即苏，2剂而愈，治疗后30余年，从未复发。

——摘自印会河.印会河中医内科新论.北京：化学工业出版社，2010.

[体会]

印会河教授认为阴寒主静，上述患者多因平素体质偏虚寒，阳气衰微，寒痰内结，痰蒙清窍所致。阳虚失于温煦，复因寒痰内结，气化不行，则见体温降低，四肢发冷；蒙蔽清窍则见答非所问，昏迷不醒。脑为中清之脏，又为纯阳之脏，六腑清阳之气，五脏精华之血，皆会于头，至清至高之处，不能容邪，犯之则病。《证治准绳》云："盖髓海真气所聚，卒不受邪，受邪则死不可治"。一者头颅居于巅顶，是阳气输布的薄弱环节，如《灵枢·海论》"上气不足，脑为之不满，耳为之苦鸣"，故阳虚则病邪易中于脑；两者脑位清灵之腑，阳气汇聚之处，最忌秽浊之气。气机不利，瘀血痰浊阻滞，升降不及，脑气不能下降统领脏腑，脏腑精微不能上荣于脑，而致气机郁滞，百病皆生，出现偏瘫，失语，抑郁，癫痫等病。临床以形体肥胖、痰涎壅盛、四肢厥冷、不省人事或者半身不遂、苔白、脉沉为证治要点。印教授在辨证为阳虚寒痰凝滞，蒙蔽清窍时多用三生饮加减治疗。

三生饮最早见于宋代王硕《易简方》，后为《太平惠民和剂局方》所记载。原方组成为生南星、生川乌、生附子、木香及生姜组成，为素体阳虚痰盛，卒中外风代表方。本方由印会河教授在三生饮基础上去生姜，加石菖蒲、朱砂两味中药而成。方中天南星为君，为祛风痰之专药，《本经逢原》谓其："为开涤风痰之专药，专走经络，故中风麻痹以之为向导。"川乌、白附子为臣，两者皆辛热之品，性味功效相类，生附子猛峻，温脾逐痰，生川乌温脾逐风，两者皆为生用，通行经脉，力峻行速（以上三味药有毒，必须久煎后服用）；辅以木香苦辛泄热，芳香悦脾，又可通大肠及膀胱之滞，行气祛痰湿；印教授在上述药味基础上加用朱砂、石菖蒲，其中朱砂味甘，性微寒，主入心经，既能佐上三味之辛热，又可安神定志，石菖蒲味辛苦，性温，主入心经，取其豁痰开窍之效。

近期有学者实验研究表明三生饮治疗脑部缺血再灌注损伤，可以减小脑梗死体积，起到脑保护作用。

3.桃核承气加减方——血热互结、蓄血发狂

[临床表现]狂乱，幻觉，入夜尤甚，便秘，小便少，唇舌深紫，腹中块痛拒按，脉沉实。

[治法]祛瘀活血。

[方药组成]

桃仁 12g	红花 6g	丹参 15g	赤芍 15g
牛膝 9g	生大黄 9g	土鳖虫 9g	

[医案]钱某，女，19岁，经行遇雨，遂停经不行，腹痛1周，大便不通，忽然神识混乱，动手打骂，脉沉实，舌红苔黄，少腹硬痛拒按，夜间自述见鬼，频频惊呼，给予桃核承气汤加味，加用泽兰 15g 行经活血，服用 2 剂，月经再行，色深有瘀块，腹痛遂止，思睡，睡醒则神清气爽，恢复正常。

——摘自印会河.印会河中医内科新论.北京：化学工业出版社，2010.

[体会]

《伤寒论》第 106 条指出："太阳病不解，热结膀胱，其人如狂，血自下，下者愈。外解已，但少腹急结者，乃可攻下，宜桃核承气汤。"太阳经感受寒邪，传入胃肠，表里阳郁，血热互结，并循太阳经上扰巅顶，发为癫狂。根据《伤寒论》原文，桃核承气汤归为蓄血证。病机为外邪入里，热入血分，瘀热互结，扰乱神明。故蓄血证临床特点常见"狂乱不安""轻则如狂、甚则发狂""喜忘"等精神症状，其治疗原则是：攻下逐瘀。故印教授常以桃核承气汤加减治疗。

桃核承气汤原方由桃仁、桂枝、大黄、芒硝、甘草组成，印教授在原方基础上保留桃仁、大黄，加用红花、丹参、赤芍、牛膝、土鳖虫而成。其中桃仁、红花、丹参、赤芍、牛膝行血除瘀；土鳖虫为印教授喜用虫类化瘀药物之一，多用以除久瘀，通经隧；生大黄泻血闭，通大便。关于大黄描述，《本草经疏》记载："荡涤肠胃，推陈致新"，《名医别录》记载为"肠间结热，心腹胀满"，从方后注来看，服桃核承气汤"当微利"，推测服用本方时大黄用量应根据患者大便情况，随时调整大黄用量，以达通腹，泻血闭之功。总之，临床出现发狂，喜忘，少腹

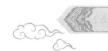

硬满，消谷善饥，大便干结，脉沉结或数等主症，辨证为瘀热互结时，印教授多选用此方加减应用。

4.除痰降火方——痰火郁结、失眠狂乱

[临床表现] 失眠乱梦，头痛昏胀，烦躁易怒，渐转惊恐、狂躁，不避亲疏，大便干结或便垢不爽，舌红苔黄，脉弦数有力。

[治法] 除痰降火。

[方药组成]

柴胡 9g	黄芩 15g	半夏 12g	青皮 9g
枳壳 9g	龙胆草 9g	栀子 9g	礞石 50g^(先煎)
珍珠母 30g^(先煎)	石菖蒲 9g	远志 6g	天竺黄 9g
竹茹 9g	制南星 6g		

另：礞石滚痰丸每日上午服 10g。

[加减法] 若有心悸者，加生龙骨；伴眩晕、呕吐者，去珍珠母、首乌藤，加大青叶、苍耳子、蔓荆子；心烦甚者加淡豆豉、莲子心清心除烦；失眠多梦甚者加炒酸枣仁、柏子仁、首乌藤、合欢皮养心安神；头痛者加赤芍、葛根；大便干燥者加川大黄泻下通便、祛痰。

[医案一] 神经衰弱、失眠

张某，女，30岁。就诊日期1999年2月11日。患者诉近7～8天无明显诱因出现失眠，不思饮食，情绪差，大便干。在诊室中时而哭泣，困倦欲倒。多疑、无明显言语错乱表现。舌质红，舌苔白腻，脉弦滑。印教授处方如下：

柴胡 9g	半夏 12g	黄芩 15g	青皮 9g
枳壳 9g	制南星 6g	竹茹 9g	龙胆草 9g
栀子 9g	全瓜蒌 30g	礞石 30g^(先下)	珍珠母 30g^(先下)
川大黄 5g^(后下)	葛根 30g	天冬 15g	炒决明子 30g

[按]

　　神经调节障碍及焦虑的患者一般都有入睡困难、易醒、多梦、醒后头脑仍不清晰等症状，因而整天头脑昏沉发胀，注意力不集中，记忆力下降，工作及学习效率下降。病人还有情绪不稳定、烦躁易怒、容易冲动等表现。多是由于某些不良情绪体验及内心冲突，使高级神经活动的过度或持续紧张状态所引起。印教授认为此患者的失眠是神魂不安所致，而神魂不安的原因，则主要责之于心（藏神）、肝（藏魂）。肝火盛，蒸湿生痰，痰火交郁，故而发生心烦不寐，或寐则乱梦纷纭，大脑基本上得不到休息，经常处于疲劳状态。以上方降火除痰正对病机。大便干结说明热无出处，痰火易结于内，故加用川大黄、瓜蒌、天冬、炒决明子等通腑泻热，希望热自大便而出，给邪出路，邪去神安。然泻火非泻下无度，便通即可。天冬、炒决明子等通便力度缓和，且兼有清肝之功，故选之。

[医案二] 抑郁症

　　陈某，男，37岁。初诊日期 2000 年 1 月 13 日。患者已经西医确诊为抑郁症。自觉头痛，颈部麻木发硬，平素精神压力大，自责，情绪低落，不愿意与他人交流，少言寡语。有时词不达意，对事物无兴趣。睡眠差，多梦。大便 2 ～ 3 日一行。舌质红，舌苔白，脉滑数。触之手掌灼热。印教授处方如下：

柴胡 9g	半夏 12g	黄芩 15g	青皮 9g
枳壳 9g	制南星 6g	竹茹 9g	川大黄 5g(后下)
珍珠母 30g(先煎)	礞石 30g(先煎)	龙胆草 9g	栀子 9g
合欢皮 15g	首乌藤 30g	葛根 30g	白蒺藜 15g
钩藤 30g			

　　1 月 20 日二诊：患者诉服药后颈部麻木发硬感减轻，情绪有所好转。睡眠差，眠不解乏，梦多。大便又 2 日未行，余同前。舌红，舌苔少，脉滑数。触之掌烫。印教授处方如下：

川大黄 5g(后下)	黄芩 15g	木香 6g	礞石 30g(先煎)
珍珠母 30g(先煎)	栀子 10g	龙胆草 9g	豆豉 15g
黄连 6g	莲子肉 3g	木通 10g	合欢皮 15g

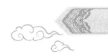

| 首乌藤 30g | 牡丹皮 15g | 赤芍 30g | 丹参 30g |

[按]

"治病必求于本"，痰火郁结之根本在肝气郁而化火，火蒸湿成痰（无形）。肝之腑胆也，故本病治疗乃从肝胆论治。印教授用此方时遇头痛以胀痛、实痛为特点者，加上白蒺藜、钩藤；伴有高血压者可再加夏枯草；年老兼肝肾不足者加桑椹、枸杞子等；胸中懊恼、情志欠调者加淡豆豉、薄荷。

后方为礞石滚痰丸加味，以泻火除痰，清上焦火热，兼以理血除烦为主。礞石滚痰丸能通便下痰，治疗顽痰怪病，对于痰火郁结重症，尤其是转为痰火狂乱者，多与汤剂同服，只要大便不稀便可用之。因此药有泻下之功，服后便前常感腹痛，故宜在上午服用，而腹痛便泄在下午，以保障夜间休息。

[医案三] 精神分裂症

王某，女，35岁。患者有精神失常病史10年，其弟弟及叔叔均有精神方面疾病。多次由其父母、丈夫伴诊，患者自诉上街时有恐惧感，故久闭门户而不出。强迫症状明显，常有不自主的肢体活动，或刻板地重复数次同样的动作等，且时有幻觉。对其丈夫有恐惧心理而久居其母处。患者失眠多梦、情志不遂，于月经期常常不能自控发火、生气。晚间不能入睡，故白日贪床不起，不能正常上班。舌质红，舌苔白腻，脉弦滑。1998年7月13日至1998年8月10日就诊4次，印教授均以除痰降火方为基础加减治疗：

柴胡 9g	半夏 12g	黄芩 15g	青皮 9g
枳壳 9g	制南星 6g	竹茹 9g	龙胆草 9g
栀子 9g	珍珠母 30g （先煎）	生牡蛎 30g （先煎）	礞石 30g （先煎）
合欢皮 15g	首乌藤 30g	葛根 30g	石菖蒲 9g
远志 6g	钩藤 30g	天麻 10g	白蒺藜 15g

9月3日来诊患者自诉诸症皆好转，睡眠好，梦不多，情绪好，恐惧感消失，可以自由上街等。其家人也颇觉欣喜。

[按]

　　精神分裂为多种形式的精神活动失调，一般以思维、情感、行为等与其所处环境严重不协调为主要特点，表现为幻听、幻视、妄想、情感反常、动作怪异、行为紊乱等。若多以镇静之法治疗，副作用较大，久用伤肝碍胃、且停药则病情反复。观印教授治疗此患者以除痰降火方为基础，另服礞石滚痰丸，辅以逐痰开窍，通便泄热。此患者症状典型，未用西药，单服印教授汤药而愈，说明了如果抓准主症中药效果确切。

　　印教授讲该病人发作与经期有关，不论何种表现均应疏肝理血。喜怒忧思悲恐惊，皆情郁之因。失眠、乱梦明显皆为痰扰，不论温胆或礞石类药，其作用主为除痰，而实际可镇静安眠。诸药合用使痰得除，便能通，热得泻。浊气下降，则诸气能升，脑窍方能清灵。

[体会]

　　除痰降火方是印教授总结了清代名医费伯雄训龙汤、驭虎汤，并吸取了宋代名医许叔微珍珠母丸的治疗经验，总结创立的一个方子，在临床上用以治疗以"狂躁、惊恐、抑郁、失眠、乱梦、大便干结"为临床表现的精神、神经类疾病，经过反复临床实践，效如桴鼓。

　　由七情可生六郁，气郁化火，体质属于阳性者尤为多见。肝郁日久克伐脾土，而致脾失健运，湿浊内生。湿浊与郁火相搏结，则成为痰火，痰火积久胶固，黏稠难消。久积不去，则变幻多端。痰热扰乱心神，则心烦易怒，夜不能寐或乱梦纷纭；痰阻气机，则胸脘痞闷；肺与大肠相表里，若痰火壅肺，肠腑不通，则大便秘结。若痰火郁结日久，病情进一步发展至痰火狂乱，除上症外尚可见烦躁易怒，渐转惊恐狂乱，不避亲疏。而舌质红，舌苔黄腻，脉弦数有力，均为痰火实证之表现。

　　故无论临床表现如何，其主因多为七情过激，情志不遂，其病机总是肝郁气滞，痰热内扰。其治疗当宜疏肝理气，除痰降火。除痰降火方中以柴胡、黄芩为清泄肝胆郁热的主药，其中柴胡辛散、苦泄、微寒，《神农本草经》谓："主心腹肠胃结气，饮食积聚，寒热邪气，推陈致新。"黄芩清热燥湿，泻火解毒。《名医别录》谓："疗痰热"，《本草纲目》谓："泻肝胆火"，用之乃苦寒直折其火。痰热

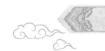

交结，热生于痰，故以半夏、天竺黄、竹茹、制南星化痰。青皮、枳壳化痰消积、行气解郁。其中青皮与枳壳二药相合，既可助柴胡解郁理气，俾气消则火降，气顺而痰消，又均具降气之功，以防柴胡升越之弊。龙胆草，《用药法象》云："退肝经邪热"，用之以泻肝火。栀子泻火除烦，清心最佳，用于此乃实则泻其子也。龙胆草、栀子二药可加强黄芩泻火之力，且肝胆心三脏兼顾，泄三脏实热。珍珠母重用，入肝经平肝潜阳，入心经镇惊安神。礞石质重性猛，功专坠降，既能攻消痰积，又能平肝镇惊。全方集清热泻火、达肝理气、解郁除烦、祛痰消积、安神镇惊、清心养脑为一体，用药精当，配伍合理。

5. 抵当汤加味方——外伤癫痫、痰瘀凝结

[临床表现] 有脑外伤史，发则昏眩倒仆，抽搐强直，口角流涎，有时发出不寻常的怪叫声，大便干结，舌质红，苔黄腻，脉弦数。

[治法] 化瘀活血。

[方药组成]

水蛭 12g	桃仁 12g	大黄 9g	花蕊石 20g ^{（先煎）}
土鳖虫 9g	地龙 15g	僵蚕 9g	全蝎 6g
蜈蚣 2 条			

[加减法] 久病者可加玄参、贝母、生牡蛎（即消瘰丸）、夏枯草、昆布、海藻、海浮石，软坚散结、疏通经络，常用桔梗、枳壳加强气行血行，活血化瘀，对于外伤癫痫病人常配伍川芎取其走脑窍、化瘀血之力。

[医案一] 王某，男，48 岁，中日友好医院病案号：542940。

主诉：癫痫间断发作 16 年，每月发作 10 余次。病史：1996 年患一次感冒发热之后，遂即出现阵发性抽搐，每次发作时似羊叫一声，旋即口吐白沫，抽搐，不省人事，数分钟后清醒已二便失禁。每月发作 10 余次。检查：神志清晰，语言流利，心肺（-），神经系统检查未引出病理体征。1989 年天坛医院脑电图示：中度异常；脑血流图示：血流流出加速、血管调节差。西医诊断：癫痫。舌质红，苔少，脉弦。辨证：血瘀痰凝。治法：化瘀散结。处方：

水蛭 10g	土鳖虫 12g	桃仁 12g	川大黄 6g

玄参 15g	川贝母 10g	生牡蛎 60g（先煎）	生薏苡仁 30g
木瓜 15g	鸡血藤 30g	当归 30g	赤芍 30g
夏枯草 15g	海藻 15g	昆布 15g	海浮石 18g（先煎）

连服 7 剂。

二诊：1996 年 5 月 18 日。服上方至第 6 剂时大发作 1 次，似羊尖叫一声后双目上吊，抽搐，口吐白沫，2～3 分钟后清醒，尿黄，大便溏，每日 2～3 次，纳差。舌红，苔少，脉弦细。下焦湿浊尚重，原方加木瓜 15g 以舒筋化湿，继服 7 剂。

三诊：1992 年 5 月 25 日。患者药后于 5 月 18 日、19 日各发作 1 次，20 日发作 2 次，每次发病意识丧失 1～2 分钟，口吐白沫，无二便失禁，舌红，苔少，脉弦细。此系药后药邪抗争，初期由于邪气尚盛，往往出现症状一过性加重，表现为癫痫发作稍频或头痛加重；但继续服药，不仅发作逐渐减轻，而且完全可以控制，似成规律，故初诊就需向患者及其家属说明，原方加地龙 15g，防己 10g，继服 10 剂。

四诊：已 2 周未发作癫痫，舌脉同前。原方加钩藤 30g，继服 7 剂。

五诊：服上方后一直未发作癫痫，自觉深吸气时胸痛。舌红，苔少，脉细弦。原方加冬瓜子（杵）30g，杏仁 12g，芦根 30g，继服 7 剂。

六诊：癫痫未再发作，仍觉深呼吸时左胁痛，二便调，舌脉同前。再拟化瘀散结治疗，处方：

水蛭 12g	桃仁 12g	川大黄 6g	土鳖虫 12g
生牡蛎 60g（先煎）	川贝母 10g	玄参 15g	夏枯草 15g
海藻 15g	昆布 15g	海浮石 18g（先煎）	当归 30g
赤芍 30g	丹参 30g	郁金 15g	钩藤 30g
白蒺藜 15g	木瓜 15g	生薏苡仁 30g	

连服 40 剂。

七诊：一直服用上方（2～3 天 1 剂），坚持上班，癫痫未再发作，外院多次脑电图复查均正常。

——摘自印会河.印会河中医内科新论.北京：化学工业出版社，2010.

[医案二] 张某，男，42 岁。1974 年就诊。

患者于 1962 年在某次战斗中，头部受伤。伤后发生癫痫，每日大发作 2～3

次，发作时猝然仆倒，肢体抽搐。曾因手提热水瓶时发作跌倒，而烫伤上肢及胸、背部皮肤。记忆力逐渐减退。二便正常。脉沉，舌苔薄黄。因病势沉重，故专程自川来京医治。病人"喜忘"，又有头部外伤史，为血蓄头中之证。血瘀不营筋脉，故见抽搐仆倒之风象。方用：

水蛭 12g	虻虫 6g	桃仁 12g	大黄 6g
土鳖虫 9g	生牡蛎 30g^{（先煎）}	贝母粉 3g^{（冲服）}	玄参 12g
夏枯草 15g	蜈蚣 3 条	全蝎 6g	僵蚕 9g

水煎服，每日 1 剂。

服上方 5 剂（停用其他药物）即停止发作，连续服药 5 个月，病始终未再发。乃将原方改制丸剂，以巩固疗效，返回四川工作。

——摘自印会河.印会河中医内科新论.北京：化学工业出版社，2010.

[体会]

中医学认为本病属"风"病范畴，古有羊角风之称，实即指忽然昏倒抽搐而言。究其风之成因，则众说纷纭：有的主火，谓风火相煽；有的主痰，谓痰迷灵窍……但验之临床，均收效甚微。观历代中医文献记载，对癫痫病的治疗，多用祛痰、镇痉、息风诸法。印教授临床上亦曾应用上法治疗此病多年，但疗效终不满意。及至 20 世纪 70 年代初，才根据久患癫痫病者记忆力多有减退、并且由外伤引起颇多等特点，考虑其有瘀血不散，并根据《伤寒论》下焦蓄血"其人喜忘"的记载，认为"死血""顽痰"是本病根源。

印教授认为本病有脑外伤史，外伤常导致瘀血内停而成"风象"，故见昏眩倒仆，抽搐强直，口角流涎；发出不寻常的怪叫声，这是神志丧失的先兆表现；因瘀血内阻，腑气不通，则大便干结。故认为本病病机为瘀血凝聚，其次则为老痰凝结，属有形之痰，故治疗亦采取活血化瘀、化痰软坚散结的方法，取"坚者消之"和"血行风自灭"之意。且印教授认为"死血""顽痰"往往是疾病不易治愈的根源，印教授称之"障碍"，障碍一日不除则疾病一日不去，瘀血不除则经络不通，水湿易凝聚成痰，痰阻经络，气血运行不畅又容易形成瘀血，故痰和瘀往往互相搏结，造成脏腑功能失调，引出一系列临床症候群。故印教授在治疗某些慢性、难治性疾病时，常以理血及散结为法（散结有化顽痰之意）。化瘀的主方是抵当汤，软坚散结的主方是消瘰丸。

该方选用抵当汤为主加土鳖虫以攻逐瘀血，生牡蛎、玄参、贝母（即消瘰丸）、夏枯草软坚散结。抵当汤原方为水蛭、虻虫、桃仁、大黄。印教授常以䗪虫代替虻虫使用。虻虫味苦，性微寒，有小毒，归肝经。《本经逢原》曰其"逐瘀血，破下血积、坚痞、癥瘕、寒热，通利血脉及九窍"。其效力猛烈，《本草从新》言其"破血通行经络"，"堕胎只在须臾"，为破血逐瘀、散瘀消结之峻品，故而易伤正气。土鳖虫味咸，性微寒，入肝经。《本草经疏》曰其"咸寒入血软坚，故主心腹血积、癥瘕血闭诸证"。其与水蛭、虻虫一样，均有破血消癥、入血软坚的作用，常与水蛭活血化瘀峻品相伍，相使为用，但其性较缓和。因久病瘀停，正气多虚，故印教授常以䗪虫代替原方中虻虫使用，以防正气耗伤太过。由于癫痫有发作无规律及数变之表现，中医属于风象，故印教授基于"治风先治血"的理论，用理血药，取"血行风自灭"之意；又配以僵蚕、蜈蚣、全蝎、蝉蜕息风之品加强定风作用。另外生薏苡仁、木瓜为印教授经验用药，因其有舒挛之功。与"其人喜忘"用抵当汤的记载不悖，疗效可以提高。

印教授认为此病虽以抽搐动风为表现，但治疗此病时单靠镇静不妥，特别是外伤癫痫，外伤本身就有停瘀，镇静是不能祛瘀的，而且外伤癫痫常为久瘀，非一般活血药物可除，活血要够"力度"，就一定要用虫类药物，例如水蛭、䗪虫之类，而且消坚要持久，可配用海藻、昆布、海浮石等加强软坚散结之功。抵当汤在化瘀攻下的方剂中，历来被认为是峻烈的方药，特别是在近年出版的某些中药著作中，提出过水蛭溶血问题，医生们就更不敢轻易使用。其实，运用有毒药物治病，一般具有见效快、疗效好的特点，只要掌握得当，一般是安全的。印教授还观察到，在服药初期，往往出现一过性症状加重，表现为癫痫发作稍频或头痛加重，印教授认为此为"瘀血为药力推动"表现，不必惊慌，继续服药，发作会逐渐减轻，并过渡到完全控制，不再发作。

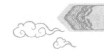

三、心气虚、心血不足

养心丹加减——气血两虚、失眠心悸

[临床表现] 心悸，面色不华，少气懒言，神疲乏力，睡眠短浅或多梦易醒，苔少，脉虚细无力。

[治法] 益气补血，养心安神。

[方药组成]

太子参 10g	黄芪 15g	茯苓 15g	甘草 10g
桑椹 15g	五味子 10g	酸枣仁 15g	首乌藤 30g
柏子仁 12g	远志 6g	合欢花 10g	分心木 3g

[加减法] 阴血不足较甚者加当归、熟地黄等养血滋阴，食纳不佳者加白术、陈皮等，健脾助运。

[医案] 张某，女性，63 岁，因头晕、乏力倦怠、失眠多梦 3 月余来诊。患者精神倦怠，面色不华，头晕心悸，乏力倦怠，纳呆食少，失眠多梦，舌淡、苔薄白，脉虚细。脉证合参，证属气血不足，心神失养。治以益气养血、养心安神。方用养心汤加减，药物组成如下：

黄芪 30g	太子参 10g	茯苓 20g	白术 20g
远志 10g	桑椹 15g	当归 20g	首乌藤 30g
五味子 10g	分心木 3g	柏子仁 10g	炒酸枣仁 30g

患者经上方为主加减调理，先是头晕、心悸减轻，后纳食如常，睡眠渐觉理想，随之乏力、倦怠较前改善。患者坚持用中药以巩固疗效，在上方基础上或加麦冬、地黄益养津血，或加焦麦芽等助脾胃运化，继服数周后面色也转红润，病情稳定。

[体会]

本病主要由于素体禀赋薄弱，又加脾胃虚弱，脾失健运，气血生化之源不足，心失所养、心无所主而发。《黄帝内经》载:"劳者温之,损者益之"及"形不足者,温之以气,精不足者,补之以味。"故本病例采用养心汤化裁治疗。古有琥珀养心汤出自明代王肯堂所著之《证治准绳·杂病证治类方》,主治心虚血少惊惕不宁。原方组成为琥珀、煅龙骨、远志、石菖蒲、茯神、人参、酸枣仁、当归、生地黄、黄连、柏子仁、朱砂、牛黄。其中生地黄养心阴以制火,人参补心气以宁心,黄连清心火之妄动,龙骨定魂魄之飞扬,酸枣仁滋养心神,远志交通心肾,当归养血荣心,茯神安神定志,柏子仁养心气,石菖蒲开心气以通窍,牛黄凉心热以定惊,朱砂镇坠心气、安心神,适用于"心虚热炽,心神失养,心气不宁,故心跳不已,触事易惊"的患者。印教授根据临床经验,拟养心汤加减以治疗心气虚、心血不足诸证。方中太子参、黄芪补气,茯苓、白术健脾,使化源充足,当归与黄芪相配补养心血,五味子收敛心气安神,首乌藤、柏子仁、酸枣仁补心安神,桑椹、远志、分心木交通心肾,诸药合用,常常取得佳效。

该患者因气血不足,故见神疲乏力、少气懒言、脉虚细无力;气血亏虚,心神失养,则见心悸、睡眠短浅、多梦易醒。本证特点为心气心血不足,而虚热之象不显。所以印教授在治疗该证时,不用苦寒伤脾之凉药,重用黄芪以增强健脾益气之力,另外,原方以琥珀、龙骨镇惊安神,考虑该患者以虚为本且无惊惕不宁等症,故减去重镇碍胃之品,时时注意顾护脾胃,以助气血化生之源。印教授酌情弃琥珀,而以性味酸收的五味子收敛心气,并借性平、味苦涩之分心木脾肾双顾,收敛心神。全方以益气养血,养心安神为法,使脾气健运、心血得养、气血充盈,从而头晕、心悸、失眠、乏力诸症解除,疾病痊愈。

值得注意的是:本方临床应用中主要针对虚证,所以补益之药偏多,治疗时要充分照顾到患者的本虚之体,又要考虑并观察患者有无虚不受补之表现,若病人出现纳食日渐减少,舌苔增厚等,宜健脾开胃,暂时减少补药,待食欲有增,舌苔好转后再行调补。

[附]分心木是胡桃科植物胡桃果核内的木质隔膜。《本草再新》中记载:"分心木,味苦涩。性平,无毒。入脾、肾二经"。功用健脾固肾、收涩精气,治遗精滑泄,淋病尿血,暑热泻痢,崩中下血。印教授认为分心木有益肾之功,配合诸药交通心肾,增强各药养心安神的作用,最终达到了养血以补心,益肾以宁神,健脾以资化源,使心神安宁,失眠乃愈的目的。

四、心肝血虚

补心丹加减——心肝血虚、失眠心悸

[临床表现] 失眠心悸，多梦而惊，心烦头晕，目眩，善疑忌，多妄想，舌红苔少，脉细数。

[治法] 养心补肝。

[方药组成]

生地黄 12g	天冬 9g	酸枣仁 15g	柏子仁 9g
远志 6g	茯神 9g	五味子 9g	丹参 15g

琥珀末 2g^{（睡前吞服）}

[加减法] 惊恐甚者加磁石镇惊安神，心烦者加黄连清心除烦。

[体会]

此方剂为印教授治疗神志不安中医辨证属心肝血虚证的常见方剂。以心悸失眠而惊，心烦头晕为辨证要点。《素问·灵兰秘典论》曰："心者，君主之官，神明出焉。"故神志疾病多从心论治，然"随神往来者谓之魂"（《灵枢·本神》），"肝藏魂"（《素问·宣明五气论》），故肝脏对神志疾病同样具有非常重要的影响。所以对神志疾病的辨证论治，亦不可单独从心考虑，明辨心肝实属必要。心肝二脏相互依存，相互为用，以维持正常的精神情志活动。

印教授认为：心悸失眠，多梦而惊，头晕目眩是心肝血虚的重要表现，治宜补养心肝之血。心主血，肝藏血，心肝血虚，则表现出心神及所主官窍组织失养为主的证候。心神失养，神不守舍，则心悸怔忡，失眠多梦；血虚不能制阳，虚阳上扰，故见心烦；血不荣脑，故见头晕；肝血不能养目，故见目眩；心肝血虚，故现多妄想、善疑忌等症状。本方是由天王补心丹化裁而来，此方重用生地黄，一则入血分以养血，血不燥则津自润，一则滋肾水以补阴，水盛则能制火，是为主药；天冬甘寒滋润以清虚火之效，丹参作补血、养血之助。以上皆为滋阴、补血而设。酸枣仁、五味子酸以收敛心气而安心神；柏子仁、茯神、远志养心安神；琥珀末镇惊安神。以上皆为补心气、宁心安神而设。两相配伍，重在滋阴补虚补不足之本，兼治虚烦少寐之标，标本并图，阴血不虚，则所生诸症，乃可自愈。

现代药理研究表明，酸枣仁中的皂苷及醇提取液具有镇静、催眠、镇痛、抗惊厥等作用，能对抗咖啡因引起的兴奋状态，并能协助巴比妥类药物的中枢抑制作用；五味子对神经系统各级中枢均有调节作用，对大脑皮质的兴奋和抑制过程均有影响，使之趋于平衡；丹参对中枢神经有镇静和镇痛作用，能减少大脑活动；另外生地黄、柏子仁、麦冬、远志都具有一定的镇静及催眠作用。

五、心肾两虚

孔圣枕中丹加减——心肾两虚、失眠健忘

[临床表现] 心悸失眠，头晕善忘，多惊善恐，可伴有耳鸣，眩晕，腰酸，苔少或苔黄，脉细。

[治法] 养心益肾。

[方药组成]

生龟甲 30g^(先煎)	生龙骨 30g^(先煎)	远志 10g	石菖蒲 10g
柏子仁 10g	炒酸枣仁 30g	首乌藤 15g	合欢花 10g

[加减法] 肝肾阴虚较甚，伴耳鸣、头晕、腰酸者，可加用二至丸及当归、地黄、桑椹、枸杞子等滋养肝肾。食欲不振者，可加用茯苓、白术等健脾助运，使心血滋养有源。

[医案] 张某，女，34岁。素体虚弱，因夜晚归家，途中突受惊吓，随后常感心悸易惊，神思不定，虚烦不眠，伴胸闷气短，四肢乏力，面色无华，舌淡、脉沉细不静。此乃素体虚弱，加受惊吓，心气虚怯，阴血暗耗，心神失宁，而为惊悸。治以益气镇惊，宁心安神。方用孔圣枕中丹加味：

石菖蒲 10g 　　远志 10g 　　生龟甲 30g^(先煎) 　　生龙骨 30g^(先煎)

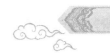

当归 10g　　　　熟地黄 15g　　　　柏子仁 10g　　　　炒酸枣仁 30g

首乌藤 15g　　　　合欢皮 15g　　　　五味子 10g　　　　茯苓 15g

以上方为主加减调理月余，惊悸好转，睡眠明显改善。继续随症加减至气短、四肢乏力诸症好转。

[体会]

此方剂为印教授治疗心悸失眠为主，辨证属心血虚、肾精不足的常用方剂，其中，头晕善忘，多惊善恐为辨证要点。

孔圣枕中丹为孙思邈所创，载于《备急千金要方》，由远志、石菖蒲、龟甲、龙骨四味药组成，原方主治读书善忘、久服令人聪明。古人认为：龟者介虫之长，阴物之至灵者也；龙者鳞虫之长，阳物之至灵者也，借二物之阴阳以补吾身之阴阳，假二物之灵气，以助吾心之灵气。又人之精与志，皆藏于肾，肾精不足，则志气衰，不能上通于心，故迷惑善忘也。远志，苦泄热而辛散郁，性善宣泄通达，能通肾气上达于心而宁心安神，强志益智。石菖蒲，辛散肝而香舒脾，能开心窍而宁心神，兼去湿除痰。又龟能补肾，龙能镇肝，使肝火不能上扰清窍而心肝宁，则聪明开而记忆强矣。龟甲、龙骨者，属重镇安神之药对，又善调理阴阳，故四者合用能阴阳平衡、开窍畅气、宁心安神。

印教授师从古方，并在古方的基础上加用养心安神之品，用于治疗心血虚、肾精不足导致的失眠健忘。林佩琴《类证治裁》言："人之神宅于心，心之精依于肾。"心主血，藏神，心血亏虚，心神失养，则见失眠、健忘、易惊；肾精不足，不能上通于心，则加重其病变。正如《景岳全书》中记载"思虑劳倦，惊惧忧疑，及别无所累而常多不寐者，总属真阴之精血不足，阴阳不交，而神不安其室耳。"《校注妇人良方》薛己按："人之所主者心，心之所主者血，心血一虚，神气不守，此惊悸所由此作也。"故印教授在孔圣枕中丹基础上，加柏子仁、酸枣仁、五味子、首乌藤、合欢花或合欢皮养心安神。熟地黄、当归养血滋阴，茯苓健脾助运，使心血滋养有源，心气得养，神有所归，其惊得镇，疾自平矣。

另：在龟甲的选用上，本方选用的是生龟甲而非制龟甲，是针对患者个体情况，生龟甲偏重于镇心安神，对于身体盛壮，大便尚实者，尽可选用。而制龟甲偏重于敛心安神，收敛固涩之效偏强，对于素体弱，时而大便溏泄，次数偏多者可酌情使用。另外还有龟甲胶，其滋阴补血作用较强，对阴血虚，服之可受纳者可考虑选用，但其价格昂贵，可视患者经济情况具体定夺。

[附] 合欢花又名夜合花，为豆科植物合欢的干燥花序，合欢皮则是该植物的干燥树皮。高等中医药院校教材《中药学》以合欢皮为正品，属养心安神药，其功能为解郁安神，活血消肿，除用于失眠外，还可用于跌打骨折的血瘀肿痛和肺痈及疮痈肿毒；合欢花则列为附药，只有解郁安神之功。《药典》则把花、皮分列，两者功用与《中药学》教材均相同。《神农本草经》只言合欢，并未说明是用花还是用皮，就目前实际情况来看，临床轻症，病程短，以合欢花为多用；失眠较重，病程较长，久病入络则合欢皮既能解郁安神，又能理气活血。临床常配伍首乌藤治疗失眠等症，首乌藤又称夜交藤，性平，味甘，功能养心安神，主治虚烦不眠、多梦等症，以用于阴虚血少所致的失眠为主。

六、心肾不交证

黄连阿胶汤——心肾不交、失眠健忘

[临床表现] 烦躁不眠，口燥咽干，心悸，五心烦热，腰膝酸软，舌尖红，少苔，脉数。或兼见心悸，头晕头昏，健忘遗精，耳鸣耳聋，低热盗汗，心烦口渴，唇舌糜烂，小便短赤。

[治法] 滋肾水，清心火。

[方药组成]

黄连 6g	黄芩 9g	生白芍 9g	阿胶珠 9g
鸡子黄 1 个 ^(冲服)			

[加减法] 失眠甚者，加首乌藤、合欢花以助安眠，心烦甚者加莲子心以清心泻火。

[医案] 黄某，男，74 岁，1993 年 6 月 7 日初诊。患者消瘦口干，烦躁不寐 2 个月。近年来奔波操劳，疲惫不堪，2 个月前因感冒发热，服交沙霉素、阿司匹林等，自此身体逐渐消瘦，口干舌燥，烦躁不寐，两颧红赤，局促不宁，夜热早凉。舌绛，无苔，脉弦。曾予谷维素、维生素 B、维生素 C，睡前服地西泮以助睡眠，未见寸效。西医诊断：神经官能症。中医诊断：不寐。辨证：热入血分，

肾精亏虚。治宜滋阴潜阳泻火。方药：三甲复脉汤合黄连阿胶汤加减。具体药物如下：

生龟甲 30g（先煎）	生鳖甲 30g（先煎）	生牡蛎 30g（先煎）	生地黄 12g
生甘草 6g	麦冬 9g	生白芍 9g	阿胶珠 10g
火麻仁 10g	黄连 6g	黄芩 10g	鸡子黄 1 个（冲服）
首乌藤 30g	合欢皮 15g		

二诊：消瘦情况好转，口干颧红减轻，烦躁不寐好转，舌红，苔少有津，脉弦。水津来复，病有好转之机，仍用原方继续观察，继服 16 剂。

随诊，全身情况全面改善，症状基本消失。

[按]

患者年老体弱，平素劳神太过，则阴液过度消耗，春夏之交，又遇感冒温邪之热，西药发汗后津液进一步丢失，以致全身水液亏虚。热入血分，伤及肾阴，出现肢体干瘦、唇舌干缩、无苔等一派阴伤之象。阳浮于上则两颧红赤，夜热早凉。水亏于下，不能摄纳，复因劳神过度，心火亢于上，心肾不交则烦躁不眠。方用三甲复脉汤滋阴潜阳使虚火潜降，黄连阿胶汤滋肾水，清心火，使心肾交通。其中生龟甲、鳖甲、生牡蛎滋阴重在潜阳，使虚火潜降；白芍、火麻仁、生地黄、麦冬、阿胶、生甘草养阴津；鸡子黄养心安神；黄连、黄芩泻火以除烦热；加首乌藤、合欢皮以助安眠。

——摘自印会河.印会河中医内科新论.北京：化学工业出版社，2010.

[体会]

黄连阿胶汤源于《伤寒论》，原文为"少阴病，得之二三日以上，心中烦，不得卧，黄连阿胶汤主之"。其为少阴病热化伤阴后阴虚火旺证引起的失眠而设。吴鞠通在《温病条辨》中也提到："少阴温病，真阴欲竭，壮火复炽，心中烦，不得卧者，黄连阿胶汤主之。"同时在按语中写道："以黄芩从黄连，外泻壮火而内坚真阴；以芍药从阿胶，内护真阴而外捍元阳。名黄连阿胶者，取一刚以御外侮，一柔以护内主之义也。"柯韵伯云："病在少阴而心中烦不得卧者，既不得参甘以助阳，亦不得用大黄以伤胃也。故用芩连直折心火，使阿胶滋而不腻；用阿胶以补肾阴，鸡子黄佐芩连，于泻心火补心血；芍药佐阿胶，于补阴中敛阴气，斯则心肾交合，水升火降，是以扶阴泻心之方，而变为滋阴和阳之剂。"

肾属足少阴，心属手少阴，心肾关系密切。正常生理情况下心火下蛰于肾，以扶肾阳暖肾阴；肾水上承于心，以济心阴配心阳，使心火不亢。二者相互作用、制约以使心肾相交、水火既济。朱丹溪在《格致余论》中进一步阐释："人之有生，心为之火居上，肾为之水居下，水能升而火能降，一升一降，无有穷矣，故生意存焉。"若肾水亏于下而不能上济于心，或心火过亢则上炎而不能下济于肾，则心肾不交。心肾不交表现为躁烦不眠，口燥咽干，心悸怔忡，五心烦热，腰膝酸软，舌尖红，少苔，脉数。治疗用《难经》提出的"泻南补北"法。治宜黄连阿胶汤，方中阿胶是由驴皮熬制而成，为血肉有情之品，能够大补真阴；鸡子黄，《本草备要》载："鸡子黄入心经，镇心安神，益气补血，散热定惊"。此方中用鸡子黄并非单为滋阴，亦可有镇惊安神之意。白芍其味甘可以养阴，性寒可以助黄连、黄芩清心火，其味酸可敛阴气，内护真阴。黄连清心火，除烦热，使心火下降；黄芩从黄连直泻心火而内坚真阴，且其能燥湿，使阿胶滋而不腻。诸药合用，刚柔相济，抑壮火而救阴精，使水升火降，心肾相交，则烦除寐安。

本方煎服法比较复杂，伤寒论中原文为"上五味，以水六升，先煮三物，取二升，去滓，纳胶烊尽，小冷，纳鸡子黄，搅令相得"。其需要烊化阿胶，冲服鸡子黄。

应用本方时一定要辨出心火亢和肾水不足，心经实火多见心悸，心烦，舌尖红赤，脉数。肾阴不足多见腰膝酸软，少苔，脉细。刘渡舟老先生曾在其医案中描述其典型舌象为"舌红无苔，舌尖宛如草莓之状红艳"。且应进一步辨别虚实的主次，以调整黄连、黄芩与芍药、阿胶的用量。

本方苦寒黏腻，应中病即止，不宜久服。《温病条辨》提出："壮火尚盛者，不得用定风珠复脉；邪少虚多者，不得用黄连阿胶汤；阴虚欲痉者，不得用青蒿鳖甲汤。"三方虽均可存阴退热，但黄连阿胶汤多用于壮火盛，肾水亏者，一面补阴，一面去邪。若邪少虚多者用之，苦寒化燥更伤其阴。大定风珠、加减复脉汤多用于邪少虚多者，一面填阴，一面护阳。若邪气尚盛者，有恋邪之弊。青蒿鳖甲汤多用于热病后期，夜热早凉，热退无汗，以补阴之品，为退热之用。若阴虚欲痉者用之，青蒿清透邪热，加重肝肾之阴伤，使虚风内动更剧，宜酌情把握。

本证不寐由肾水不足，心火独亢于上，阳不入阴，扰及心神所致。且不寐与心烦，互相影响形成恶性循环，故同时清心火，滋肾水。本心肾不交证失眠特点

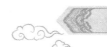

为每晚当阳入于阴之时，则烦甚而不能卧寐。本证的躁烦不眠需要与其他方证相鉴别，少阴寒化证也可出现心烦不得卧，多表现为阴盛格阳，方用白通汤。少阴病阴虚水热互结，也可出现心烦不得卧，多兼小便不利，方用猪苓汤。肝阴血虚，虚热内扰，也可出现心烦不得卧，多伴有头晕、面色不华等心肝血虚的表现，方用补心丹，宜鉴别应用。

附　印会河教授治疗失眠十法

失眠又称"不寐""不得卧""目不瞑"，是指经常性的睡眠减少，包括睡眠不实、乱梦纷纭、入睡困难、寐而易醒、时寐时醒、睡眠浅短、醒后不能再度入睡、甚至通宵不能成眠等。《灵枢·大惑论》云："卫气不得入于阴，常留于阳。留于阳则阳气泄，阳气泄则跷阳盛，不得入于阴，故目不瞑。"失眠病机大抵可概括为心神失养及心神不安两大类，阴血亏虚，心神失养易致不寐，胆热、痰浊、食滞、湿邪、郁火等邪气上扰心神，心神不安亦可导致不寐。印会河教授常从以下几个方面入手治疗失眠。

①除痰降火

此法适用于痰火郁结、内乱心神而致失眠之证。临床多表现为失眠乱梦，心烦易怒，甚则狂乱、头胀痛、脘腹胀满、便秘等，脉弦滑或数，舌红、苔白腻或黄腻。方以柴芩温胆汤加减除痰降火、静心安神。具体药物组成如下：

柴胡 10g	黄芩 12g	半夏 12g	青皮 10g
枳壳 10g	天南星 6g	竹茹 12g	龙胆草 10g
栀子 10g	合欢皮 15g	首乌藤 30g	

②活血化瘀

此法适用于外伤后瘀血内停兼见失眠者。临床多表现为失眠、眩晕、头部压迫感，健忘，口干不欲饮，舌质紫暗，脉细涩。方以复元活血汤加减活血化瘀治疗。具体药物组成如下：

柴胡 10g	天花粉 10g	当归 10g	穿山甲片 10g
桃仁 10g	红花 10g	川大黄 6g (后下)	水蛭 10g
川芎 10g	赤芍 30g	王不留行 10g	骨碎补 10g

自然铜 5g^(先下)　　花蕊石 15g^(先下)　　生甘草 10g

③清肝泻火

此法适用于肝火上炎或肝胆湿热，火热内郁，扰乱心神而致失眠者。临床多表现为失眠多梦、心烦易怒、掌烫尿黄，或见大便干燥不爽，头痛或晕或胀，耳鸣，舌红，苔黄，脉弦数有力。方以龙胆泻肝汤加减清肝泻火。具体药物组成如下：

龙胆草 10g　　　栀子 10g　　　　黄芩 10g　　　　柴胡 10g
车前子 10g^(包)　泽泻 15g　　　　通草 5g　　　　苦丁茶 10g
续断 10g

④平肝潜阳

此法适用于肝阳上亢、心神被扰，证属上实下虚者。临床多表现为少眠，头胀眩晕，面色潮红，便干口渴，口苦心烦，性情急躁，两腿无力，舌质红，苔黄，脉弦数。方以天麻钩藤饮加减平肝潜阳安神治疗，具体药物组成如下：

天麻 10g　　　　钩藤 15g　　　　珍珠母 30g^(先下)　菊花 10g
白蒺藜 15g　　　龙胆草 10g　　　续断 10g　　　　青葙子 10g
苦丁茶 10g　　　首乌藤 30g

⑤清泄肝胆

此法适用于肝胆郁热，上攻头目，内扰心神者。临床多表现为眠差伴头晕目眩，羞明，耳胀耳鸣，口苦，甚则恶心呕吐，苔白腻或黄腻，脉弦。方以自拟清泻肝胆方治疗，具体药物组成如下：

柴胡 10g　　　　黄芩 15g　　　　半夏 12g　　　　青皮 10g
枳壳 10g　　　　竹茹 12g　　　　龙胆草 10g　　　栀子 10g
大青叶 10g

⑥疏肝解郁，软坚散结

此法适用于肝郁不疏、内结坚块伴失眠，辨证属肝经癥积者。临床多表现为睡眠不佳，心烦易怒，胁肋不舒，两乳胀痛，颈部可见瘿瘤，或乳房坚块，舌苔白或黄，脉弦或数。方以逍遥散加减疏肝解郁，软坚散结。具体药物组成如下：

柴胡 10g　　　　赤芍 30g　　　　当归 15g　　　　丹参 30g
川贝母粉 3g^(分冲)　玄参 15g　　　　夏枯草 15g　　　浮海石 15g^(先下)
海藻 15g　　　　昆布 15g　　　　合欢皮 15g　　　首乌藤 30g

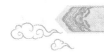

⑦疏肝解郁，和胃制酸

此法适用于胃不和致夜寐不安者。临床多表现为胃脘胀痛，烧心，吐酸，胃中嘈杂不适，大便偏干，夜眠欠安，舌苔黄，脉弦。方以大柴胡汤加减疏肝解郁，和胃制酸。具体药物组成如下：

柴胡 10g	半夏 12g	黄芩 12g	枳壳 10g
赤芍 30g	大黄 6g	竹茹 10g	煅瓦楞子 30g

⑧滋补肝肾，调和阴阳

此法适用于肝肾两虚、阴阳气血失调者。临床多表现为失眠，心烦易怒，阵汗阵热，舌苔黄或白，脉细。方以二至丸加减滋补肝肾，调和阴阳。具体药物组成如下：

墨旱莲 15g	女贞子 12g	稽豆衣 10g	桑椹 30g
五味子 10g	白芍 15g	当归 15g	柴胡 10g
巴戟天 10g	黄柏 15g	知母 10g	首乌藤 30g
合欢皮 15g	酸枣仁 15g	茺蔚子 15g	

⑨益气补血，养心安神

此法适用于心气虚，心血不足，心神失养者。临床多表现为睡眠短浅，少气懒言，神疲乏力，心慌，或有盗汗，多梦易惊，苔少，脉虚细无力。方以养心汤加减益气补血，养心安神治疗。具体药物组成如下：

柏子仁 12g	生甘草 10g	太子参 30g	黄芪 15g
茯苓 15g	远志 6g	酸枣仁 15g	桑椹 15g
首乌藤 30g	合欢花 10g	五味子 10g	分心木 3g

⑩养心益肾，镇惊安神

此法适用于心血虚，肾精不足者。临床多表现为失眠，健忘，心悸，头晕，多惊易愁，苔少色黄，脉弱。方以孔圣枕中丹加减养心益肾、镇惊安神。具体药物组成如下：

龟甲 30g ^(先下)	龙骨 30g ^(先下)	远志 6g	石菖蒲 9g
柏子仁 9g	酸枣仁 15g	首乌藤 30g	合欢花 10g

七、水气凌心

苓桂术甘汤加味——水气凌心、心悸目眩

[临床表现] 心悸气短，胃脘堵闷，阵发心痛，头目眩晕，全身轻度肿胀，小便短少，舌淡苔白，脉弦细结代，或细弱无力。

[治法] 温阳化水。

[方药组成]

| 茯苓 30g | 桂枝 12g | 白术 12g | 甘草 9g |
| 泽泻 15g | 薏苡仁 30g | | |

[加减法] 唇舌青暗有瘀斑者，加生蒲黄、五灵脂活血化瘀；气虚加黄芪补气利水；胸闷加旋覆花、生香附理气开胸。

[体会]

此方剂为印教授治疗惊悸中医辨证属水气凌心证的常用方剂，以心悸气短、胃脘堵闷、头目眩晕、小便短少、舌苔白滑为辨证要点。

《金匮要略·痰饮咳嗽病脉证并治第十二》曰："心下有痰饮，胸胁支满，目眩，苓桂术甘汤主之。"水液的运行与肺、脾、肾三脏有关，如三脏功能失调，肺之通调涩滞，脾之转输无权，肾之蒸化失司，则三者互为影响，水谷不得化为精微输布周身，津液停积，变生痰饮。三脏之中，脾运失司，首当其要。脾主中州，职司气化，为气机升降之枢纽，脾阳不足，健运失职，则湿滞为痰为饮。而痰饮随气升降，无处不到，停于胸胁，上凌心肺，心阳不能畅通则心悸气短，胃脘堵闷；水饮阻滞中焦，清阳不升，则见头晕目眩；水气不利故全身轻度肿胀；水气不利，水气不入于膀胱而化为尿，故小便短少；心阳虚，气血不续，故脉见弦细结代，或细弱无力。

仲景云："病痰饮者，当以温药和之。"（《金匮要略》）此方是从苓桂术甘汤加味而来。痰饮为患，流动不拘，涉及范围广泛，从内到外，从上到下，均可因

痰饮停聚而成病，水饮内停胸胁，上凌心肺，阴乘阳位，水饮、痰邪均为阴邪，易伤阳气，阳虚之时阴邪乘虚而入，阴邪内生；阳弱气虚，不能温煦，阴邪独盛，进一步耗伤阳气，阻遏心阳，致阳虚水不化气，以桂枝通阳化气，温化水饮，并降冲逆之气。饮邪得温始开，得阳始运，而桂枝恰有振奋脾肾之阳气，开发腠理，通行水道之作用。饮邪内停，终因脾阳不振，不能运化水湿，聚而为饮，用茯苓健运脾气，渗利水湿，白术、薏苡仁健脾燥湿，与茯苓相须为用，健脾祛湿。泽泻渗湿利水，助茯苓、白术、薏苡仁利水。甘草助桂枝扶心阳以消阴，诸药合用，温阳化气，健脾利水。仲景含茯苓桂枝方剂称为苓桂剂群方，云："苓桂术甘汤为苓桂剂群方的代表，并治水气上冲。"

诸药合用，温阳健脾以助化饮，淡渗利湿以平冲逆，温而不燥，利而不峻，标本兼顾，配伍严谨，为治疗痰饮病之和剂。此方服后，当小便增多，是饮从小便而去之征，故原方用法之后有"小便当利"之说。此亦即《金匮要略》"夫短气有微饮者，当从小便去之"之意。

肝位于腹部，横膈之下，与胆相表里。肝主疏泄，具有保持全身气机疏通畅达，通而不滞，散而不郁的作用。肝主疏泄是保证机体气机调畅，精神情志平和，消化吸收、气血运行、水液代谢等多种生理功能正常的重要条件。此外，肝主藏血，具有贮藏血液、防止出血和调节血量的功能。故肝有主血海之称。肝开窍于目，在体为筋，其华在爪，与胆经脉络属，表里相连。胆主决断，主要生理功能为储存和排泄胆汁，以助食物消化。若肝的疏泄功能正常，则胆汁排泄畅达，脾胃运化功能健旺。

肝在五行中属木，为阴中之阳。肝为风木之脏，肝气升发，喜条达而恶抑郁。肝为刚脏，其气主升主动，其性刚强，易逆易亢；肝以血为体，为藏血之脏，血属阴，故肝体为阴；肝以气为用，肝主疏泄，性喜条达，内寄相火，主升主动，故肝用为阳。肝气与春气相应，春季为一年之始，阳气始生，万物以荣。天人相应，同气相求，故肝气在春季最旺盛，在春季也多见肝之病变。

肝的病变可以概括为虚实两类，以实证多见。实证主要表现为肝失疏泄或肝藏血功能异常而出现的肝郁气滞、肝气横逆、肝阳上亢、肝火炽盛、肝风内动、气滞血瘀等证，或因湿热、寒邪内犯所致。临床常见情志抑郁，急躁易怒，少腹、胸胁疼痛，头胀头痛，面红目赤，耳鸣耳聋，视物模糊，以及月经不调、吐、衄、崩漏、睾丸坠胀疼痛等症。虚证多因久病失养，或他脏所累，而出现肝阴、肝血不足，甚或虚风内动的病变。胆与肝相表里，若痰热内扰，肝胆失于疏泄，则可见以头晕目眩、口苦呕恶为主要表现的胆郁痰扰证。

印教授在临证时尤其重视调节肝的功能。印教授认为，因肝主疏泄，故肝的疾病均会造成脏腑功能紊乱或阴阳气血的失调，治疗时应结合其病理特点，采取相对的治疗措施，使其功能恢复正常。此外，由于人体是一个有机整体，故当肝发生病变时，常常影响肾、肺、胃等脏腑。反之，其他脏腑功能失调也可影响肝的功能。因此，在治疗肝疾病时，应注意准确辨证，调整肝与其他脏腑的关系。印教授独创"调肝十二法"，在治疗肝系疾病时取得了良好的临床疗效。此外，足厥阴肝经夹胃属肝，络胆，绕阴器，抵小腹，上贯膈，布胁肋，循咽喉之后，连目系，上行与督脉会与巅，故印教授在治疗这些部位疾病的时候，也多从肝入手，并创经验方"疏肝散结方"，临证使用，疗效颇丰。下文分而论之。

一、肝失疏泄

肝主疏泄，有周转全身气血之功用，生性刚悍，恶抑郁之变。过度的情志刺激可引成肝气的郁而不畅，疏泄失常，轻则气郁，甚或气逆。肝失疏泄、气机失调主要体现在以下两方面：一曰气滞，经云："悲怒气逆则伤肝。"李冠仙论肝气说："五脏之病，肝气居多……治病能治肝气，则思过半矣。"这里的肝气即为气郁。肝失疏泄，气机郁滞，经脉不利，故胸胁、脘腹、小腹胀满串痛，情志抑郁，善太息。"木郁达之"也就成为主要的治疗方法。二曰气逆，疏泄太过，肝气过旺，就会产生生机逆乱，在临床上主要表现为肝气上逆和肝气横逆犯胃。肝气上逆，则易扰及头目而引起眩晕头胀、易怒、失眠等症；肝气横逆犯胃，则可引起胃气上逆而产生呕恶，如《笔花医镜》所论："肝之实……其症为左胁痛……呕吐，为呃逆"即指肝气横逆犯胃之证。治疗上则以平肝降逆为主。而气郁气逆、气机失调又可产生瘀血、湿阻、痰凝等继发性病理因素。故治疗上印教授又常酌情加入健脾、和胃、理血等药物，审证析因，遣方用药丝丝入扣。其次理气药物多辛温香燥，易耗气伤津、劫伤肝阴，故印教授亦强调此类药物使用应适可而止，且酌情配伍养血柔肝之品治疗。

（一）肝郁气滞

1. 柴胡疏肝散加减——肝郁气滞、胁肋胀痛

[临床表现] 胁肋胀满而痛，常以左侧为甚，喜叩击、按压、抚摩，常太息，脉细苔白。

[治法] 疏肝理气。

[方药组成]

柴胡 9g	枳壳 9g	赤芍 15g	川芎 6g
生香附 12g	橘叶 9g	佛手 6g	

[加减法] 胃脘胀满加玫瑰花、绿萼梅，以疏肝理气。

[体会]

胁痛以右侧胁肋部疼痛为主者，其病多与肝胆疾病相关，其中胀痛者多为气郁所致，且疼痛位置游走不定，时轻时重，症状轻重与情绪变化有关。《灵枢·经脉》中有关于胁痛的记载："足少阳之脉，是动则病口苦，善太息，心胁痛，不能转侧。"朱丹溪在《丹溪心法·胁痛》中指出："有气郁而胸胁痛，看其脉沉涩，当作郁治。"《古今医鉴·胁痛》载有"脉双弦者，肝气有余，两胁作痛。病夫胁痛者，厥阴肝经为病也，其病自胁下痛引小腹，亦当视内外所感之邪而治之。"肝脉布于两胁，肝郁气滞，故胁肋胀满而痛。胁痛为肝经病变，其病机以肝经气郁，肝失条达为主。

肝脉布于两胁，肝郁气滞，肝气常行于左，乃见两胁胀痛，并以左侧为重；肝郁横干脾胃，可见嗳噫不舒，纳少腹膨；肝气横逆于胃，胃失和降，胃不和则卧不安，故多梦少眠。"木郁达之"，故治疗上应顺应肝木条达之性，发其郁遏之气，当以疏肝解郁，理气止痛为主，并防辛燥劫阴之弊。印教授常用柴胡疏肝散加减治疗。

柴胡舒肝散出于《医学统旨》，为疏肝理气解郁之良方。方中柴胡苦辛凉，入肝胆，疏肝解郁，用为君药；香附专入肝经，长于疏肝理气，行气止痛；枳壳理气、和中、止痛，川芎能疏肝开郁，又长于行气活血止痛，赤芍散瘀止痛。方中川芎、赤芍行瘀理血，盖气滞则血瘀，而行瘀乃有助于行气也。印教授在原方基础上加用佛手、橘叶。佛手辛、苦、甘、温，入肝、脾、胃经，功用疏肝理气、和中止痛，化痰止咳。橘叶疏肝、行气、化痰，与佛手相合，疏肝解郁而不易劫肝阴，理气行滞、化痰和中，调肝和胃，更进一步提高了疗效。

全方不仅以疏肝理气为法，且在辛散理气药中配伍活血畅脉、和胃降逆之品，疏肝中兼以柔肝、调血、和胃，诸药合用，使肝郁得以舒展，脾气得以健运，胃气得以和降，血行得以条畅，而共奏疏肝解郁，行气、活血、止痛之功。

2. 正气天香散——气郁腹胀、肠鸣便溏

[临床表现] 脘腹气聚，攻冲作痛，上下无时，肠鸣便溏，情志不遂时症状加重，或妇女因气郁而月经不调、少腹气胀攻痛。

[治法] 行气止痛。

[方药组成]

香附 12g	干姜 6g	紫苏叶 10g	青皮、陈皮^各 6g
乌药 9g	苍术 12g	川芎 15g	半夏 10g
栀子 10g	砂仁 6g	夏枯草 10g	绿萼梅 6g
玳玳花 6g	佛手 6g		

[加减法] 若胁痛甚，可加延胡索以增强理气止痛之力；若肝气横逆犯脾，症见肠鸣、腹泻、腹胀者，可酌加茯苓、白术健脾益气；若兼见血瘀者，可酌加牡丹皮、赤芍、当归尾、郁金等行气活血。

[医案] 患者张某，女，57岁。患者3年来左腰、两胁、胃脘部常有窜痛，腹胀，眠差，情志不调。舌苔薄黄，脉沉细。曾行胃镜检查示：浅表性胃炎。结肠镜检查无异常。B超示：胆囊息肉。以正气天香散加味治疗行气止痛，方药如下：

香附 12g	干姜 6g	紫苏叶 10g	青皮、陈皮^各 6g
乌药 9g	苍术 12g	川芎 15g	半夏 10g
栀子 10g	砂仁 6g	夏枯草 10g	绿萼梅 6g
玳玳花 6g	佛手 6g		

[体会]

正气天香散，见于《玉机微义》第四十九卷，又名绀珠正气天香汤，原方由乌药60g，香附末240g，陈皮30g，紫苏叶30g和干姜30g研为细末，每次9g水调服使用，长于疏郁理气止痛。常以其行气止痛之功治疗情志不调，肝气郁结造成的胁痛、妇人气滞经血不调。临床中常用于诸气作痛，或上冲心胸，或攻筑胁肋，腹中结块，发渴刺痛，月水不调，或眩晕呕吐，往来寒热等症，行气以活血止痛，使患者气行正常而血运畅通。

肝主疏泄，有周转全身气血之功。肝失条达，气机郁滞，则见胸膈痞闷、胀痛；气滞血瘀，血行不畅故见胸胁刺痛；气血郁久化火，则见嗳腐吞酸；肝气不舒，肝病及脾，脾胃气滞，运化失司，升降失常，则可见胃脘不适。对于气郁而致疼痛者，当以行气为主，气行则血通，血通则不痛。正如费伯雄在《医方论》中记载"凡郁病必先气病，气得流通，郁于何有？"

故在临床上，印教授在原正气天香散的基础上合入具有行气解郁功效的越鞠丸、六郁汤之辈，加强其行气活血、祛湿化痰、开郁舒气之力，调理中焦进而升降气机，使三焦气机通畅而达行气活血止痛之功。方中香附、乌药行气解郁而止痛；川芎辛温入肝胆，为血中气药，既可活血祛瘀治血郁，又可助香附、乌药行气解郁；栀子苦寒，清热泻火以治火郁；苍术辛苦性温，燥湿运脾以除湿；青皮疏肝破气，消积化滞；陈皮行气除胀满，燥湿化痰；紫苏叶理气和中以行脾肺气滞，而去胸膈不利；半夏、砂仁化痰除湿行气以除中焦之滞；夏枯草、绿萼梅、玳玳花、佛手共奏疏肝解郁理气之功。

印教授虽在方中引入越鞠丸，但印教授亦强调：郁者有六，气、血、痰、湿、食、火，但气郁为诸郁之本，解郁不能离开理气，故治疗上仍应注重以乌药、香附、陈皮等调理气机。即朱丹溪言"一方治气郁而诸郁皆除"之义。

故若临床遇无特殊器质性病变，而以气郁疼痛、满闷为主，素有情绪抑郁、恹恹不乐、胁肋胀痛等气机郁滞之候，情志不遂时症状加重，太息、嗳气之后略觉舒缓者印教授常以上方加减治疗。但对于气郁疼痛伴有器质性病变者，胃痛如溃疡病、萎缩性胃炎、反流性食管炎者；或胁痛因于胆囊炎、胆石症、肝炎者，均应根据其具体病变及症候选择其他适合的方药或治疗方法。

（二）肝气逆乱

1. 旋覆代赭汤加减——肝郁气逆、呕吐嗳气

[临床表现] 呃逆、呕吐或嗳气频作，心下痞硬或胸胁胀满，善太息，苔白，脉细。

[治法] 疏肝和胃，降逆止呕。

[方药组成]

旋覆花 15g^(包煎)　　代赭石 30g^(先煎)　　半夏 9g　　　　　青皮 9g

生姜 9g

[加减法] 胃酸多者，加煅瓦楞子、吴茱萸、黄连；体虚者加党参、白术健脾益气；便溏者加干姜；便燥者加大黄。

[体会]

旋覆代赭汤原方出自张仲景《伤寒论·辨太阳病脉证并治》"伤寒发汗，若吐若下，解后心下痞硬，噫气不除者，旋覆代赭汤主之。"该方为治疗胃虚痰阻气逆证之常用方。临床治疗以心下痞硬，嗳气频作，或呕吐、呃逆，苔白腻、脉缓或滑为辨证要点。胃虚痰阻气逆为其主证，可用于气逆痰阻，昏眩恶心之呃逆诸症，正如在许宏《金镜内台方议》中所记载"汗吐下后，大邪虽解，胃气已弱而未和，虚气上逆，故心下痞硬，而噫气不除者。与旋覆花下气除痰为君，以代赭石为臣，而镇其虚气；以生姜、半夏之辛，而散逆气，除痞散硬为佐；人参、大枣、甘草之甘，而调缓其中，以补胃气而除噫也。"原方以旋覆花降气消痰，代赭石重镇降逆为主药，辅以半夏降逆祛痰；人参健脾益气，生姜配半夏温阳化痰和胃降逆；甘草、大枣助参益气和中，共奏和胃降逆、化痰下气之效。

印教授认为中焦气机失调，与肝密切相关，足厥阴肝经挟胃、属肝、络胆、上贯膈、布胸胁，故肝胃之气相通，若肝经调畅，则胃气和顺。且中焦脾胃气机升降正常需要肝的疏泄来实现。若肝之疏泄功能失调，则气机不得条达舒畅，而胸胁部乃肝经所布之区，故临床常见情绪抑郁，善太息，胸胁胀满之症；肝气郁而不达，或气滞转化为横逆，均可影响脾胃之纳运，肝气横逆犯胃，可形成兼有呕吐、嗳气、脘胁胀痛等肝气犯胃之候，故临床可见呕吐嗳气等胃逆不降之症；与旧说"木克土"意有可通（但此处所克者为阳土，病变主要在肠胃而非脾土）。故印教授对于此类肝胃气逆之证临床治疗上以疏肝理气、兼化湿和胃为法，常以旋覆代赭汤加减治疗。方以旋覆花、代赭石疏肝降胃、下气消痰、降逆止呃，半夏、生姜和胃止呕，加青皮疏肝理气、泻肝和胃，全方共奏疏肝和胃、化湿降逆止呕之功。

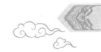

附　半夏厚朴汤加减治疗梅核气

[临床表现] 咽喉间如有物阻塞，吐之不出，咽之不下，但饮食、呼吸如常，喜太息，苔白，脉细。

[治法] 除痰开郁。

[方药组成]

| 半夏 9g | 厚朴 9g | 紫苏叶 9g | 草豆蔻 9g |
| 桔梗 9g | 枳壳 9g | 黄连 6g | 竹茹 9g |

[加减法] 咽干者，可加木蝴蝶；热象明显者，可加龙胆草、锦灯笼；气逆甚者，可加旋覆花、降香。

[医案] 吕某，男，34 岁，平时多思善虑，二三年来，经常自觉前颈咽喉部如有异物，咽之不下，吐之不出，咽干，时觉有痰，但食物自能畅通入胃，嗳逆噫气，甚至呕吐痰食。胸胁不舒，胃脘胀闷，大便常干，但自能排便。病人疑虑素多，对此忧心更甚，总以为噎膈之证，屡经县医院钡剂透视，但上消化道通行正常，未发现异物，当诊为肝胃不和，痰气郁结，投用半夏厚朴汤加减，以除痰开郁。方用：

半夏 9g	厚朴 9g	紫苏叶 9g	草豆蔻 9g
桔梗 9g	枳壳 9g	黄连 6g	竹茹 9g
枇杷叶 9g	天花粉 9g		

并结合病理，给病人做思想工作，以解除其顾虑。

服药 3 剂，诸恙悉平。续用 5 剂后停药，病情一直稳定，未见复发。

——选自印会河.印会河中医内科新论.北京：化学工业出版社，2010：110.

[体会]

梅核气多见于青中年女性，因情志抑郁而起病，自觉咽中如有物阻，咯吐不出，吞咽不下，但无咽痛及吞咽困难，咽中梗塞的感觉与情绪波动有关，心情抑郁或注意力集中于咽部时，则梗塞感觉加重，病症不影响饮食物的吞咽，是神经官能症的一种表现形式。

梅核气始见于《金匮要略·妇人杂病脉证并治》，"妇人咽中，如有炙脔，半夏厚朴汤之。"《医宗金鉴·订正仲景全书·金匮要略注》亦有梅核气症状、病因及治法的详细记载，"咽中如有脔，谓咽中有痰涎，如同炙肉，咯之不出，咽之不下者，即今之梅核气病也。此病得于七情郁气，凝涎而生。故用半夏、厚朴、生姜，辛以散结，苦以降逆；茯苓佐半夏，以利饮涎；紫苏芳香，以宣通郁气，脾气舒涎去，病自愈矣。此证男子亦有，不独妇人也。"此病多因痰气郁结于咽喉所致。由于情志不畅，肝气郁结，气机失调，肺胃失于宣降，津液不布，聚而为痰，痰气相搏，结于咽喉，故见咽中如有物阻、咯吐不出、吞咽不下；肝郁气滞，肺胃失于宣降，胸中气机不畅，故可见胸胁满闷、恶心呕吐等症。

故临床上印教授用半夏厚朴汤加减以除痰、开郁治疗梅核气，方中半夏辛温入肺胃，降逆除痰；厚朴苦辛性温，行气除满而宽胸，宣通郁结之气；紫苏叶芳香行气，理气散郁；草豆蔻温胃行气；黄连、竹茹，清降胃气；桔梗、枳壳，一升一降，以除咽喉结气。全方辛以行气散结，苦以燥湿降逆，使郁气得疏，痰涎得化，以达气行则郁解，痰化而结散之效，故痰气郁结之梅核气自除。

2. 清空膏——邪犯少阳、风火头痛

[临床表现]偏头痛，头痛时头两侧连耳根、发际作痛，胸胁苦满，口苦目眩，或伴有寒热往来，舌红苔黄，脉弦略数。

[治法]清解少阳。

[方药组成]

川芎 9g	生甘草 9g	柴胡 9g	黄芩 12g
黄连 6g	羌活 9g	防风 9g	赤芍 15g
苦丁茶 9g	夏枯草 15g	生姜 9g	竹茹 9g

[加减法]呕吐甚者加半夏；阵发性头痛者加全蝎、僵蚕；前额及眉棱骨痛者，可加白芷。

[医案一]田某，男，36岁。发作性偏头痛已历10年，每发作必呕吐黄色苦水，头晕耳鸣，阵作寒热，目羞明，口苦，卧床不起数日，医药屡屡，苦无显效。遂来印教授处求诊。此时已因呕吐不能饮食而造成严重脱水状态，肢凉掌烫，目窝深陷，昏沉假寐，但阵作忍痛状，有时亦嘶声呼痛。印教授根据其偏头痛，投用

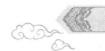

清空膏加减（加全蝎、僵蚕），仅 1 剂，头痛、呕吐、阵作寒热等均止，腹饥思食。续用 1 剂，已能下地活动，其后发作渐疏，每发即用前方一二剂，症状迅速消退，如此者年余，后未再发作。

　　——摘自印会河.印会河中医内科新论.北京：化学工业出版社，2010.

　　[医案二] 患者张某，女，29 岁，初诊时间 2000 年 3 月 13 日。患者头痛反复发作 10 年，初起为左太阳穴处疼痛，现以两侧头痛或巅顶痛为主，情志差时痛重，甚则呕吐，大便每日 1～3 行、偏稀。月经正常。苔白，脉弦细。治疗上以清空膏加减舒挛调肝以止痛，方药如下：

赤芍、白芍各30g	生甘草 15g	生薏苡仁 30g	木瓜 15g
鸡血藤 30g	珍珠母 30g(先下)	白蒺藜 15g	钩藤 30g
天麻 10g	柴胡 10g	川芎 15g	黄芩 12g
羌活 10g	防风 10g	葛根 30g	夏枯草 15g

　　患者 3 月 20 日来诊时头晕、头痛均有好转，虽有疼痛但程度减轻。大便仍稀，每日 1 行。近日无呕吐。苔白，脉细。印教授以前方加藁本 10g，白芷 6g，干姜 6g，继服 7 剂。

[按]

　　头是诸阳交会之处，故称作"清空之处"，清空膏以治少阳头痛为主，重在病侧。方中川芎总治一切头痛；羌活治足太阳膀胱经头痛；柴胡治足少阳胆经头痛；黄芩清肝利热，治巅顶厥阴肝经疼痛；白芍、甘草、薏苡仁、木瓜缓急舒挛止痛；鸡血藤、珍珠母、白蒺藜、钩藤、天麻等清肝、理血、定风止痛；葛根止头痛；夏枯草"消障碍"。第二方中加干姜、白芷、藁本，因患者大便稀泻，加干姜调理胃肠，白芷、藁本对头痛治疗有帮助。

　　——选自徐远.杏林薪传：印会河理法方药带教录.北京：人民军医出版社，2013.

　　[体会]

　　内伤头痛，多因情志、饮食，劳倦、房劳、体虚等因素引起，可导致肝阳偏亢、痰浊中阻、瘀血阻窍、气血亏虚、肾精不足等病理改变，以致头窍失养，或清窍被扰，而发头痛。偏头痛临床颇为常见，其特点是疼痛暴作，痛势甚剧，半侧头痛，或左或右，或连及眼齿，呈胀痛、刺痛或跳痛，可反复发作，经年不愈，痛止则如常人，可因情绪波动，或疲劳过度而引发或加剧。病因虽多，但与肝阳偏亢、肝胆之经风火上扰关系尤为密切，正如《脉经·头痛》所述"足厥阴与少阳气逆，则头目耳聋不聪。"《兰室秘藏》言"风从上受之""高巅之上，惟风可到"，即指出偏头痛发生与风邪有关。且患者疼痛多在头之两侧，正当少阳经循行区域，故此病发生与风邪侵袭少阳有关。邪犯少阳，经气不利，郁而化火，风火郁于少阳则偏头痛发作，病邪入络则头痛反复难愈，故风火郁于少阳是其主要病机。印教授常以清空膏加减治疗。

清空膏原方出自《兰室秘藏》，由川芎 15g，柴胡 21g，炙甘草 45g，黄连 30g，防风 30g，羌活 30g，黄芩 90g 组成，药物锉为细末，每次 6g，入茶少许，汤调如膏而成，可治疗年久不愈之偏正头痛。方中川芎辛温香窜，为血中之气药，活血行气，祛风止痛，上行头目，为治诸经头痛之要药，善于祛风活血而止头痛，长于治少阳、厥阴经头痛，配合赤芍和血除痛；羌活疏风止痛，长于治太阳经头痛，所谓"头痛须用川芎，如不愈，各加引经药，太阳羌活，阳明白芷"，辅以防风散风邪于上；柴胡苦平，入肝胆经，透泄少阳之邪，并能疏泄气机之郁滞，黄芩苦寒，清泄少阳半里之热，柴胡之升散，得黄芩之降泄，两者配伍，是以清泄少阳郁火，和解少阳以治头痛。印教授在原方基础上加用生姜、竹茹，配合黄连和胃清降痰热；加入长于清肝火、辛苦寒入肝胆经的夏枯草，配合苦丁茶，散风热之邪，加强原方祛风清火、通络止痛之力。

附　印教授治疗头痛经验

《医宗必读·卷之八》言"头为天象，六腑清阳之气，五脏精华之血，皆会于此。"若六淫之邪上犯清空，或痰浊、瘀血痹阻经络，或肝阴不足、肝阳亢于上，或气虚、血虚、肾精不足，均可导致头痛发生。头痛一证最早见于《内经》，指出六经病变皆可导致头痛。在《素问·风论》中将其称为"首风""脑风"，并指出外感与内伤是导致头痛的主要病因。汉代张仲景在《伤寒论》中载有太阳、阳明、少阳、厥阴病头痛的相关见症。李东垣亦将头痛分为外感和内伤两种，并进一步具体分为伤寒头痛、湿热头痛、偏头痛、真头痛、气虚头痛、血虚头痛、气血俱虚头痛、

厥逆头痛、太阴头痛以及少阴头痛。印教授治疗头痛经验颇丰，多从以下几个方面分证治之。

①风热头痛

本证头痛主要因风热之邪，循肝之经脉上攻入头而致。"诸风掉眩，皆属于肝"，该证以头痛眩晕甚则如坐舟中，面目红赤，口渴欲饮，尿赤短，便燥为主要临床特征，多为肝肾不足，肝阳偏亢，生风化热所致，治疗上以清热散风为主法，方用天麻钩藤饮加减（详见下文）。

②风寒头痛

头为诸阳之会，伤于风者，上先受之。本证头痛主要是感受风、寒之邪，邪气上犯巅顶，清阳之气受阻，壅滞经络，络脉不通，而发为头痛。该证以头痛遇寒则甚，痛连项背，恶风寒，口不渴，鼻塞，脉浮为主要临床特点，多为风寒上犯清空所致，治疗上以疏风散寒为主法，方用芎菊茶调散加减。

③风湿头痛

湿为阴邪，阻遏气机，易伤阳气，与风相合，使阳气布达受碍，而现头重如裹。本证头痛主要是感受风湿之邪，上蒙头窍，困遏清阳而致。该证以头痛沉重感明显，肢体困重，腰膝酸胀有下坠之感，恶风寒，脉濡软无力为主要临床特点，为风湿上蒙清窍所致，治疗上以升阳散湿为主法，方用羌活胜湿汤加减。

④痰厥头痛

本证头痛主要由痰热内扰，痰浊内阻，清阳不升，浊阴不降，而发为头痛。该证以头痛沉胀昏晕，乱梦失眠，心烦脘闷，苔腻脉弦为主要临床特点，以痰浊中阻、上蒙清窍所致，治疗上以除痰降火为主法，方用柴芩温胆汤加减。

⑤血瘀头痛

本证头痛主要由瘀血阻窍，络脉滞涩不通，而发为头痛。该证以头痛有压迫感，昏沉眩晕，经久不愈，痛处固定不移，痛如锥刺，或有头部外伤史为主要临床特点，为络脉滞涩、瘀血阻窍所致，治疗上以活血化瘀为主法，方用复元活血汤加减。

⑥厥阴头痛

本证头痛多由厥阴肝经疾病引起。肝胃虚寒，浊阴上逆，厥阴之脉夹胃属肝，阴寒之气上行与督脉会于头顶部，胃中浊阴循肝经上扰于头，而发为头痛。该证以巅顶头痛，甚则呕吐痰涎，肢冷，苔白，脉沉细为主要临床特点，为肝胃虚寒，浊阴上逆扰于脑窍所致，治疗上以温肝祛痛为主法，方用吴茱萸汤加味。

⑦少阳头痛

本证头痛主要由邪在少阳，经气不利，郁而化热，胆火上炎，循经上犯而致。该证以偏头痛，口苦耳鸣，自觉寒热往复，呕吐黄苦，苔黄舌红，脉弦略数为主要临床特征，为少阳经气不利所致，治疗上以清解少阳为主法，方用清空膏加减（详见上文）。

此外，印教授借鉴现代西医学知识，提倡辨病与辨证相结合，在治疗流脑、鼻病、三叉神经痛、神经官能症、高血压、外伤等所引起的头痛等方面积累了丰富的经验，具体论述如下。

①流脑、乙脑引起的头痛

此类头痛多为太阳经和督脉病变引起，常以后脑及项脊为主，并多见项强抽搐和角弓反张等症，脑脊髓受病最多，故失治或治之不当，可导致神志不清及感官、四肢不用等症。中医治疗以清泄火热，并加以羌活、藁本等引经药，最常用的方药是以龙胆草为主的方剂。

②鼻病引起的头痛

鼻病包括鼻窦、鼻道等炎症引起的头痛，其痛多在面及前额部，因阳明之脉布于面，且常并见鼻塞流涕，有时痛连齿牙、眉棱及目内，故其病多属阳明经。中医治疗以宣散风热、清热解毒为主，并加以白芷、葛根等阳明经引经药，以芎菊茶调散为基础方。

③三叉神经痛

三叉神经痛因其痛在头之两侧或一侧，故中医多按少阳头痛治之。口苦和恶心呕吐是它的常见兼症。中医治疗以清解少阳为主法，以清空膏为基础方。

④神经官能症头痛

此类头痛多因失眠、乱梦所引起，多为痰厥头痛。其症烦躁易怒，有时恶心欲吐或呕吐痰涎，头痛重在后脑，有时满头晕、痛，多为情志所伤、痰火郁结引起，为太阴头痛范畴，治疗之法首重燥湿化痰，以导痰汤为基础方。

⑤高血压头痛

此类头痛部位重在后脑，连及后项。与督脉有关，病位属肝，原于肝火引起者多，故亦为厥阴头痛。火属阳，阳主升，故本病常见头重脚轻、头热足寒、头晕腿软、睡少梦多等症。治疗之法，首宜清泄肝火，以龙胆泻肝汤为基础方。

⑥外伤头痛

此类头痛，多由脑震荡后遗症引起，病人一定要有外伤史。其症状头痛如裹，口干不欲饮，胸脘胀闷，视力减退，健忘，大便时干。治疗上以理伤活血祛瘀为主法，常以复元活血汤为基础方治疗。

二、肝火炽盛

肝属木，内寄相火。若情志不遂、肝郁化火，或火热之邪内侵，或受累于他脏，均可导致肝火炽盛。戴思恭说："常者为气，变者为火"，气有余便是火，肝气郁久可以化热，同时，肝郁影响脾的健运，水湿不得运化而停聚，湿与热合则形成湿热，发为黄疸，可见小便黄赤，大便黏腻等症状。《内经》曾说："肝热病者，发阐，腹中热，而肝反受枯燥之害。"如果湿热循肝经下注，则可出现泌尿生殖方面的症状如小便短赤、带下色黄秽臭、阴部瘙痒等。治疗上统以清泻肝经湿热为主。热与火本同一类，只是程度上有轻重之不同，热为火之渐，火为热之极，极热化火，火性上扬，则可见到目赤肿痛，头晕目眩或耳鸣、耳聋等症，即《内经》中说的："肝木多郁……目赤痛皆疡、耳无所闻"。肝藏魂、心藏神，热扰神魂，轻者心悸怔忡，烦躁易怒，重者神昏谵语；火热迫血妄行，则可见吐血、衄血等出血症，故治疗首当以清肝泻火为法，再根据患者具体病情，酌情配以清热燥湿、凉血止血之品。

（一）肝火上扰证

1. 龙胆泻肝汤——肝火上炎、头痛耳鸣

[临床表现] 耳鸣头痛，头重昏晕，心烦易怒，睡少梦多，掌烫尿黄，大便干燥或不爽，舌红苔黄，脉弦数有力。

[治法] 清肝泻火。

[方药组成]

龙胆草 9g	栀子 9g	黄芩 9g	柴胡 9g
车前子 9g (包煎)	泽泻 15g	木通 9g	夏枯草 15g
苦丁茶 9g	续断 9g		

[加减法]大便干燥者，加大黄、炒决明子以助通便；入睡困难者，加珍珠母潜阳安神；头晕耳鸣重者加钩藤、菊花以平肝潜阳。

[医案一]郭某，女，56岁。患高血压耳鸣已七八年。血压最高达200/130mmHg，血压愈高，则耳鸣愈甚，常因耳鸣失听，睡眠不实，头重脚轻，步履不稳，夜尿多，脉弦有力，舌红苔黄，大便时干，笔者诊为肝火上炎之高血压病，投用上方（即龙胆泻肝汤）加炒决明子服五剂，血压降至140/90mmHg以下，耳鸣亦退，恢复听觉，但有时睡眠不好，或劳累过度，仍有耳鸣。注意休息，可以不发病。

——选自印会河.印会河中医内科新论.北京：化学工业出版社，2010.

[医案二]郭某，男，64岁。初诊：1990年3月5日。主诉：头晕2年余。病史：近2年多来头晕、行走不稳，腿软乏力，心烦急躁，寐少梦多，大便干结，小便黄少。检查：血压：200/120mmHg，面色潮红，舌红，苔黄腻，舌有裂纹，脉弦劲有力，手掌热。辨证：肝火上炎。西医诊断：高血压病。治法：清肝泻火。处方：

龙胆草 10g	栀子 10g	黄芩 12g	柴胡 10g
生地黄 10g	车前子 10g (包)	泽泻 30g	木通 10g
滑石 15g (包)	川续断 10g	夏枯草 15g	青葙子 15g
苦丁茶 12g	茺蔚子 30g	白蒺藜 15g	钩藤 30g
菊花 10g	珍珠母 60g (先煎)		

6剂，每日1剂，水煎分2次服。

二诊：1990年3月11日，药后头晕减轻，头脑较前清醒，睡眠增进，活动自如，手心仍烫，大便已正常，小便尚黄。血压降至175/100mmHg，舌红、苔黄少，脉弦。原方已效，照前继服14剂。

三诊：1990年3月26日，服药半个月，诸症悉减，睡眠增加，头脑清醒，血压降至140/90mmHg，唯感心烦胸闷、下肢酸软。舌红苔少，脉弦细。继以原方10剂巩固。

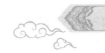

[按]

　　该患者虽不以耳鸣头痛为主症，但头重昏晕，心烦易怒，失眠多梦，舌红，苔黄腻，舌有裂纹，脉弦劲有力，均由肝火上炎引起，符合方证，故以龙胆泻肝汤加减，清肝泻火。方中龙胆草、栀子、黄芩、柴胡清肝泻火；泽泻、车前子、木通、滑石引肝火从小便去之；夏枯草、苦丁茶、青葙子、菊花散风热郁火、凉肝明目，并有降血压作用；川续断补肾，引气血下行，促使上下平衡。因患者脚软乏力，又有肝阳上亢，上盛下虚之象，故佐钩藤、白蒺藜、珍珠母平肝潜阳。而茺蔚子辛甘味寒，既升又降，能活血顺气，凉肝降压；配合夏枯草苦寒泄热，有移盈补亏之效。

　　　　　　　　　　　　——摘自中国乡村医药，2001，8（5）：31.

　　[医案三] 严某，男，32岁。婚后即调西陲工作，探亲回家，发现阳事不举，焦苦万状。经介绍来诊。诊得舌红苔黄腻，脉弦数，心烦易怒，睡少梦多，大便经常干燥，遂确认为肝经湿热引起之阳痿。投用龙胆泻肝汤加减方，因湿热明显，故加知柏以燥湿坚阴。服药40剂左右，病愈，已生一子矣。

　　　　　　　　——选自印会河.印会河中医内科新论.北京：化学工业出版社，2010.

[按]

　　肝经火热，循经上升入头，故心烦易怒；肝经火热，内扰心神，则心烦易怒，睡少梦多；肝火内实，灼伤津液，故大便常较干燥；肝脉络于阴器，肝经湿热下移，故可引起男子阳痿。方中龙胆草、栀子、黄芩、柴胡，清燥肝经湿热；生地黄、当归，凉血养血；泽泻、木通，清利湿热。全方共奏泻肝燥湿清肝胆湿热之法，临床中还需根据患者具体情况酌情加减使用，若见有早泄者，可加金樱子；若见湿热较甚者，可加知母、黄柏燥湿。

[体会]

　　《素问·至真要大论》云："诸风掉眩，皆属于肝"。虽然中医学认为头晕的病因与髓海不足、血虚、痰瘀等多种因素相关，但肝与其发病密切相关。肝为风木之脏，其性主动、主升，若肝阳亢于上，或气火暴升，上扰头目，则可发为头晕。肝经绕阴器，布胁肋，连目系，而入巅顶；胆经起于目内眦，布耳前后入耳中，一支入股中，绕阴部，另一支布胁肋。肝火循经上炎则头痛；循胆的经脉上攻则耳鸣；肝火上炎，气血皆逆于上，故头重；肝火内郁，内扰心神，故见心烦易怒，睡少梦多等症；而掌烫尿黄，或见大便干燥是肝火内实，灼伤津液的表现。治疗以清肝泻火为法，印教授以龙胆泻肝汤加减治之。

龙胆泻肝汤最早见于李东垣《兰室秘藏》，由龙胆草、柴胡、车前子、泽泻、木通、生地黄、当归组成。《医方集解》收集该方，增添了黄芩、栀子、甘草三味药。全方具有泻肝胆实火，清下焦湿热的功用，分析方剂组成包括两个方面：一祛邪治标，采用龙胆草、黄芩、栀子苦寒直折清肝火；泽泻、木通、车前子通利小便泄肝火；二扶正固本：采用生地黄、当归滋阴补肝以制火。正如《医宗金鉴·删补名医方论》论本方之方义："用龙胆草泻肝胆之火，以柴胡为肝使，以甘草缓肝急，佐以芩、栀、通、泽、车前辈大利前阴，使诸湿热有所从出也。然皆泻肝之品，若使病尽去，恐肝亦伤矣，故又加当归、生地黄补血以养肝。盖肝为藏血之脏，补血即补肝也。而妙在泻肝之剂，反作补肝之药，寓有战胜抚绥之义"。印教授根据自己的临床经验，去当归、生地黄等补血养肝之品，加用补而不滞，行而不泄的续断，既补肝肾，又通血脉，且有苦降之意。本方证以头痛、耳鸣为主，主因肝火上炎，清窍不通所致，故又加夏枯草、苦丁茶进一步增强清肝火的作用，夏枯草苦辛寒，归肝、胆经，辛可上行，走肝经而疏散郁结之气，寒可清热，走胆经除上炎之郁火，并且夏枯草质轻可上行，适于祛头目之疾，正适本证的病机。全方泻中有补，利中有滋，降中寓升，祛邪而不伤正，泻火而不伐胃，使火降热清，湿浊得利，而循肝胆之经所发诸症悉除。

方中苦丁茶，性味苦甘而大寒，入肝、胃、肺经，能清热散风，清头目，化痰，除烦止渴，但苦丁茶种类有数种之多，其植物来源主要有三：一是冬青科冬青属为主的枸骨、大叶冬青、苦丁茶冬青等；二是以木犀科女贞属植物为主的变紫女贞、女贞、日本毛女贞等；三是上述两类的混淆品，如木犀科牛矢果等，现代研究提示江西婺源产的大叶冬青"红杆子"苦丁茶治疗高血压疗效显著，但临床应用，其他苦丁茶也可，取其清热除烦，清利头目之功。

故印教授临床常用之龙胆泻肝汤清泄肝胆火热力量更强，对于肝火上炎以头痛、耳鸣为主的证候疗效更好。本方加减，经临床多次使用，已作为印教授"抓

主症"之方在临床经常应用，凡见高血压而有耳鸣者，即用此方，不但能降低血压，且治耳鸣，效果甚好。

该方除清泻肝胆实火外，又可清利肝经湿热，故印教授也常用该方加减治疗肝经湿热之证。此证多因感受湿热之邪，或偏嗜肥甘厚腻，酿湿生热，或脾胃失健，湿邪内生，郁而化热所致。临床上常见胁肋胀痛，或有癥块，口苦，腹胀，纳少呕恶，大便不调，小便短赤，舌红苔黄腻，脉弦数。或寒热往来，或身目发黄，或阴囊湿疹，或睾丸肿胀热痛，或带浊阴痒等症。

需要注意的是，临床上无论是肝胆之火上炎或是肝经湿热下注，患者均应有舌红苔黄，脉弦数有力之象。

2.丹栀逍遥散——肝经火旺、血热出血

[临床表现] 鼻衄、尿血、崩漏等出血之证，可见头目胀痛，胸胁满痛，头晕神疲，身热心烦，烦渴引饮，口干唇燥，咽痛，便秘，舌质红，苔黄，脉弦数等。

[治法] 清肝凉血。

[方药组成]

牡丹皮 12g	栀子 9g	赤芍 15g	柴胡 9g
当归 15g	薄荷 3g	藕节 5 个	黄芩 15g
白茅根 30g			

[医案] 严某,女,22 岁。婚后不久,即经停不行。至经期必发鼻衄,量多色深,性情乖僻, 恶闻人声, 五心烦热, 睡少头痛, 舌红绛少苔, 脉细数。初时病家疑为怀孕, 时逾半年, 始终未见腹大, 更不具胎动之感, 益信为病所造成, 乃来求治。根据其自诉症状, 并结合诊察所得, 确定其为血热妄行而引起之倒经为病。投用丹栀逍遥散, 加鲜小蓟汁 1 杯, 随药汁兑服。嘱令经期服用, 平时停服一切药物。第 1 个疗程服药 6 剂, 自觉心烦减轻, 睡眠深长而梦减少。至第 2 次经期时鼻衄并未按时发作, 而是后延 5 日, 余症皆平。第 3 次经期未见鼻衄, 又过 10 天月经行矣, 初有黑色血块而臭, 继而色转红润, 约 1 周始净。过后, 经来虽有前后, 但心烦不寐等症已不复出现。4 个月后受孕, 足月生一男孩, 母子泰然。

——摘自印会河 . 印会河中医内科新论 . 北京：化学工业出版社，2010.

[按]

　　肝主藏血，肝与冲任二脉密切相关，肝之疏泄可直接影响经血之运行，故女子以肝为先天。若肝气郁滞则气机不畅，可致机体气血运行障碍，此因"妇人之生，有余于气，不足于血"。妇人气血运行不畅，血脉瘀阻，可致痛经、乳房胀痛；若气血逆乱，则可见倒经、崩漏等症；若气血亏虚则可见经闭、经少等症。

　　此患者月经闭止不下而又有衄血之症，兼见血热之象，皆由肝郁血热导致气血运行障碍，出现血热升多降少而引起，故治疗上当以清肝凉血为主法，用丹栀逍遥散加减治疗。方中牡丹皮、赤芍、白茅根、藕节，凉血降血；柴胡、薄荷，疏肝解郁，取"火郁则发之"之意；栀子、黄芩，清肝胆其热而退血热。由于此患者五心烦热且舌红绛少苔，其热势较甚，故治疗上加鲜小蓟1杯以退热凉血。

[体会]

　　鼻衄即鼻出血，是血液不循常道而上溢鼻窍、渗于血络外的一种疾病。历代医书对本病多有记载，《六科准绳》的"蔑血"，《三因方》的"红汗"，以及血从鼻出的"倒经"均属于鼻衄之范畴。其出血量多而又一时难止者称之为"鼻洪"。《灵枢·百病始生篇》谓："阳络伤则血外溢，血外溢则衄血。"鼻衄多为由热伤阳络而致，但临床还可因肺经热盛、胃热炽盛、肝火上逆、肝肾阴虚、脾不统血、浮阳上越等导致血不循经，离于脉道，而致鼻衄。肝胆禀厥阴风木之气，以火用事，故肝病多火。肝火燔灼，则攻冲激烈，而一身上下内外皆能发病。若患者情志不遂，肝气郁结，久郁化火，肝火上逆，循经蒸逼鼻窍脉络，脉络受损，则血液内动而上溢，发为鼻衄。《疡科心得集》说："有因七情所伤，内动其血，随气上溢而致者。"《柳选四家医案》说："厥阴化火上逆，扰动脉络，血行清道，从高灌注而下。"此皆为肝横不柔，"余热仍从气分上行"之证。

　　患者素体阳盛易动肝火，情志不畅，肝郁化火，火热乘势迫血妄行，血分热盛而动血耗血，或血脉受热而不能壅遏营血，导致出血。临床上可见尿血、崩漏、鼻衄等出血之证，其症状可见身热，口干唇燥，咽痛，烦渴引饮，头晕，神疲，心烦，便秘，舌质红，苔黄，脉弦数等。故临床上印教授常用清肝凉血法治疗由于肝经火旺、血热妄行所致的出血之证。清肝凉血治法针对病变部位在肝，病因是肝热迫血。邪热袭肝而迫血，血不得守藏而妄行。清肝，使肝中之热得以清泄；凉血，通过清肝热以达到凉肝血之效果，治疗上可根据病情而选用清肝凉血之药，亦可根据病变证机而酌情配伍降泄药，以此组方则能增强清肝凉血的作用。

印教授常用丹栀逍遥散加减治疗。方中牡丹皮为"清肝妙品"，具有凉血之妙用，加以赤芍、白茅根、藕节，凉血降血；柴胡、薄荷，疏肝解郁，取"火郁则发之"之意；黄芩"泻肝胆有余之火"，栀子清肝胆其热而退血热。临床还常在此方基础上加用侧柏叶、生地黄增强凉血止血之功效；若血分之热较甚者，可加紫草以清血分之热；若肺热壅甚者，可加芦根以清肺凉血止衄；若出血之症较甚者，可加诃子、山茱萸、五味子、煅牡蛎、石榴皮、乌梅等酸涩收敛之品以助止血，此乃临床所谓"敛肝"之法，《内经》有"以酸泻之"之旨，申其"肝以敛为泻"之法，以白芍、山萸肉、乌梅等清肃之品酸收摄敛，收纳肝脾肾耗散之气火，故亦能定肝脏自动之风阳，以起"肝以敛为泻"之功效。此外，在治疗上当注重肝与气血之间的关系，肝与火、热之间的关系，以清肝为凉血止血之基础，辨证治疗使气血条达而致热清血行。

3. 泻青丸——肝胆郁火、头目胀痛

[临床表现] 头目胀痛，失眠多梦，心烦舌赤，大便干燥或日久不通，甚则动风抽搐，神昏语乱，脉弦或细数。

[治法] 清肝泻火。

[方药组成]

龙胆草 10g	栀子 10g	大黄 5g	羌活 10g
防风 10g	川芎 15g	当归 15g	

[加减法] 口干者，可加天冬、麦冬滋阴润燥；便干者，可加炒决明子、生何首乌润肠通便。

[医案] 患者许某，女，29岁。患者诉头痛常作，有咽干、牙龈肿痛等症状。大便干燥，唇干，舌红，少苔，脉细。辨证为肝火上炎之证，治疗当以清泻肝火为大法，方用泻青丸加减：

龙胆草 10g　　　　栀子 10g　　　　川大黄 5g　　　　羌活 10g

防风 10g　　　　　川芎 15g　　　　当归 15g　　　　炒决明子 30g

天冬 15g　　　　　生何首乌 30g

[按]

　　印教授认为患者虽有牙龈肿痛、便干之阳明热症，但头痛不能用胃热解释，而往往为肝火上炎而致，故以清肝火为主。然川大黄通腑以泻热，清泻一切火热，包括阳明之热。此处泻青丸较其他泻火清热剂更恰当。

——摘自徐远.杏林薪传：印会河理法方药带教录.北京：人民军医出版社，2013.

[体会]

　　肝火上炎则可见目赤肿痛；肝火内扰于心，神不守舍，则可见烦躁易怒而不能安卧；肝藏血，心主血，肝火内盛，血热及心，甚可见小儿急惊；肝火内结，水不润肠，可见尿赤便秘；肝火炽盛，灼伤津液，水津不能润养筋膜，故筋膜强急，而见动风抽搐。方中龙胆草、栀子清泻肝火；羌活、防风为升散之药，取火郁发之之义；川芎、当归理血而治头痛；大黄通腑泄热予邪出路，全方共奏清肝泻火之功。

　　临床中，平素体质偏于阳热者发病易于化火而成火郁，即所谓"气有余便是火"和"气郁化火"。火郁以肝系病变为主。肝气郁久化热，或为化火，火属阳邪，阳主升，升多降少，故肝火内郁时，随肝经可以上行至头，发为头痛、眩晕、目赤、耳鸣等；发于胸胁脘腹三部，则为心烦、胁痛、吐酸、嘈杂、呕吐、飧泄、喘鸣、咯血等；治肝经郁火必须以清泄、宣发及凉血等为主。一方面，用清泄者，是给郁火以泻下的出路，使从大小便去之，常用药如龙胆草、芦荟、栀子、黄芩、木通、青黛、黄连等；另一方面，用宣发者，主用升散，取"火郁发之""木（肝）郁则达之"之意，是给郁火上散的出路，使郁火从皮毛汗孔而散，常用羌活、防风、桑叶、菊花、荆芥、柴胡、升麻、紫苏叶、夏枯草、白芷、细茶等；此外，肝为藏血之脏，肝火内郁而有血热，凉血即可凉肝，凉肝而又可降肝火，同时佐以活血之法，血行流通，则郁火解散。

　　对于此类火郁之证，印教授常用龙胆泻肝汤、当归龙荟丸、泻青丸、丹栀逍遥散、加味左金丸、更衣丸等治疗。此六者均为泻肝经实火之剂，但临床应用各有侧重。龙胆泻肝汤除泻肝火外还可清利湿热，药物配伍上还兼顾滋养阴血，使祛邪而不伤正，临床用于治疗肝火上炎、湿热下注之证；当归龙荟丸为攻滞降泻之剂以治肝经实火证，该方备集大苦大寒之药，重在泻实火，使实火从二便分消，非实火上盛不可轻用；泻青丸泻肝火，泻火之力较弱，并能疏散肝胆郁火，火郁发之，宜于肝火内郁之证；丹栀逍遥散除清泻肝中郁火外还可用于治疗肝郁血虚日久生热化火之出血，诸如鼻衄、尿血、崩漏等证；加味左金丸在清肝泻火同时则偏于降胃制酸和止泻，主要用于治疗胃痛吞酸、腹痛泄泻的肝脾（胃）不和之证；更衣丸由芦荟、朱砂组成，除泻肝之功外，还可安神镇静，偏于治疗火郁中大便干结不通、心烦失眠者。

（二）湿热蕴结

大柴胡汤加减——肝胆湿热、胁痛不移

[临床表现] 右胁痛，胆区可有固定压痛点。其痛常可上窜肩背，痛甚可见恶心、呕吐，或大便溏燥不时，先干后稀等现象，厌食油腻，苔多微黄，脉弦或紧。

[治法] 疏肝利胆。

[方药组成]

柴胡 15g	赤芍 15g	黄芩 15g	半夏 9g
枳壳 9g	大黄 9g（后下）	茵陈 30g	郁金 9g
川金钱草 60g	蒲公英 30g	全瓜蒌 30g	

[加减法] 胆结石加鸡内金、芒硝以消坚化石；胆道感染加五味子，柴胡加量，或加生牡蛎以软坚消肿。

[医案] 王某，女，36岁。1989年12月25日初诊。主诉：阵发右胁疼痛4年。患者近4年来阵发右胁痛，且向肩部放射，口干苦，尿黄便干，厌油腻，头晕，胸闷憋气。肝功能、胆红素等均正常。B超检查示胆囊壁厚、毛糙，提示慢性胆囊炎，肝、胰、脾未见异常。触诊：肝肋下可触及，墨菲征阳性。舌淡，苔少，脉弦细。西医诊断：慢性胆囊炎。中医辨证：肝胆湿热。治宜清利肝胆。处方：

柴胡 30g	五味子 10g	半夏 10g	黄芩 10g

枳壳 10g	赤芍 30g	大黄 5g	蒲公英 30g
茵陈 30g	郁金 15g	金钱草 60g	黄柏 15g
栀子 10g			

1990年1月4日二诊。症状明显减轻，右胁痛和口干苦均减轻。舌红苔少，脉弦细。原方有效，略加修改。处方：

柴胡 30g	五味子 10g	半夏 10g	黄芩 10g
枳壳 10g	赤芍 30g	熟大黄 6g	蒲公英 30g
茵陈 30g	金钱草 60g	郁金 15g	川楝子 15g
紫花地丁 30g	土茯苓 30g	白茅根 30g	板蓝根 30g

1992年7月28日随诊。症状基本消失，墨菲征阴性，B超复查示胆囊壁光滑，肝、胆、胰、脾未见异常。

[按]

　　肝胆疏泄失职致使肝胆湿热，阻滞气机，气机不利，故右胁痛；湿热阻滞，胃气不降，故恶心呕吐；湿热影响大肠传导功能，故大便不调。治疗应清利肝胆，使胆汁畅流，以大柴胡汤为主清肝胆之郁阻，加用茵陈、郁金、金钱草利胆开郁；栀子、黄柏、土茯苓、紫花地丁、白茅根、板蓝根清解热毒。

　　——选自印会河．印会河中医内科新论．北京：化学工业出版社，2010：336.

[体会]

　　胆道感染、胆石症是胆道系统急、慢性炎症与结石病变的总称，临床表现可见腹胀、右胁肋处绵痛不止或时发时止，部分牵引右肩部不适，或伴见嗳气、口苦等，甚则发展至身目俱黄，中医学病属"胁痛、腹痛、黄疸"范畴。《灵枢·经脉篇》云："胆，足少阳之脉，是病动则口苦，善太息，心胁痛，不能转侧。"《素问·缪刺论》亦言："邪客于足少阳之络，令人胁痛。"陆以湉云："今人所谓之心痛、胃痛、胁痛，无非肝气为患。"肝居胁下，经脉布于两胁，胆附于肝，其脉亦循于胁，而且中医理论认为胆附于肝，内藏"精汁"，肝胆相为表里，故饮食不节、郁怒过度等原因均可导致肝胆疏泄不利，胆液不循常道，外溢肌肤，出现身目俱黄。胆体受损，不能驱邪外出，邪气久留少阳，横伏膜原伺机而作，发为慢性之疾。

肝胆湿热，阻滞气机，气机不利，则右胁疼痛；湿热阻滞，胃气不降，则恶心呕吐；湿热影响大肠传导功能，则大便不调；若胆汁为邪所聚，日久不散，还可发为沙石之疾。

胆为中清之腑，与肝相表里，以疏泄通降下行为顺。若情志抑郁、肝气郁结必横逆犯脾胃，使运化失常，中焦阻塞，湿热蕴结肝胆致胆汁流行不畅、瘀而不通，不通则痛，故治疗上印教授认为当以清泄和解少阳、疏肝利胆之大柴胡汤加减治疗，并认为此类疾病无论病机属气郁、湿蕴还是血瘀、痰阻等，最终治疗均应以通利胆腑为要。同时，利胆离不开疏肝，肝胆相依，互为表里，肝气舒达，则胆腑通畅。胁痛之病，当主要责之肝胆。六腑以通为顺，以降为和，治疗上宜肝胆同治，清热利湿与疏肝利胆同用。

本方由印教授以大柴胡汤加味而成。方中柴胡辛行苦泄，专入少阳肝胆经，重在舒肝理气，加强肝的疏泄作用。《神农本草经》记载柴胡："主心腹肠胃中结气，饮食积聚，寒热邪气，推陈致新。"其不但发挥调气之功用，尚有化瘀之力。黄芩性味苦寒，功能清热燥湿，与柴胡相配清解肝胆湿热，使邪热外透内清。茵陈、郁金、金钱草均有清热利湿之功，适用于肝胆疾病中医证属肝胆湿热者。由于肝赖阴血之濡养，阴血匮乏，肝失濡养，亦可致胁肋胀痛、拘挛抽搐等症，故当配以芍药柔肝缓急止痛，与大黄相配可治腹中实痛，与枳实相伍可以理气和血，以除心下满痛；黄芩清热，半夏除痰，蒲公英解毒，从不同角度去除瘀滞。大黄清利湿热、通散瘀结、通利大便，全瓜蒌化痰理气、润燥通便，大黄与瓜蒌相伍荡涤肠腑。蒲公英清利湿热，泄降滞气。印教授将方中枳实换成枳壳，伍以大黄、全瓜蒌，缓泻通便。因印教授认为胆病影响肝藏血，使血瘀气滞而为痛，故改白芍为赤芍，赤芍苦寒，入肝经血分，清泻肝火，且能活血散瘀止痛，使瘀散气行，通而不痛。诸药相合，共奏疏肝利胆、化湿解郁之功，使肝胆疏、枢机利，以恢复"中精之府"的正常功能。

三、肝风内动

《内经》谓："诸风掉眩，皆属于肝"，临床上造成肝风易动的主要原因有两个：一是肝阳化风，多系肝病日久，肝肾阴虚，水不涵木，肝阳浮越，阳亢日久则化风，如《临证指南》说的："肝为风脏，因精血衰耗，水不涵木，木少滋荣，故肝阳偏亢，内风时起。"二是热极生风，多系肝郁热久化火，热极则生风，表现为肢抽、项强，甚则角弓反张、神识昏蒙等。《河间六书》说："诸风掉眩，皆属肝木，风气甚而头眩晕者由风木旺，必是金衰不能制木，而木复火，风火皆阳，阳多兼，阳主乎动，两动（阳）相搏，则为之旋转。"又有因脾不健运水液停聚者，肝火旺，则煎熬成痰，痰火交炽，风水相煽，出现痰聚中焦而上泛，火借风力而飞扬的病理表现，在治疗上就重在清肝泻火或镇肝潜阳，或清上填下以达到息风的目的。

（一）肝阳化风

天麻钩藤饮——肝阳化风、头胀眩晕

[临床表现] 头胀眩晕，头重足凉，性情急躁，口苦心烦，面色红润，便干口渴，睡少尿频，两腿无力。舌质红，苔黄，脉弦数。

[治法] 平肝潜阳。

[方药组成]

天麻 9g	钩藤 15g	珍珠母 30g(先下)	菊花 9g
龙胆草 9g	赤芍 15g	川续断 9g	夏枯草 15g
青葙子 15g	苦丁茶 9g		

[加减法] 失眠者，可加合欢皮、首乌藤、炒酸枣仁以养心安神。

[医案] 陈某，男，58岁。病眩晕如登云雾，如坐舟车，工作之际，发作眩晕便闭目默坐，每天发作 3～6 次。诊脉弦而有力，舌红苔黄，血压在 180/120mmHg 左右，夜尿多。每夜起床 4～5 次，面赤而热，足冷无力，经诊断为肝阳上亢引起的高血压病，投用上方，服 15 剂，眩晕遂解，血压亦有下降，但有时工作较累，血压仍有波动，但症状已不复如前矣。

——摘自印会河.印会河中医内科新论.北京：化学工业出版社，2010.

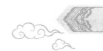

[体会]

高血压病属中医学"眩晕""头痛"和"中风"等范畴。《素问·至真要大论》云："诸风掉眩，皆属于肝"，故多数学者认为高血压病的病位主要在肝、肾，多从肝肾论治。正如《临证指南医案》指出：治肝风之法"缓肝之急以息风，滋肾之液以驱热""下虚者，必从肝治，……育阴潜阳，镇摄之治是也。……至于天麻、钩藤、菊花之属，皆系息风之品，可随症加入。"

本证属肝阳上亢者乃因肝肾不足、肝阳偏亢、化热生风所致。肝肾阴虚，阴虚阳亢，风火上扰，则头胀、眩晕、头痛、耳鸣；肝阳化火，火热扰心，心神不宁则失眠、性情急躁、心烦口苦；肝阳上亢引起气血皆逆于上而造成上实下虚，则见头重脚轻、足凉、两腿无力、尿频；舌红苔黄、脉弦数均为肝阳亢盛之象。印教授认为此病多与肝、脾、肾密切相关。因肝为藏血之脏，肝热则血升风动，发为眩晕，治宜清肝息风、平肝潜阳，多以天麻钩藤饮加减治之。

天麻钩藤饮一方出自近代胡光慈所著的《杂病证治新义》，有平肝息风、清热活血、补益肝肾之功效，目前在临床上主要用于治疗高血压病属肝阳上亢者。原方中天麻、钩藤、石决明有平肝息风潜阳之效，为君药；其中天麻"为治风之神药"（语出《本草纲目》）能平抑肝阳；钩藤则能息风止痉，二者常相须使用。栀子、黄芩清热泻火，使肝经之热不致偏亢，是为臣药；益母草活血利水，牛膝引血下行，配合杜仲、桑寄生补益肝肾，首乌藤、茯苓安神定志，俱为佐药。全方组合有补有泻，共奏平肝息风、清热潜阳、补益肝肾、安神定志之功，使全身阴阳平衡，血脉畅通，达到治疗目的。印教授以珍珠母代石决明，其味苦，性微寒，咸寒质重，入心、肝经，清肝火滋肝阴，潜肝阳，配合天麻、钩藤而使平肝息风之力更为显著，又可镇心安神，一药多用，故又去茯苓、首乌藤等安神定志之品。加菊花配钩藤，舒达肝气，平降肝阳。李时珍认为菊花"得金水之精英尤多，能益金水二脏也。补水所以制火，益金所以平木，木平则风息，火降则热除"，所以菊花既有清热平肝之功，又无寒药耗伤阴液之弊。以龙胆草代黄芩、栀子，专走肝经，清其浮越之肝火，同时佐加夏枯草、苦丁茶进一步增强清肝火的作用。且夏枯草苦辛寒，既清且散，和苦丁茶均善祛头目之疾。现代药理研究二者均有比较持久、平稳的降压作用。青葙子味苦、性微寒，归肝经，有清肝明目之功效，善治肝肾不足，肝风肝热上扰之肝热目赤，肝虚目昏，故也拿来用之，取其平肝清头目之用。以续断、赤芍代杜仲、桑寄生和川牛膝，续断补而不滞，行而不泄，既补肝肾，又通血脉，配合赤芍凉血活血，也有引血下行之意，总之，上述药物调整后，清肝热，平肝气，潜肝阳的作用更强，且全方泻实补虚，升降有制的配伍，更适合于肝阳上亢的高血压病中以上实为主者。

若临床上患者眩晕剧烈，呕恶，手足麻木或肌肉瞤动者，有肝阳化风之势，尤其对中年以上者要注意是否有引发中风病的可能，应及时治疗，可加生龙骨、生牡蛎等配合珍珠母以奏镇肝息风之效，必要时可加羚羊角以增强清热息风之力。对于兼见大便干燥者，加大黄、炒决明子，以通下泄热。

天麻钩藤饮经印教授加减反复临床实践使用，已成为其"抓主症"之方，经常用于临床，凡高血压兼见头热足凉、头重脚轻而面赤心烦者，多用此方，颇有良效。

（二）热极生风

羚角钩藤汤——热盛动风、高热头痛

[临床表现] 高热头痛，项背强直，四肢抽搐，呕吐神昏，躁动不安，或昏睡不醒，眩晕，目赤，心烦，发热，口渴，舌质红，苔黄，脉弦数。

[治法] 平肝清热。

[方药组成]

羚羊角末 1g ^(冲)	钩藤 12g	赤芍 12g	菊花 9g
桑叶 9g	生地黄 9g	芦根 30g	

[加减法] 羚羊角末可用山羊角 15g 先煎代。热甚者，可加生石膏；便秘者，可加生大黄。

[医案] 陈某，男，9 岁。高热，呕吐，神昏，阵阵抽搐，项脊强直，角弓反张，时躁动并作痛苦状呼号，检查身有紫点，时值流脑盛行，根据肝热动风，治用羚角钩藤汤加减，以清肝定风。

山羊角 15g ^(先煎)	钩藤 15g	龙胆草 9g	大青叶 15g
全蝎 6g	蜈蚣 2 条	赤芍 15g	石菖蒲 4.5g
玉枢丹 1 粒 ^(冲)			

药后神识转清，呕吐止，续用 1 剂，身热、项强、抽搐皆退，但耳后高骨处鼓起一核，状如核桃大小，外敷醋磨玉枢丹，约 5 天后消退。

——选自印会河.印会河中医内科新论.北京：化学工业出版社，2010.

[体会]

热盛动风之证，发病急骤，多在里热、实火情况下出现，常见于温热病邪入营血阶段，或某些发热性疾病的极期。火热之邪侵袭人体，往往燔灼肝经，劫耗津血，使筋脉失于濡养，而致肝风内动，风火相煽，症状急迫，临床上表现为高热、神昏谵语、四肢抽搐、颈项强直、角弓反张、目睛上视等。肝热上攻于头，故头痛昏晕；肝开窍于目，肝热上攻，故见目赤；热扰心神耗伤阴液，故见心烦，发热，口渴；热极动风，且风火相煽，灼伤津液，筋脉失养，以致手足抽搐，发为痉厥。本证主要病机为邪热入肝，热极动风，兼有热灼津伤。加之邪热可炼液为痰，风火相激，还有痰闭心窍之虞。故治宜清热凉肝息风为主，佐以养阴增液舒筋为法，必要时辅以化痰宁神。印教授常以羚角钩藤汤加减治疗。

羚角钩藤汤出自《通俗伤寒论》，方中羚羊角为君，辅以桑叶、菊花、钩藤凉肝息风定痉，川贝母、茯神化痰安神，芍药、甘草、生地黄酸甘化阴以缓肝急，竹茹清泻肝胆之热。何秀山喻其为"凉肝息风，增液舒筋之良方"。印教授加减化裁而用之。以羚羊角为君，清肝热、息肝风；合以钩藤，加强凉肝息风之功；臣以桑叶、菊花，二药辛凉疏泄，清热平肝以助息风，且取其疏散风热之性，与清热息风的羚角、钩藤为伍，既可清肝热、息风止痉，又可透泻肝经邪热，使疗效大为增强。肝热动风，热灼津液，故以生地黄、芦根、芍药养阴生津以柔肝舒筋。印教授在热病津伤的疾病中，常加以芦根，取其养阴生津、止渴除烦，并能清透实热之意。羚角钩藤汤原方芍药多选白芍，配甘草取其酸甘化阴之意。然印教授以为，肝藏血，故此证患者多见血热表现，如舌质红绛，故此处多选用赤芍清肝火、除血分郁热，且与生地黄相配，养阴凉血，有"治风先治血"之意。

且印教授通过多年临床观察，发现在肝热动风证中，有一种类型中常见夹有湿邪表现，如舌苔黄腻等。且从此证病机而言，邪热炼液为痰，风火相激，恐有痰闭心窍之虞，故需酌加苦燥寒清之药以燥湿化痰，如前文医案中病例即加入龙胆草，既清肝泄热，又有燥湿之功。

（三）阴虚风动

　　肝为风脏，热邪久羁，或温病日久，耗伤阴津，阴液耗伤，水不涵木，阴不潜阳，阳浮风生，则虚风内动。肝阳风火上扰清窍则发为眩晕；肝阴耗伤，筋失濡养，虚风内动，则手足瘛疭，或肢体震颤。临床还常见唇舌干萎，肢体枯瘦，神疲气弱，舌绛苔少，脉细微等症。叶天士言"经云诸风掉眩，皆属于肝……下虚者，必从肝治，补肾滋肝，育阴潜阳，镇摄之治是也"。临床多以滋阴育阳为法。而肝肾乙癸相生，精血同源，肾阴不足可累及肝阴，故印教授治疗阴虚风动多从滋补肝肾入手。精化血，则肝有所藏；水涵木，则肝阳有所制，常以三甲复脉或大定风珠加减治之（详见肾篇三甲复脉汤加减）。

四、肝阴亏虚

二至丸加减——肝阴亏虚、头晕眼花

　　[临床表现] 头晕眼花，两目干涩，失眠，心烦易怒，烘汗阵热，咽干口燥等，舌红少津，脉细。

　　[治法] 滋补肝肾，调和阴阳。

　　[方药组成]

墨旱莲 15g	女贞子 12g	稆豆衣 10g	桑椹 30g
五味子 10g	白芍 15g	当归 15g	柴胡 10g
巴戟天 10g	黄柏 15g	知母 10g	首乌藤 30g
合欢皮 15g	炒酸枣仁 15g	茺蔚子 30g	

　　[体会]

　　肝火素旺或肝郁久而化热最易耗伤肝阴，引起肝阴亏虚；肝为刚脏，赖肾水以滋养，肾阴亏损，不能滋养肝木，而致肝阴不足者，称为水不生木或水不涵木。《素问·藏气法时论》说："肝病者……虚则目荒荒无所见，耳无所闻"，这里的虚即指肝阴虚而言。肝阴不足，以头目眩晕、目睛干涩、两胁隐痛、面部烘热、

口燥咽干、五心烦热等为主要临床表现。《笔花医镜》亦说："肝之虚……其症为……头眩。"在一些肝病中，特别是慢性肝病后期，多可出现肝阴虚的证候，如胁隐痛、耳鸣、多梦、烦热等。而且因乙癸同源，肝阴虚日久常可累及肾阴，故肾水亏竭，形成肝肾阴虚的局面。其治疗，不仅需要治肝，而当补肾之虚。因为肾为肝母，肾水生肝木，所以补肾水以生肝木。

二至丸原方由女贞子、墨旱莲组成，具有补益肝肾、滋阴止血之功，常用于治疗肝肾阴虚，眩晕耳鸣，咽干鼻燥，腰膝酸痛等症。印教授在原方基础上加稆豆衣、桑椹、五味子滋补肝肾；白芍、当归养血调肝；柴胡疏肝理气，调畅气机；巴戟天补肾壮阳，取其阳中求阴之义；黄柏、知母滋阴降火；茺蔚子调血凉肝；合欢皮、首乌藤、炒酸枣仁养心安神利眠。诸药合用肝肾两补，气血阴阳俱调，养心安神。

肝阴亏虚与肝血亏虚均是肝的虚证，其病机均以肝之阴血不足为其特点。但前者为阴虚，虚热表现明显，常见眼干涩、潮热、颧红等症；而后者为血虚，无热象，常见眩晕、视物模糊、经少、肢麻手颤等症。

五、寒凝肝脉

吴茱萸汤加减——寒凝肝脉、巅顶头痛

[临床表现] 巅顶头痛，甚则呕吐痰涎，肢冷，苔白，脉沉细。

[治法] 温肝祛痛。

[方药组成]

吴茱萸 9g	党参 15g	生姜 9g	大枣 5 枚
白芍 15g	甘草 9g		

[医案一] 王某，女，30 岁。平素抑郁寡言，患头痛 5 年，每隔 6 天必发一次，重在巅顶，痛甚则呕吐痰涎，肢冷脉伏，经诊得舌淡苔白，恶风寒以头部为甚。诊为阴寒在头，又因巅顶为肝经所主，故考虑本病系寒凝肝经引起，其每隔6 天痛一次者，盖伤寒家以六日为一候也。乃取吴茱萸汤大剂投之。

吴茱萸 15g　　　　　党参 15g　　　　　生姜 30g　　　　　大枣 10 枚

服 5 剂，未至病发期，续 5 剂，病又未发作，乃令停药观察，后 2 ～ 3 年竟未复发。

　　　　——选自印会河 . 印会河中医内科新论 . 北京：化学工业出版社，2010.

［医案二］ 患者张某，女，31 岁。间断头痛 20 年，以巅顶及前额疼痛为主，无呕吐、视物旋转、耳鸣。头痛以胀痛为主，受凉或风吹后易诱发，平素怕冷，睡眠多梦，纳食及二便正常。血压：105/65mmHg，西医检查无异常，诊为神经性头痛。面色不华，触之手凉。舌淡苔白，脉细。辨证为阳虚寒滞，以补虚散寒为法，方用如下：

吴茱萸 15g　　　　　党参 15g　　　　　生姜 6g　　　　　大枣 5 枚

［按］

　　巅顶痛为肝经所过之部位，临床上肝阳上亢，肝火上扰所致头痛者为多。而寒症较少。此病人属寒证，因其平素怕冷、肢凉。且头痛遇受凉及吹风更甚，脉细苔白，皆为寒象。属厥阴头痛之吴茱萸汤证。吴茱萸为汤中主药，故印教授用 15g，取其味辛，性热，能温散寒邪。

　　　　——徐远 . 杏林薪传：印会河理法方药带教录 . 北京：人民军医出版社，2013：138.

［体会］

原方出自《伤寒论·辨厥阴病脉证并治》："干呕，吐涎沫，头痛者，吴茱萸汤主之。"临床用以治疗巅顶头痛，或食后欲吐，干呕吐涎沫，畏寒肢凉，舌淡苔白滑，脉弦细而迟等症。

厥阴之脉夹胃属肝，上行与督脉会于巅顶，胃中浊阴循肝经上扰于头，故巅顶头痛；肝胃虚寒，胃中水饮不化，胃失和降，浊阴上逆，故见呕吐清涎；肝胃虚寒，阳虚失温，故畏寒肢冷。可见肝胃虚寒，浊阴上逆是其根本病机，治宜温肝散寒祛痛。印教授认为，巅顶头痛是厥阴头痛的重要特点，多由厥阴肝经疾病引起。巅顶之上惟风可到，若巅顶头痛而无明显阳证表现之头痛非风即气，寒是明显的现象，故以吴茱萸汤温之补之。

方中吴茱萸味辛苦而性热，温胃暖肝以祛寒，和胃降逆以止呕，一药而两擅

其功；重用生姜为臣药，以其温降之力，加强其温胃散寒、降逆止呕之功；人参、大枣，益气健脾，调脾胃；全方共奏温肝祛痛、补虚和胃、散寒降逆之功效。正如许宏《金镜内台方议》中记载："干呕，吐涎沫，头痛，厥阴之寒气上攻也。吐利，手足逆冷者，寒气内甚也；烦躁欲死者，阳气内争也；食谷欲呕者，胃寒不受食也；以此三者之证，共用此方者，以吴茱萸能下三阴之逆气为君，生姜能散气为臣，人参、大枣之甘缓，能和调诸气者也，故用之为佐使，以安其中也。"

附　寒滞肝脉——导气汤合疝气汤

足厥阴肝经抵于少腹，络于阴器，若寒客肝脉，气机阻滞，则出现寒凝肝脉的寒疝腹痛，临床多表现为少腹疼痛，小肠疝气，痛引睾丸，偏坠肿胀。

古代医家将内脏虚寒而复感外邪所引起的急性腹痛称之为寒疝，认为寒疝专指腹中冷痛。《金匮要略·腹满寒疝宿食病》对寒疝进行了细致的阐述："腹痛，脉弦而紧，弦则卫气不行，即恶寒，紧则不欲食，邪正相搏，即为寒疝。"认为寒疝乃由内脏虚寒而复感寒邪，而寒邪侵袭肝经而发为病。《诸病源候论·寒疝腹痛候》中记载有："此由阴气积于内，寒气搏结而不散，腑藏虚弱，故风邪冷气与正气相击，则腹痛里急，故云寒疝腹痛也。"亦是由于素体虚寒而复感外邪所引起的腹痛。张子和在《儒门事亲》中指出："诸疝皆归肝经。"明确提出疝的病机所在。本文所论述的寒滞肝脉证之寒疝，多因其具有小肠从少腹下垂阴囊而致坠胀作痛的特点，故又称小肠气痛，是由于体虚感寒，足厥阴经脉凝滞而引起的少腹疼痛。在治疗方面，张景岳在《景岳全书》中即提出了"治疝必先治气"之说。临床上不分男女，遇下腹痛诸症属寒滞肝脉者，印教授多酌情用导气汤合疝气汤加味，方用如下：

| 荔枝核 15g | 炒橘核 15g | 栀子 10g | 山楂片 30g |
| 枳壳 10g | 吴茱萸 9g | 川楝子 15g | 小茴香 6g |

方中荔枝核入肝肾二经，除寒散滞。炒橘核行肝经结气，栀子泻三焦火而从小便而出，山楂散瘀消积，枳壳下气破结，吴茱萸入肝经，温散寒邪，燥湿破结，川楝子入肝舒筋止痛，木香通调诸气，通利三焦，疏肝而和脾，小茴香温暖下焦，除冷气，共奏疏肝理气、散寒止痛之效。若病久有瘀象者可加当归、桃仁、

土鳖虫等活血药，痛重者可加生薏苡仁、木瓜舒挛定痛；寒重者酌加乌药等温暖下焦。

六、肝郁气滞、血瘀痰阻

疏肝散结方——气滞痰阻、良性包块

[临床表现] 瘿瘤、瘰疬，或妇女乳癖、乳房胀痛、胁下积块，或男子前列腺肥大、小便癃闭不通，兼急躁、忿郁、恼怒、忧伤、焦虑、抑郁、喜太息等，较长期的情志不遂，舌淡红苔薄白，脉弦。

[治法] 疏肝散结。

[方药组成]

柴胡 9g	丹参 15g	赤芍 15g	当归 15g
生牡蛎 30g (先煎)	玄参 15g	川贝母面 3g (分冲)	夏枯草 15g
海藻 15g	昆布 15g	海浮石 15g (先煎)	牛膝 9g

[加减法] 对于颈淋巴结炎、甲状腺肿等病位在上者，加桔梗以载药上行；对于胸肋软骨炎及乳腺增生者，加蒲公英以清热解毒；对于子宫肌瘤、卵巢囊肿者，加泽兰、茺蔚子以理血行水，亦可加牛膝，既能活血调经，又可引药下行；对于前列腺增生者，加牛膝，诸药合用散结消癥，开利膀胱，通利小便。

[医案一] 王某，女，35 岁，1990 年 12 月 17 日初诊。患者近半年来，乳房肿胀疼痛，伴胸痛且痛连后背，局部有压痛，咽如物阻，胸憋气短，性情急躁。查体：双侧乳腺轻度增生，无结节，轻压痛，乳头无溢乳。1990 年 11 月 6 日乳腺侧位 X 线片示乳腺小叶增生。西医诊断：乳腺增生。舌红，苔少，脉沉细。中医辨证：肝经癥积。治宜疏肝散结。处方：

柴胡 10g	赤芍 30g	当归 30g	丹参 30g
生牡蛎 60g (先煎)	川贝母 10g	玄参 15g	夏枯草 15g
海藻 15g	昆布 15g	海浮石 18g (先煎)	蒲公英 30g

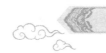

| 全瓜蒌 30g | 虎杖 30g | 郁金 15g | 川楝子 15g |

1990 年 12 月 24 日二诊。疼痛减轻，胸闷好转，睡眠欠佳，舌脉同前。在原方中加首乌藤 30g，合欢皮 15g 以养血和肝，安神解郁。

1991 年 2 月 4 日三诊。疼痛减轻，乳腺肿胀消失，睡眠食纳增进。舌红，苔少，脉弦细。仍予疏肝散结治疗。1991 年 3 月 7 日随诊，症状基本消失，继服原方巩固。

——选自印会河．印会河中医内科新论．北京：化学工业出版社，2010．

[按]

　　乳腺增生主要由肝气郁结，胃热蕴蒸，以致气血凝滞而成。仍守疏肝散结治疗之大法，在方中加虎杖、蒲公英以化热毒，消痈散结；加全瓜蒌以除乳痈肿痛；郁金、川楝子泻肝行气解郁以除胀，疗效满意。

[医案二] 邱某，男，80 岁，1992 年 1 月 9 日初诊。患者已明确诊断为前列腺肥大多年，阵发小便淋漓不下，加重 1 周，并已插导尿管保留导尿，咳嗽，痰多且黏，有陈旧性心肌梗死。西医诊断：前列腺肥大。舌红，苔燥而黄，脉弦。中医辨证：前阴癥积（癃闭）。治宜疏肝散结，通利州都，佐以保肺复脉。处方：

柴胡 9g	当归 15g	赤白芍各 12g	丹参 30g
生牡蛎 60g(先煎)	玄参 15g	川贝母 10g	夏枯草 15g
海藻 15g	昆布 15g	海浮石 18g(先煎)	牛膝 10g
沙参 15g	麦冬 10g	五味子 10g	橘络 3g

1992 年 1 月 16 日二诊。癃闭减轻，拔除导尿管后，小便可畅解，唯有咳嗽，痰不易出，大便溏薄，舌干，苔黄糙，脉弦。证属津亏液涸，治宜滋阴潜阳，以三甲复脉汤加味：

生牡蛎 30g(先煎)	煅牡蛎 30g(先煎)	生地黄 15g	火麻仁 10g
龟甲 30g(先煎)	生鳖甲 30g(先煎)	白芍 24g	阿胶 10g(烊化)
生甘草 10g	川贝母 10g	玄参 15g	五味子 10g
麦冬 12g			

1992 年 1 月 23 日三诊。水津来复，舌上津回，大便成形，每日一排，尿畅量多，

且能控制,舌红,苔灰黄腻,脉弦。病有泰相,再拟初诊原方继续巩固。随诊3个月,未再出现癃闭症状。

——选自印会河.印会河中医内科新论.北京:化学工业出版社,2010.

[按]

    肝气郁结,疏泄不及,气滞血瘀可影响三焦水液的运化及气化,致使水道的通调受阻,形成癃闭。从经脉的分布来看,足厥阴肝之脉,绕阴器,抵少腹,是肝所生病者,如遗尿、癃闭等,疏肝散结乃治疗之大法。考虑到该患者年事已高,津亏液涸,故在方中加入生脉散以保肺清心,补气生津,并穿插服用三甲复脉汤以滋阴潜阳,而牛膝引药下行,标本兼顾,相得益彰。

[体会]

    中医在治疗上有汗、吐、下、和、温、清、消、补八法。"消"即是消导、消散之意,是以渐消缓散的方法消除因气、血、水、痰、食、虫等积聚而成的有形之结的一种治疗方法。具体运用上有消食导滞、行气利水、消瘀除痰、消痛杀虫等不同,分别用来治疗积食、蓄水、瘀块、痰核、痛肿等。临床上常用"消法"治疗瘿瘤、积块、痰核、瘰疬。但以往有关"消法"的介绍简单,又因医生着眼点不同,对上述疾病的治法繁杂多变,难以把握。印教授以疏肝散结为法,用疏肝散结方消坚磨积,治疗以"有形之结"为特点的良性包块,临床上用之有效,不仅临床实用,而且在理论上对"消法"给予了补充。

    中医认为脏腑、筋脉、肌肉等各处,本无此物而有之,必为消散,乃得其平,即"坚者消之是已"。临床上必须抓住"症结",制定对策,才能达到取得疗效的目的。印教授认为散结的前提是疏肝。首先,从良性包块形成的病因上看,治法应立足于调肝,因为肝主疏泄,如果肝气条达,气血冲和,经络通利则疾病不生。盖"凡人起居有常,饮食有节,平和恬淡,气血周流,谷神充畅,病安从来?"反之,肝失疏泄,气机不畅,经络不通,则气、血、水运行失常,故气结、血瘀、水停、痰凝,日久便会逐渐形成坚结之积块。所谓"气血冲和,万病不生,一有怫郁,诸病生焉""气郁则湿留,湿滞则成火,火郁则成痰,痰滞则血凝,血凝

则食结"。中医讲究"治病必求于本"，以病因和证候来论，病因为本，证候为标，疏肝散结法重视条达肝气，祛除引发疾病的病因。其次，从良性包块所属病位上看，其治法更应立足于调肝。足厥阴肝经主支起于足大趾，上行经膝、大腿内侧绕阴器，至小腹，夹胃两旁，属肝，络胆，上贯膈，散布于胁肋，沿喉咙过腭向上进入鼻咽部，上行连接目系，出于额与督脉会于头顶。肝之经脉从足到头循行，所及部位广泛，故癥积可见于阴器如前列腺增生，可见于小腹如子宫肌瘤、卵巢囊肿，可见于胸胁部如乳腺增生，也可见于颈部如颈淋巴结炎、结节性甲状腺肿等。另外，由于经脉之间有交接延伸，故癥积可涉及全身其他部位。因为包块发生的病因、病位均与肝密切相关，故印教授将其称之为肝经癥积。疏肝散结法是消散肝经癥积的重要方法。再次，从临床发病特点上看，患良性包块者多有易急躁、忿郁、恼怒、忧伤、焦虑、抑郁等较长期的情志不遂。年轻人中以女性为多见，中老年人以体弱多病，或各种原因造成的气血运行不畅者为多。总之，肝郁气滞是气结、血瘀、痰凝，日久形成坚结、包块的罪魁祸首，因此条达肝气是至关重要的。故印教授治疗上立足于调肝，用疏肝散结法治疗此类良性包块，方用疏肝散结方加减。

疏肝散结方是印教授积 50 多年临床经验研制的旨在治疗多种良性占位性病变的经验方。方中柴胡疏肝解郁，调畅气机，并能引诸药入于肝经；赤芍、当归、丹参入肝经，且活血化瘀通络，能消血结；生牡蛎、大贝母、玄参取消瘰丸之意，软坚散结，消除癥积；另外，方中应用多味软坚散结之品，如夏枯草、海藻、昆布、海浮石，清热消痰，软坚散结。诸药合用共奏理气、活血、化瘀、通络、清热、消痰、软坚、散结之功。疗效较消瘰丸等更胜一筹。印教授的疏肝散结方在疏肝方面没有罗列很多理气之品，而是着重调肝理血，选择赤芍、当归、丹参等入肝经且活血化瘀，通行经络，能活血消结之药。因为肝脏体阴用阳，要调肝必须先调血。另外，坚块的形成必有瘀血，化瘀乃消散坚结的措施之一，非一般疏肝理气药所能。以往的软坚散结方药理气有余，理血不足，本方对以前软坚散结方药在理气方面有所继承，在理血方面有所发扬。

疏肝散结方对良性包块起一种渐消缓散的作用，不主张一味消坚克伐。如上所述，各种包块均属迁延日久，气、血、水、痰盘踞坚牢，有欲罢不能之势，且邪气久客，正气已虚，凡攻病之药，皆损气血，不可妄行消克，急功近利，消之不得其法必误人也。"冰冻三尺非一日之寒"，以药除病也不能贪短时之功。要注意扶正去邪，缓图其效，让病人有充分的思想准备，只要方证相符，宜坚持长期用药，必要时可以配成中成药服用。另外，得病之初，法当及时消散，提倡在病证的早期，包块较小时，尽早诊治。因为病邪凝滞太久，包块过大，恐怕药力难及。中医主张"治未病"，对于肝郁、气结、血瘀、痰凝、水停者，虑其日久可成坚积，应及早用疏肝散结方药调理，将疾病消灭在萌芽状态，免生后患。在治疗的同时，如果能让病人保持良好的心态，坚持合理的运动锻炼等，会有助于病痛的缓解。

对于不同部位的良性包块，虽然诊断不同，但中医对于看似不同的疾病，在其发展过程中，由于病机相同，因而可以采用同一种方法治疗，即"异病同治"。良性包块均为"肝经癥积"，都可以用疏肝散结方药加减论治。掌握"异病同治"这一原则，可以使我们用简明清晰的治疗思路及方法驾驭看似复杂的一类疾病。

综观疏肝散结方，集疏肝理气、养血活血、化瘀通络、化痰消癥等特点为一体，但临床运用之时仍需审证求因，根据病人年龄、体质、体征、发病时间、伴随症状及气滞、血瘀、停痰、蓄水等因素及现代医学检查的不同而个体化评估，故治疗上当因人制宜。中医主张"治未病"，对于肝郁、气结、血瘀、痰凝、水停者，虑其日久可成坚积，应及早用疏肝散结方药调理，将疾病消灭在萌芽状态，免生后患。

七、肝胃失和

戊己丸合痛泻要方加减——肝胃失和、痛泻反酸

[临床表现] 腹痛便泻，以情绪波动时为甚，痛一阵，泻一阵，胸胁胀满，心烦嗳气，吐酸，烧心嘈杂，肛门灼热，甚则可见下利完谷，舌质偏红，苔黄或白，脉弦。

[治法] 疏肝健脾、泻肝和胃。

[方药组成]

| 黄连 9g | 吴茱萸 3g | 赤芍 15g | 煅瓦楞子 30g^(先煎) |
| 防风 9g | 炒白术 30g | 白芍 15g | 陈皮 9g |

[加减法] 胃酸过多时，可加煅牡蛎、海螵蛸或白螺蛳壳以助制酸；易怒、两胁痛甚者，加柴胡、佛手疏肝理气；兼见食滞者，加焦三仙健胃消食；心烦尿赤者，加龙胆草清热泻火；后重气滞者，加木香、槟榔行气导滞；腹胀明显者，加厚朴、焦槟榔行气除胀；伴有呕吐者，酌加半夏、生姜温中止呕。

[医案一] 田某，女，54岁。出生都市，因婚嫁转入农村，又因家庭不和，被翁姑虐待，故又再入城市，操保姆为生。情绪蒙受刺激，遂致郁气伤肝，气火内燔。偶有情绪不适，即感胃热吞酸，心烦嘈杂，消谷善饥，腹中阵痛，痛后即泻，飧泄完谷，对大便失去自控能力，常致污染衣被。如此者已历30余年。笔者于友人处茶话时接诊之。根据其舌红绛如榴火之色，脉弦劲而数等情况，乃认为肝经郁火，干扰脾胃，故胃酸痛泻，由此而生，投用戊己丸合痛泻要方，泻肝而和脾胃，方用如下：

| 黄连 6g | 吴茱萸 2.5g | 赤芍 15g | 白芍 15g |
| 防风 9g | 白术 9g | 陈皮 9g | 煅瓦楞子 30g^(先下) |

服3剂，诸证悉罢。服10剂后，改用成药加味左金丸收功，服3个月以后停药，10余年来，未见复发。

——摘自印会河．印会河中医内科新论．北京：化学工业出版社，2010．

[医案二] 万某，女，30岁，中日友好医院病案号：55417。

初诊：1993年6月28日。主诉：胃脘疼痛20余天。病史：近来因情志不遂，经常胃脘疼痛，伴有烧心吐酸，嗳气，手足发凉，腰背酸痛，大便溏薄，1日1～2行。检查：胃镜示浅表性胃炎，上腹部压痛明显，舌质红，舌苔根微黄，脉弦细。辨证：肝胃失和。西医诊断：浅表性胃炎。治法：泻肝和胃，处方如下：

| 黄连 6g | 吴茱萸 3g | 陈皮 10g | 白芍 15g |
| 防风 10g | 白术 10g | 煅瓦楞子 30g^(先下) | 煅牡蛎 10g^(先下) |

7剂，每日1剂，水煎分2次服。

随诊：1993年7月1日。患者服上方3剂，胃痛即止，烧心、吐酸、嗳气也减轻，来门诊询问是否继续服药，嘱其仍须治疗，以期巩固，于是遵嘱服完7剂，其病告愈。

[按]

　　本方为戊己丸与痛泻要方合方，均以治肝为主，适用于肝脾不和所致腹痛便泻，痛泻交作，或脘痛吞酸嘈杂等症。戊己丸清肝泻火，和胃降逆，痛泻要方健脾泻肝，二方同中有异。该患者胃痛吞酸，肢冷便溏，乃由肝盛制脾所致，故以合方泻肝、健脾、和胃。方中黄连泄火降胃，使火热不致迫便下行，吴茱萸暖肝解郁，合黄连可健胃制酸，白芍以平肝止泻。煅瓦楞子和煅牡蛎制酸并能止泻，故收效甚捷。

——摘自中国乡村医药杂志，2001，1：28.

[体会]

　　肝为风木之脏，肝气升发，喜条达而恶抑郁，肝之疏泄既可助中焦之运化，也可调肠腑之传导。若患者情志不遂，郁怒伤肝，肝失疏泄，气机郁滞，损伤脾土，脾虚失运，运化无权，不能输布水谷精微，气滞湿阻，则腹痛泄泻，泻后则痛缓。正如《景岳全书·泄泻》所言："凡遇怒气便作泄泻者，必先以怒时夹食，致伤脾胃，故但有所犯，即随触而发，此肝脾二脏之病也。盖以肝木克土，脾气受伤而然。"此为肝气郁结而失疏泄，脾胃不调，升降失常，气机郁滞不通则痛，肝旺乘脾，脾虚不得健运，则水湿不化而为溏泄。其腹痛便泻，常见于脾虚之人，此因"脾不虚不泻利"也；痛一阵泻一阵且泻后痛缓，腹痛则必泻，此因肝气横逆、乘脾太过而致腹痛，脾受乘过甚不能运化即为腹泻；情绪波动后多见及胸胁胀满则因肝气郁结所致；心烦是因气郁化火、扰乱心神所致。胃主受纳腐熟水谷，为水谷之海，其气以和降为顺。肝气郁结或疏泻失常则使胃的和降功能失常，胃气不降上逆而呕恶、嗳腐，正如李冠仙所言"……又或上犯胃土，气逆作呕，两胁胀痛……"若情志不遂，气郁化火，横逆犯胃，肝胃气滞则脘胁胀闷疼痛，气机上逆则嗳气呃逆；肝胃气火内郁则嘈杂吞酸；此外，若急躁易怒，肝失条达，肝经火热侵及脾胃，湿热熏蒸，内蕴大肠，传导失司，水驱大肠，形成热泻之证则腹痛便泻。《类证治裁》所谓的"肝木性升散，不受遏郁，郁则经气逆，为嗳，为胀，为呕吐，为暴怒胁痛，为胸满不食，飧泄、为寒疝，皆肝气横决也。"也是对肝气横逆犯胃肠很好的描述。肝病及胃，肝胃不和而致气机阻滞引起的病变，正如叶天士所云："肝藏厥气，乘胃入膈，厥阴顺乘阳明，胃土久伤，肝木横越，厥阴之气上干，阳明之气不降。"本证寒热现象不显，故仍见白苔，若湿邪内盛则可见腻苔，弦脉为肝失柔和之证。

本方为戊己丸与痛泻要方合方，均以治肝为主，一以健脾，一以和胃，戊己丸清肝泻火，和胃降逆，痛泻要方健脾泻肝。印会河教授经过数十年之临床反复实践，现本方已作为其临床常用的"抓主症"之方。凡见痛泻而同时胃酸过多者，率皆用此，效果良好。

戊己丸源于《太平惠民和剂局方》，具有清肝和胃之功。方中黄连清泻胃热使胃火降则其气自和，还可清泄肝火使肝火得清则不横逆犯胃；吴茱萸疏肝解郁，以使肝气条达，郁结得开，合黄连可健胃制酸，并可制黄连之寒，使泻火而无凉遏之弊；白芍以平肝止泻。煅瓦楞子制酸并能止泻，故收效甚捷。其中黄连和吴茱萸配伍使用历史悠久，二药伍用，有辛开苦降，反佐之妙用，常用于治疗寒热错杂诸症。印教授强调，寒热错杂之证临床颇为多见。但寒与热的比重却是千变万化，故用药的分量，也应随着寒热的变化而增减。痛泻要方中陈皮、黄连理气降胃，此因胃不降则脾不升也；白芍柔肝缓急止痛，于土中泻木；白术健脾燥湿以止泻利，治其土虚；防风，具有升散之性，与白术、白芍相伍，辛能散肝郁，香能舒脾气，为脾经引经之药，而且能燥湿以止泻。全方共奏补脾胜湿而止泻、柔肝理气而止痛之功，使脾健肝柔，则痛泻自止。正如汪昂在《医方集解·和解之剂》中所论述，"此足太阴、厥阴药也。白术苦燥湿，甘补脾，温和中；芍药寒泻肝火，酸敛逆气，缓中止痛；防风辛能散肝，香能舒脾，风能胜湿，为理脾引经要药；陈皮辛能利气，炒香尤能燥湿醒脾，使气行则痛止。数者皆以泻木而益土也。"

若患者胃热吞酸明显，腹痛泻利不显，兼见心烦易怒、口苦便干者，印教授则以戊己丸合大柴胡汤加煅瓦楞子治之。

八、胆郁痰扰

清泄肝胆方——肝郁痰扰、头晕目眩

[临床表现] 头晕目眩，羞明不敢睁眼，耳鸣耳胀，口苦，甚则呕吐，脉弦，苔腻。

[治法] 清泄肝胆。

[方药组成]

柴胡 9g	黄芩 15g	半夏 12g	青皮 9g
枳壳 9g	竹茹 9g	龙胆草 9g	栀子 9g
蔓荆子 12g	苍耳子 9g	大青叶 15g	

[加减法] 失眠较甚者，加合欢皮、首乌藤以养心安神；痰热较甚者，加制天南星、天竺黄以清热化痰；伴气虚血瘀之头晕甚者，加葛根、丹参、川芎，以养血活血、化瘀通络。

[医案一] 陈某，男，36岁。解放前在上海经商，市场动乱，甚费筹思，积之既久，遂因失眠乱梦而致头痛，目瞑，恶闻人声，恶心吐沫，经某医院急诊，曾注射吗啡之类药物，但疼痛始终不解。痛甚则以头猛烈碰床头木板借以缓解或转移痛觉。经笔者诊察脉弦滑，舌苔厚腻，乃用柴芩温胆汤加减方（即清泄肝胆方）服3剂，头痛若失，睡眠有增，续以前方投之，又服3剂，则起居饮食一如平时，嘱节劳顺变，特别注意睡前减少脑力负担。病情一直稳定，观察2年，未见复发。

——选自印会河.印会河中医内科新论.北京：化学工业出版社，2010.

[医案二] 笔者在某县医院工作时，诊疗任务异常繁忙，一日正好下班时候，笔者已疲乏不堪，就在此时，又由该院职工领进一女孩，年约10岁，对笔者而泣，笔者问其何处痛苦，以致如此。据带她来诊室的职工云：并非此孩之病，病者乃其母也。母病在家，家在城外二里之遥。据女孩云：其母剧烈呕吐昏厥，呼之不应，

眼不能开，已半日余，她散学方归，见母病危，故而仓促求医，心痛啜泣。询其父在外地工作。家有弟妹各一，最小者，乃襁褓间者。笔者不顾饥累，随该女孩出诊。至其家，果见病榻卧一妇人，呕吐之余，衣被狼藉，目陷睛迷，知为失水已甚。询之，能作郑声语，则内耳性眩晕病也。为投清泄肝胆方，令急煎 1 剂，至次日下午，则见该病妇已独自前来门诊，谓：昨夜服药后，腹中一阵雷鸣而晕停呕止。一宵好睡，今已霍然矣。笔者见其症状已除，近效甚为理想，远期疗效，端在休养生息之中，遂令停药，保留原方，以防犯病时用之。

　　——摘自印会河 . 印会河中医内科新论 . 北京：化学工业出版社，2010.

[体会]

　　《素问·至真要大论》云："厥阴之胜，耳鸣头眩，愤愤欲吐""诸风掉眩，皆属于肝"，本方证系少阳胆经受病，痰热上攻，故见头晕目眩，羞明畏光；少阳之脉络于耳，故见耳鸣耳胀；胆热则气逆于上，故见口苦；胆热引动胃气上逆，故见呕吐；胆热内蒸，故见汗出。丹溪则倡导痰火致眩学说，提出"无痰不作眩"强调眩晕以治痰为主，兼以降火。此方系印教授临床治疗眩晕常用方剂，立方之意正是治肝治胆，降火降痰，临床凡见头目眩晕，羞明不敢睁眼，恶心欲吐，耳鸣耳聋，率先使用本方，效果良好，能迅速缓解症状，但方所用之药，多大苦大寒，当中病即止，毋使过之，以免有伤正之虞。

　　本方化裁自《备急千金要方》柴芩温胆汤，原方之义在于和解少阳，清泄肝胆热，除痰化浊，以小柴胡汤和解枢机，扶正祛邪，以温胆汤治疗胆胃不和，痰热上扰。本方证少阳胆经热盛，故印教授又加龙胆草、栀子，取龙胆泻肝汤之意，龙胆草大苦大寒，为"凉肝猛将"，《药品化义》云："龙胆草专泻肝胆之火"；黄芩清少阳于上，栀子泻三焦于下，二味苦寒清热，共助龙胆草泻肝胆经实火；因无明显下焦湿热，故未加用渗湿泄热的车前子、木通、泽泻等药，而本方在眩晕急性期短期使用，又恐碍邪，故未加生地黄、当归等柔肝扶正之品。同时用苦辛温，功能破气消滞，解郁降逆的青皮代温胆汤中的陈皮，辛温而散，苦温而降，既散郁，又降气降火；所加大青叶味咸、苦，性大寒，归心、胃经，既可清热于里，也可透热于表，有透散之用，兼能清热解毒，对肝胆热盛以耳鸣、口苦者用之效佳；苍耳子性味辛苦温，能上达巅顶，下走足膝，内通骨髓，外彻皮毛，为走而不守之品，功能祛风胜湿，故取少量苍耳子引诸药入督脉直达病所；蔓荆子性味辛苦微寒，有专门走经祛风的作用，治疗头痛眩晕有很好疗效。综观全方有清肝泄火，下气除痰，清利头目之功。

经过多次临床反复使用，清泄肝胆方已作为印教授"抓主症"的常用方，对于病见头目眩晕、羞明不敢睁眼者，可先用此，效果良好，但临床应用须注意慎勿加入重镇潜阳之药。

九、气滞血瘀

《素问》言"气行则血流"，气具有推动血液运行的作用。气有一息之不运，则血有一息之不行。肝主疏泄，是重要的调畅气机的脏器，若肝的疏泄不及，肝气郁结，则血瘀滞不通，血脉瘀阻，形成血瘀。而瘀血一旦形成，又可与气滞互为因果，瘀血阻碍气化，甚则影响水液输布，可成血瘀水停证。故印教授在治疗血瘀证时，常从肝论治，在行血祛瘀的基础上，结合行气祛滞以治疗。若气滞血瘀影响水液运行，印教授则在活血化瘀、治肝治血的基础上加用提壶揭盖、开利三焦的方法治疗水停之标，临床亦取得了良好的疗效，下文分证论之。

1. 血府逐瘀汤——气滞血瘀、胸胁刺痛

[临床表现] 右胁下块痛拒按，多梦失眠，头胀昏晕，心烦口苦，肢冷掌烫，舌青苔少，脉弦；或心络瘀阻，左胸窒痛；或肝血瘀滞，两胁痛而拒按；或见胸胁胀满，口干不渴，呃逆，呃声深重，舌质暗红，苔白脉弦。

[治法] 疏肝理血。

[方药组成]

柴胡 9g	枳壳 9g	赤芍 15g	甘草 9g
当归 15g	川芎 9g	地龙 9g	郁金 9g
桔梗 9g	牛膝 9g	红花 9g	

[加减法] 久痛者，可加土鳖虫；痛甚者，可加丹参、延胡索、川楝子；瘀积日久者，可酌加夏枯草、生牡蛎。

[医案一] 杨某，男，52岁。肝炎10年有余，虽经中西医多方医治，但肝功一直不正常，肝区痛麻，下午腹胀，迄未改善，来京后经他医医治，肝功能有所改善，唯阵发性心烦、肢冷掌烫及肝区痛麻始终不减，眠差，面色暗晦，舌红苔微黄，脉涩细。经诊为气血郁滞，造成阳厥，故以血府逐瘀汤逐瘀疏肝为治。方用如下：

柴胡 9g	枳壳 9g	赤芍 15g	甘草 9g
当归 15g	川芎 9g	桃仁 9g	红花 9g
郁金 9g	川楝子 12g	生牡蛎 30g^{（先下）}	地龙 15g
土鳖虫 9g			

服5剂，心烦肢冷有所改善，10剂后肝区痛麻已见减轻，守原方进退，约50剂，诸症悉平，肝功正常，回原籍休息。

——选自印会河.印会河中医内科新论.北京：化学工业出版社，2010.

[医案二] 许某，男，61岁，因肺癌住院治疗16个月，已接受过化疗数疗程，平时能自由活动，精神良好。12日前，突发呃逆，声深且重，屡经病房西医治疗及请中医会诊，用中药丁香柿蒂汤等法治疗，终无一效。病人连日不能饮食及睡眠，精神萎靡甚，邀笔者会诊，发现其呃声深重，知非坏病虚呃，其久治无功，当考虑与其本病毒瘤有关，日久积症不化，势不能与瘀血无关，故虽久病正虚，脉细苔少，笔者仍断然采用化瘀活血法治之，在血府逐瘀汤方中加入半枝莲20g，以解毒瘤之毒。方用如下：

柴胡 9g	赤芍 15g	当归 15g	川芎 9g
桃仁 9g	红花 9g	枳壳 9g	桔梗 9g
牛膝 9g	地龙 15g	土鳖虫 9g	半枝莲 20g

令服3剂，结果服至第2剂时，病人呃逆即除，胃舒能食，睡眠良好；续用3剂，所有症状基本消失，仅阵咳吐沫未除，知为肺癌之故，故乃改投清燥救肺汤加半枝莲以治肺部疾病，不复以治呃为主矣。

——选自印会河.印会河中医内科新论.北京：化学工业出版社，2010.

[体会]

胸中为气之所宗，血之所聚，肝经循行之分野，瘀血阻滞心胸，临床症状错综繁杂，如王清任在《医林改错》中所记载的主治病证，"头痛，胸痛，胸不任物，胸任重物，天亮出汗，食自胸右下，心里热，瞀闷，急躁，夜睡梦多，呃逆，饮水即呛，不眠，小儿夜啼，心跳心忙，夜不安，俗言肝气病，干呕，晚发一阵热"。

肝气郁结，气机阻滞，则血行不畅而血瘀，或因外伤瘀血阻滞心胸，气机升降失常，临床表现为胸胁刺痛，痛如针刺，且有定处，癥积肿块，呃逆干呕，心悸怔忡，失眠多梦，急躁易怒，舌青紫或瘀点瘀斑等症。若血瘀胸中，使气机越加阻滞，清阳郁遏不升，则胸痛、头痛日久不愈，痛如针刺，且有定处；若胸中血瘀，影响气机升降，胃气上逆，故呃逆干呕；瘀久化热，则入暮潮热；瘀热内扰于心，则可见心悸怔忡，失眠多梦；郁滞日久，肝失条达，故急躁易怒；舌脉所见，皆为瘀血征象。故虽临床表现各异，但治疗均应以疏肝理血为法，印教授以血府逐瘀汤化裁使用。

方中柴胡疏肝解郁，升达清阳；桔梗、枳壳一升一降，宽胸行气，此三者同用，疏肝理气，尤善理气行滞，使气行则血行。红花、赤芍、川芎、郁金、当归活血祛瘀以止痛。牛膝活血通经、祛瘀止痛，并可引血下行，与桔梗同用上下分消；地龙搜别久瘀，舒挛定痛；甘草调和诸药。该方活血与行气相伍，既能行血分瘀滞，又可解气分郁结；祛瘀与养血同施，则活血而无耗血之虑，而行气亦无伤阴之忧；升达与降泄同施，上下分消而使气血调和，瘀血消而气机畅，为治胸中瘀血之良方。

2. 复元活血汤——外伤瘀血、刺痛拒按

[临床表现] 各种外伤瘀血（或有外伤史）之疼痛，痛有定处，急性期痛处拒按，慢性期或伴头部束帽感，或伴胸闷、腹痛等。可兼见大便干，口渴。可见舌暗有瘀点瘀斑，或舌红苔少，脉沉或属实脉范畴。

[治法] 行瘀活血。

[方药组成]

柴胡 9g	天花粉 15g	当归 15g	穿山甲 9g^(先煎)
桃仁 9g	红花 9g	大黄 9g	王不留行 9g
土鳖虫 9g	甘草 9g		

[加减法] 瘀血重，疼痛甚者，酌加三七、赤芍、丹参等增强活血祛瘀，消肿止痛之功；久病入络者，加土鳖虫、水蛭等，以搜剔久积于络脉中之瘀邪；气滞重而痛甚者，可加川芎、香附、郁金等以增强行气、活血、止痛之力；跌打损伤者，可加续断、骨碎补、自然铜等以活血祛瘀，强筋壮骨；大便不干燥者，大黄改用熟大黄，以防腹泻；脾虚便溏者酌减熟大黄，或加山药、白扁豆等健脾止泻；若病程久，伴气虚症状者，可加黄芪、茯苓等健脾益气；阴虚有热象者，可加麦冬、地黄等滋阴清热；伴湿热诸症者，可加苍术、黄柏、薏苡仁等清热化湿。

[医案] 刘某，男 60 岁，画家。1995 年夏去外地举行笔会期间，遇车祸，头部因外伤致颅内血肿、深度昏迷，经当地医院紧急抢救开颅取出血肿块并引流，待清醒后生命体征平稳转至某三甲医院。因右半身瘫痪、头痛失眠、头晕胸闷、纳呆便干不见减轻，于 9 月 15 日上午用担架抬至中日友好医院求治。舌青暗有瘀斑，脉细数。中医辨证：血瘀头痛，治法：活血化瘀，方药组成如下：

柴胡 10g	天花粉 30g	当归 15g	炮穿山甲片 10g（先煎）
桃仁 10g	红花 10g	大黄 6g	水蛭 10g
土鳖虫 10g	川芎 10g	赤芍 30g	白附子 10g
僵蚕 6g	全蝎 6g	鸡血藤 30g	

14 剂，水煎服。

同年 10 月 5 日二诊：诸症均减，仍宗原方连服 100 剂。

1996 年夏复诊，精神、体力完全恢复正常并已去画室工作，并亲自用工笔画画了两幅花鸟赠予笔者，足以证明其神奇功效。

——选自印会河 . 印会河中医内科新论 . 北京：化学工业出版社，2010.

[体会]

跌打损伤，气机阻滞，血瘀停留患处，故痛有定处，固定不移，痛不可按，按之痛甚，这是瘀血疼痛的特征之一。张秉成谓"夫跌打损伤一证，必有瘀血积于两胁间，以肝为藏血之脏，其经行于两胁。故无论何经损伤，治法皆不离于肝。"外伤之症其本在于伤，伤后多兼挟瘀血，瘀血阻滞则津液不能周流，故可见大便干、口渴等燥象出现。治宜祛瘀兼清热，印教授常以复元活血汤加减治疗。

该方出自《医学发明》，据记载"治从高坠下，恶血留于胁下，及疼痛不可忍者"。印教授对本方常常灵活化裁，除广泛用于一切跌打损伤导致的疼痛外，还可酌情用于脑震荡属于脑络瘀滞者。中医认为肝脉连目系，上出额，与督脉会与巅。头部损伤，气血瘀阻，可用本方疏肝通络、斡旋气血、活血逐瘀，瘀血去则新血生，使邪去正复，诸症平复。徐大椿《医略六书》记载："血瘀内蓄，经络不能通畅，故胁痛，环脐腹胀，便闭焉。大黄荡涤瘀热以通肠，桃仁消破瘀血以润肠，柴胡散清阳之抑遏，蒌根清浊火之内蕴，甲片通经络破结，当归养血脉荣经，红花活血破血，甘草泻火缓中。水煎温服，使瘀行热化，则肠胃廓清而经络通畅，腹胀自退，何胁痛便闭之不瘳哉？此破瘀通闭之剂。为瘀热胁痛胀闭之专方。"

方中重用酒制大黄，荡涤凝瘀败血，破瘀通便，导瘀下行，推陈致新，谓如戡定祸乱以致太平无异，所以有将军之名。《本草》云：大黄主下瘀血，血闭寒热，破癥瘕积聚，留饮宿食，荡涤肠胃，推陈致新，通利水谷，调中化食，安和五脏。平胃下气，除痰实，肠间结热，心腹胀满，女子寒血闭，胀，小腹痛，诸老血留结。柴胡疏肝行气，宣其气道，气行则血行。《本草》云：柴胡推陈致新，久服轻身。两药合用，一升一降，以攻散瘀滞，共为君药。桃仁、红花活血行瘀，祛瘀生新。古人云：桃仁可以泄滞血，生新血，破血止痛，又去血中之热，故凝血须用。穿山甲、王不留行散瘀、通络，使血各从其散，消肿止痛。张锡纯《医学衷中参西录》中指出："癥瘕积聚，疼痛麻痹二便闭塞诸证，用药治不效者，皆可加山甲作向导。"土鳖虫化久瘀，当归补血活血，行血中之气，使血归其经；天花粉生津、活血以消瘀血，"续绝伤"，既能入血分助诸药而消瘀散结，又可清热润燥，防血与热结；甘草缓急止痛，调和诸药，为使药；煎药时加酒，借升腾之性助药力上行至高之处，上至头颅、巅顶，若物在巅，人迹不及，必射以取之意也。诸药合用，升降同施，疏肝通络以调畅气血；活中寓养，则活血破瘀而不耗伤阴血；瘀祛新生，气行络通，疼痛自平。正如张秉成所云："败血不去则新血无由所生""去者去，生者生，痛自舒而元自复矣"。

外伤后多兼挟瘀血，瘀血阻滞，津液运行不畅，故可以有燥象出现。瘀血与热邪内结可以导致口渴、大便干燥等现象，故临床上服用本方，药后大便情况应"以利为度"，若虽"得利痛减"，而病未痊愈，需继续服药者，可根据大便情况调整大黄等药物或剂量。孕妇忌服。

印教授也曾用复元活血汤加花蕊石、川牛膝治疗气火上行之鼻衄，效果颇佳。正如王好古言：今人但知闪挫则有瘀血，不知有因火载血上行，或吐或衄，病者自忍而蓄滞于中；或因医药寒凉，而冰凝于内；或因忧思过度，而致营血郁滞不

行；或因怒伤，血逆于上不得越下，不归经而留积于胸膈之间者。此皆瘀血之因也。亦有跌仆闪挫，当时不觉，至于气衰之际，不时举发。瘀血留处，血不归经，加之火载血上行发为鼻衄，复元活血汤加花蕊石、川牛膝配合大黄，既化瘀血又苦泄引气火下行，正中病机。

复元活血汤是印教授临床常用之"抓主症"方，我们若能熟读经典，勤于临床，深刻领悟名老中医经验，抓准病机，恰当运用，又能在临症时举一反三，灵活变通，往往可以获得理想疗效。正所谓：探求病因：有者求之，无者求之；辨明病性：盛者责之，虚者责之；整体定位：审证求因，必先五脏，无失气宜；在疾病的各个阶段认准症候，把握分寸，整体调节，总之，谨察阴阳、以平为期。

3. 香附旋覆花汤——气滞血瘀、络阻刺痛

[临床表现] 胸胁疼痛，如灼如刺，胸闷不舒，呼吸不畅，可见病侧胸廓变形，舌质黯，苔薄，脉弦。

[治法] 理气和络。

[方药组成]

香附 10g	旋覆花 10g(包煎)	苏子 10g	杏仁 10g
桔梗 10g	半夏 10g	桃仁 10g	红花 10g
当归 10g	赤芍 10g	柴胡 10g	茯苓 18g
生薏苡仁 30g	延胡索 12g		

[医案] 患者李某，女，61岁。初诊日期1999年8月30日。患者无明显诱因突然出现两侧胸胁疼痛，自觉为"岔气"之感，于深呼吸、咳嗽、打喷嚏时症状加重，且侧卧不能，翻身困难，根据患者症状考虑为胸膜疾病，但听诊、叩诊暂未发现异常。原准备摄胸部X线片以助确诊，但患者暂不愿接受检查，想先服中药调理。观其舌脉：舌苔薄黄，脉弦。辨证为气血瘀阻，不通则痛，以理气活血、通络止痛为法治疗，方用如下：

生香附 15g	旋覆花 15g(包煎)	半夏 10g	茯苓 15g
青陈皮各9g	生薏苡仁 30g	冬瓜子 30g(打碎)	橘络 3g
葶苈子 10g	桃仁 15g	芦根 30g	鱼腥草 30g

红花 10g　　　　丹参 30g　　　　郁金 15g

服药 7 剂，患者诸症在上午减轻，但午后至晚间加重，疼痛较剧，翻身受限，平素纳食、二便、精神状态等皆正常，脉弦，苔薄黄。辨证为痰瘀阻肺，以化痰除瘀为法治疗，方用如下：

桃杏仁^各 12g　　　生薏苡仁 30g　　　冬瓜子 30g^(打碎)　　丹参 30g

橘络 3g　　　　　广郁金 15g　　　　川楝子 15g　　　　红花 10g

炒莱菔子 15g　　　枇杷叶 10g　　　　芦根 30g　　　　　泽兰 15g

茺蔚子 30g　　　　椒目 10g　　　　　桔梗 10g　　　　　紫菀 10g

赤芍 30g　　　　　炒研白芥子 3g

［按］

1．香附旋覆花汤以调理气机为主，取"气行血畅，疼痛自除"之意，方中加入苇茎汤治肺经之病，包括胸膜疾病。橘络通络，以络治络之病症；红花、丹参理血；郁金行气活血，对胁痛有效，可谓一药多用。

2．第 2 张方桃仁、杏仁、生薏苡仁、冬瓜子、橘络、广郁金、红花、丹参与前方之意相同；赤芍、泽兰、茺蔚子加强活血止痛之功；枇杷叶、芦根入脾经；椒目利水；炒研白芥子祛顽痰。总之，可以从印教授用药中体会到治疗此类病症可以理气、活血、通络为大法。

——选自徐远．杏林薪传：印会河理法方药带教录．北京：人民军医出版社，2013．

［体会］

中医学非常重视"气"对于人体生理活动的重要作用，《素问·调经论》曾提到："人之所有者，血与气耳"。气既是生命活动的动力，又是脏腑生理功能的基础。所以，气机的流畅通调是人体脏腑、营卫、血脉活动功能正常必不可少的条件，气顺则平，气逆则病。杨仁斋在论气时曾说："人以气为主，一息不运则机缄穷，一毫不续则穹壤判。阴阳之所以升降者气也，五脏六腑之所以相养相生者亦此气也。盛则盈，衰则虚，顺则平，逆则病，气也者，独非人身之根本乎。"

气与血在生理特性和生理功能上密切相关，"气属阳，主动，主煦之；血属阴，主静，主濡之"。气生成于血中而固护于血外，气为血之帅，血在脉中流行，

实赖于气的率领及推动。气一方面可以直接推动血行，正如《血证论·阴阳水火气血论》中所记载"运血者即是气"；另一方面气又可通过促进脏腑的功能活动来推动血液运行，《素问·五脏生成论》指出气血运行的密切联系，"气行乃血流"。气对血液的运行有着重要意义，气行则血行，气滞则血瘀，气有一息之不运，则血有一息之不行。所以临床上常以调气为上来治疗血行失常，调血次之。如气滞血瘀，妇女月经闭止，可以行气活血以通经。

肝是主要条达气机的脏器，所以肝病最容易引起本经和全身气机的逆乱。如肝疏泄不及为肝气郁，疏泄太过为肝气逆，都是肝失疏泄的病理后果。肝气上逆则犯心肺，引起肺气不降，心气逆乱；横逆则乘脾犯胃，引起脾气虚弱，胃气上逆，影响脾胃气机的因素是多方面的。临床上调理气机，多从肝入手，也是这个道理，故治疗血的病变可从调理肝气入手，通过调肝以使体内气机运行畅达，进而保证血液循行正常。肝气郁结不行，则血瘀滞不通。在慢性肝脏疾病中，大部分病人有血瘀的征象出现，如两肋刺痛、肝脾肿大、肝掌、蜘蛛痣等，治疗则多以疏肝化瘀为主，近年来大量实践也证明，活血化瘀是慢性肝病治疗的一个不容忽视的重要途径。印教授认为气滞则血瘀，临床表现或为胸胁满痛，唇舌青暗；或为妇女月经闭阻，少腹痛而拒按；或为口唇干燥，漱水不欲咽；或为胃脘痛而便黑。临床表现各异，但治疗大法在行血祛瘀的基础上，必须结合行气祛滞以治疗。

4. 化瘀通气方——肝血郁滞、腹胀不减

[临床表现] 胁腹胀痛较久，继发腹部胀满，不以饥饱为增减，一般夜间为重，渐变腹部膨大，击之如鼓，无移动性浊音，有两胁积块，舌苔一般不厚，脉弦。

[治法] 化瘀软坚，开利三焦。

[方药组成]

柴胡 9g	赤芍 15g	当归 15g	丹参 15g
广郁金 9g	川楝子 12g	桃仁 9g	红花 9g
生牡蛎 30g^{（先煎）}	土鳖虫 9g	桔梗 9g	紫菀 9g

[加减法] 胁下癥积明显者加鳖甲、炮山甲、青皮、莪术、鸡内金，加强软坚散结之功。

[医案] 吴某，男，46 岁，中日友好医院病案号：188893。

初诊：1990 年 11 月 22 日。主诉：腹胀，右胁痛 4 年。病史：患者 4 年来经常腹胀，右胁疼痛，疲乏无力，心烦口苦，纳少便溏，小便短赤。检查：B 超示肝内回声不均，提示早期肝硬化。乙型肝炎表面抗原强阳性，血清丙氨酸氨基转移酶（ALT）：195U/L。面色晦暗，肝掌，胸前散在蜘蛛痣，舌质红，苔微黄，脉弦细。辨证：血瘀气滞，毒郁于肝。治法：疏肝开肺，解毒利三焦。处方如下：

柴胡 10g	赤芍 30g	当归 15g	丹参 30g
生牡蛎 60g(先煎)	广郁金 15g	川楝子 10g	桃仁 10g
土鳖虫 10g	紫菀 10g	桔梗 10g	蒲公英 30g
紫花地丁 30g	土茯苓 30g	白茅根 30g	虎杖 30g
黄芩 12g	黄连 6g	水牛角 30g(先煎)	人工牛黄 2g(分冲)

7 剂，每日 1 剂，水煎服。

二诊：1990 年 12 月 20 日。连续服药 1 个月，腹胀消失，食纳增进，肝功仍未恢复正常，但 HBsAg 滴度下降，舌红，舌根苔微黄。原方已效，继服原方 7 剂，效再服。

三诊：1991 年 2 月 21 日，连续服用上方 2 个月，诸症消失，复查肝功能，虽未恢复正常，但蛋白电泳已正常。仍采原方，继续清肝、解毒治疗。

[按]

该患者西医诊断为慢性乙型肝炎，中医证属肝性腹胀（血瘀气滞，毒郁于肝），符合印教授临证经验"凡病肝炎而后见腹胀为主症者，一般均率先使用此化瘀通气方"。该患者有右胁疼痛，心烦口苦，小便短赤，舌质红，苔微黄等热证表现，印教授在化瘀通气方的基础上加蒲公英、紫花地丁、土茯苓清热解毒；白茅根、虎杖清热利湿和黄芩、黄连清热燥湿以及水牛角、人工牛黄凉血化痰。西医诊断为迁延性肝炎、慢性肝炎、脂肪肝等疾病，只要具有胁腹胀痛较久，腹部胀满，不以饥饱为增减，一般夜间为重，渐变腹部胀满膨大，击之如鼓，移动性浊音明显，有两胁积块，舌苔薄白，脉弦等证即可以本方为基础加减治疗。

——摘自陈庆平，王诗雅. 中国乡村医药，2000，3（8）：39-40.

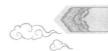

[体会]

化瘀通气方是从逍遥散、桃红四物汤、下瘀血汤化裁而来。印教授经验认为：西医慢性肝炎演变为肝硬化出现腹胀症状，用平素惯用的疏肝理气除胀消臌药治疗，一般无效。原因在于：气臌常由肝炎继发，在肝炎期间，即以胁腹胀痛为常见症状，痛有定处，常为瘀血征象，由瘀血而转至气滞，则可见腹部胀满，乃"气滞则胀"之意，由于这种气滞，并非出于胃肠，故其腹胀不以饥饱为增减，即食前也有腹胀之感，其病在脏在阴。既然本病证以血瘀为本，气滞为标，治病必求其本，故此证以化瘀软坚为主。肝病瘀血引起的腹胀，印教授称为肝性腹胀，它与脾胃功能失常引起之腹胀的区别在于后者与饮食密切相关，得嗳气则舒或得矢气则减，故治疗上单纯理气消胀往往疗效欠佳，宜在化瘀软坚的基础上，加用开利肺气的药物，如紫菀、桔梗、枇杷叶等，以开利三焦（三焦为水、气的通路，上出于肺，下达膀胱，故开肺气即所以开三焦），使气行瘀散，而后腹胀乃愈。印教授经临床反复实践应用，已成为其临床常用"抓主症"方。印教授治疗肝性腹胀的这一经验是对传统中医临证的综合提升，确属匠心独运，值得我们继承和发扬。

本方用柴胡、川楝子疏肝理气。《本经》云："柴胡主心腹肠胃结气，饮食积聚，寒热邪气，推陈致新；川楝子主温疾伤寒、大热烦狂、……，利小便水道"。赤芍、当归、丹参、桃仁，既养肝血，又活血行气。《本经》云："芍药主邪气腹痛，除血痹、坚积、寒热、疝瘕，止痛，利小便；丹参主心腹邪气，肠鸣幽幽如走水，寒热积聚，破癥除瘕，止烦满；桃仁主瘀血，血闭瘕，……"广郁金、红花也有活血行气的作用。《本草纲目》云："郁金治血气心腹痛；红花活血润燥，止痛散肿，通经。"桔梗、紫菀开肺气、利三焦以开气道，消腹胀。《本经》云："桔梗主胸胁痛如刀刺，腹满肠鸣幽幽；紫菀主咳逆上气，胸中寒热结气，去蛊毒。"生牡蛎软坚散积。土鳖虫化久瘀，消积块。《本经》云："土鳖虫主心腹寒热洗洗，血积癥瘕，破坚，下血闭。"张秉成《成方便读》称土鳖虫："功专搜逐一切血积……功虽同于蛭、虻，而性颇缓"。临床用治瘀血阻滞诸症，投以常规剂量，奏效颇捷而流弊甚少。印教授认为本方适应证属于肝性腹胀，是由于肝血瘀滞而引起的气机不畅，不同于脾、胃、肠功能失调引起的腹胀，治疗必须在化瘀、软坚的基础上，使用开利肺气的药物，如紫菀、桔梗、款冬花、枇杷叶等，以开利三焦气道，使气行、瘀散，而腹胀即愈。

5. 化瘀通气排水方——血瘀水停、腹水内停

[临床表现] 腹大如鼓，胸胁胀满，腹中水渍，转侧有声，下肢可见水肿，面色萎黄，小便短少，大便时干，舌暗苔白，脉沉细。

[治法] 化瘀软坚，开利三焦，活血利水。

[方药组成]

柴胡 9g	赤芍 15g	当归 15g	丹参 15g
广郁金 9g	川楝子 12g	桃仁 9g	红花 9g
生牡蛎 30g (先煎)	土鳖虫 9g	桔梗 9g	紫菀 9g
椒目 9g	葶苈子 9g		

[加减法] 体虚者可加黄芪、阿胶以益气养血；大便秘结者可酌加木香、槟榔、青皮以理气通腹；大便干结如球者可加大黄以泻下通便。

[医案一] 李某，男，56岁，中日友好医院病案号：159289。

初诊：1988年3月17日。主诉：右胁痛，乏力10多年，腹胀2年，加重半年。病史：近半年来腹胀加重，有大量腹水，伴两下肢水肿，五心烦热，口干欲饮，纳少，大便溏薄，小便短赤。体检肝功能不正常，X线钡剂造影示：食管静脉曲张。诊断为肝硬化。皮肤、巩膜黄染，腹胀大如鼓，叩诊移动性浊音明显。舌红绛无苔少津，脉弦细。辨证：瘀久积症，阴伤水停。西医诊断：肝硬化腹水，食管静脉曲张。治法：化瘀软坚，滋阴消水。处方如下：

生牡蛎 30g (先煎)	煅牡蛎 30g	鳖甲 30g (先煎)	龟甲 30g (先煎)
阿胶珠 10g	甘草 10g	天冬 10g	麦冬 10g
赤芍 30g	牡丹皮 12g	紫菀 10g	熟地黄 10g
陈皮 10g	丹参 30g	桔梗 10g	椒目 10g
葶苈子 10g	泽兰 15g		

7剂，每日1剂，水煎分2次服。

二诊：1988年5月12日。上方服用1个多月，腹胀烦渴及口干均减轻，腹水明显减少，食纳增加，舌红苔少有津，脉弦细。胃气未复，重在疏肝开肺，以利三焦。处方如下：

柴胡 10g	赤芍 30g	当归 15g	丹参 30g
生牡蛎 60g^{（先煎）}	广郁金 12g	川楝子 12g	桃仁 10g
桔梗 10g	紫菀 10g	土鳖虫 10g	水蛭 10g
花蕊石 15g^{（先煎）}	椒目 10g	葶苈子 10g	泽兰 15g
红花 10g	桑椹 30g		

7 剂，每日 1 剂。

三诊：1988 年 6 月 6 日。上方又服用 1 个月余，腹胀明显减轻，腹水少量，纳食增进，大便正常，尿量中等。舌质红，苔黄，脉细。仍守上方加炮甲片 30g，冬瓜皮 30g。每日 1 剂，维持并巩固疗效。

[按]

　　该患者右胁痛，腹胀加重，有大量腹水，双下肢水肿，五心烦热，舌红绛无苔少津，脉弦细，西医诊断为肝硬化腹水、食管静脉曲张，中医辨证为臌胀——水臌（瘀久积症、阴伤水停），符合印教授临证经验"凡由气臌而致之水臌，腹水明显者，率先用此方（化瘀通气排水方），效果较之使用健脾、利湿、攻下逐水等为优"。印教授在化瘀通气排水方基础上先后加入天冬、麦冬、桑椹、阿胶珠、熟地黄、龟甲、鳖甲等养阴补血潜阳药以改善患者阴虚阳亢症状，增强患者体质；佐陈皮化痰祛湿以健胃，以防养阴补血药碍胃；牡丹皮、炮甲片、水蛭、花蕊石凉血化瘀散结止血；泽兰化瘀利水，冬瓜皮祛湿合原方的椒目、葶苈子以增强利水之功；须根据临床症状适当加减并守方长期治疗才能取得满意疗效。

——摘自中国乡村医药，2000，3（8）：39-40.

[医案二]患者王某，女，63 岁。初诊日期 1998 年 10 月 19 日。患者出现腹水已 10 年，最初怀疑为结核性腹膜炎腹水，经抗痨治疗 20 个月，不但无效且药物造成末梢神经损伤，手足麻木，现已出现上、下肢肌肉明显萎缩，手指也痿软细小。患者腹胀如鼓，腹围 113cm。曾多次抽腹水为红色浑浊液，黎氏试验（－），腹水比重 1.016。1998 年 9 月腹部 B 超示：肝硬化，脾大，双肾慢性损害。血红蛋白：86g/L，血小板：64×10^9/L。患者尿量较少，每日 500ml 左右，腹胀甚，憋气，纳少。

苔少，脉细，肢端皮温偏凉。处方如下：

柴胡 10g	赤芍 30g	当归 15g	丹参 30g
广郁金 15g	川楝子 15g	桃仁 12g	生牡蛎 30g^(先煎)
土鳖虫 12g	炙鳖甲 30g^(先煎)	炮甲片 10g	桔梗 10g
紫菀 10g	款冬花 10g	椒目 10g	葶苈子 10g
泽兰 15g	茺蔚子 30g		

二诊：服药 7 剂患者家属来诉有效，胸闷喘憋已减轻。大便每日多次，质稀，腹胀如故。尿量略增至每日 800ml 左右，原 1 周需抽腹水 3000ml，就诊前已连续抽水 3 周，自服中药后至今尚未抽腹水。虽患者便次增多，但并无疲乏不适等伴随症状，因考虑其腹胀如故，故印教授改上方去款冬花，加炒莱菔子 15g 以理气消胀继服 7 剂。

三诊：服药后患者仍排便次数较多，质稀。停用利尿药，尿量每日 800ml 左右。又抽腹水 1 次，原为血性腹水，后为黄色，且抽腹水间隔延长，腹围 112cm。考虑仍需从前后二便利水除邪，故予第 1 方加炒莱菔子 15g，槟榔 15g，防己 10g，去川楝子。以加强前后二阴分消之功。

[按]

　　该患者腹胀如鼓，为减轻腹胀多次抽腹水，B 超示：肝硬化，脾大，双肾慢性损害，符合印教授临证经验"凡由气臌而致之水臌，腹水明显者，率先用此化瘀通气排水方"。印教授在化瘀通气排水方基础上先后加入鳖甲、炮甲片软坚散结；泽兰、茺蔚子活血行水；款冬花宣肺，配合原方紫菀、桔梗以增强利三焦的功效；莱菔子、槟榔下气除胀。录此病案旨在展示名老中医的独特治法，提供另一种思路：选用开利三焦之品，本想使肝硬化腹水患者尿量增多，使腹水自小便清除。但此患者一直大便次数多，小便不甚多，即从大便除水。《内经》有小大（便）不利腹满三种情况要急则治标，印教授在用化瘀通气排水方治疗肝腹水的同时兼用莱菔子、槟榔下气消除腹部胀满符合《内经》急则治标的经旨。

[体会]

肝硬化腹水属中医臌胀病范畴，臌胀自古以来就是内科四大难证之一。中医

对臌胀病的治疗，习惯分血臌、气臌和水臌三种，但血、气与水三者之间又有不可分割的关系。一般在肝炎、慢性肝炎或早期肝硬化时期，即有血瘀、气滞的因素，至晚期肝硬化阶段，乃出现以腹皮胀大为主症的臌胀病。以血瘀为主之臌称为血臌，印教授用膈下逐瘀汤加减治疗；由血瘀而产生气滞的症状，如腹已胀大，但未见腹水者，称为气臌，印教授用前方化瘀通气方加减治疗；再由气滞而产生水停，即以腹水为主者，称为水臌，而臌胀之水臌中西医治疗效果均不理想。临床有用健脾、利湿、攻下逐水等法治疗此证者，但健脾利湿功效显弱，攻下逐水往往易损伤正气，印教授在现代医学的启发下采用活血化瘀法治疗臌胀之本，同时又用开利三焦之法治疗腹水之标，所用开宣肺气以通利三焦的药物如桔梗、紫菀、椒目、葶苈子等作用平和，较之攻下逐水的大戟、甘遂、芫花、黑丑、白丑等不良反应小，且肝硬化腹水患者晚期易出现肝肾综合征，攻下逐水药大多有肾毒性，而开宣肺气通利三焦药则无此弊。

中医传统上有用开宣肺气通利三焦药治疗肺气不利、升降之令不行所致癃闭病的方法。因为"肺为气之主"又为水之上源，司"通调水道下输膀胱"职，若肺气不利，每易形成源堵流塞，以致上窍闭而下窍涩，用桔梗等开肺气以浚其源，上窍通则下窍利。譬如茶壶，揭其盖则壶嘴自通，故前人称此法为提壶揭盖。提壶揭盖法乃朱丹溪取催吐法而首创，朱丹溪云"吾以吐通小便，譬如滴水之器，上窍闭则下窍无以自通，必上窍开而下窍之水出焉"。此法后世应用甚广，如李东垣称杏仁有宣肺、除郁、开溺之功，用之以开肺痹。吴鞠通也在治疗暑湿蔓延三焦的三仁汤中用杏仁，并自注方解"肺痹开则膀胱亦开，是虽以肺为要领，而胃与膀胱皆在其中，则三焦俱备矣"。

印教授集既往医家经验之精粹，综合自己临证之心得，提出了治肝治血为本、治气治水为标的标本兼顾法，以开肺气、利三焦、活血化瘀为基础，为肝硬化腹水提供了新的临床治疗思路和经验。

因本方是在化瘀通气方适应证基础上又见腹水（腹大如鼓，胸胁胀满，叩之则移动性浊音明显），故在前方基础上加椒目、葶苈子既能开利三焦而又能下水的药物。椒目为花椒的种子，性寒味苦，能行水平喘。《本经》云："葶苈子主癥瘕积聚，结气，……，破坚逐邪，通利水道。"椒目、葶苈子二药相伍，既可理肺以通调水道，葶苈子又可破坚除癥瘕，于是三焦通利水肿得除。

附 印教授调肝十二法

肝在维持人体健康中起着至关重要的作用。肝主藏血，又主气机的条达，故肝气条畅则病不易生，而肝气不舒则易生诸病，所谓气血充和，万病不生，一有怫郁，诸病生焉。印教授善于通过调肝治病。调肝并非一味简单地疏肝理气，而是根据肝脏自身的生理特点及肝与其他脏腑的关系，并针对不同病症所拟定的恰当的调理方法。印教授创以十二调肝大法治疗诸多病症，疗效显著，简介如下。

①疏肝和胃法

肝为刚脏，性喜条达。若忧思恼怒，气郁伤肝，肝失疏泄，则横逆犯胃，致气机阻滞，胃脘作痛。此时宜疏肝理气，和降胃气，气机调畅，胃脘痛即止。此法主要用于肝胃不和之胃脘疼痛。临床常见脘痛连胁，嗳气频繁，腹胀，纳食不香，遇情志不遂则病症加重。苔少、脉弦。西医检查多无器质性胃部疾病，或仅为轻度浅表性胃炎等。

主要用药为香附、紫苏叶、青皮、陈皮、苍术、川芎、半夏、栀子、橘叶、绿萼梅、佛手、玫玫花等。若兼胃寒诸症，如胃脘发凉，进凉食则腹泻，胃脘疼痛得热则舒等可酌加干姜、吴茱萸、乌药等以温胃散寒。

②疏肝健脾法

适用于肝郁脾虚之证。此证多因情志不畅所引起，肝气郁结，肝木不能条达，则肝体失于柔和，以致肝郁血虚，肝旺克脾，以致脾胃虚弱。肝气郁结则两胁胀满，属实证。脾气不足则疲乏、纳差、便溏，属虚证。此时既要疏肝解郁以泻其实，又要健脾益气以补其虚，则诸症可平。此法主要用于肝郁脾虚之两胁胀满、纳差、便溏、倦怠、四肢酸懒等症。苔微腻、脉弦。

主要用药为柴胡、当归、芍药、枳壳、茯苓、白术、炙甘草、陈皮、山药等。若遇脾虚湿盛或肥胖之人，可酌加泽泻、生薏苡仁等，健脾利湿。

③疏肝开肺法

此法是印教授以多年经验总结而成，在治疗臌胀病方面可谓独具特色。此法强调疏理肝气，以使三焦通利，水道畅泻。开提肺气，取"提壶揭盖"之意，使水能下行，最终水去而且腹胀消除。本法主要用于气臌或水臌之症，病人腹胀，

甚则有腹水，胁痛、尿少、精神倦怠、四肢酸懒等，苔少、脉细。

主要用药为柴胡、赤芍、当归、丹参、生牡蛎、广郁金、川楝子、桃仁、土鳖虫、桔梗、紫菀等。

④疏肝散结法

适用于肝经癥积之证，此因肝失疏泄，气机不畅，经络不通，而致气、血、水运行失常，气结、血瘀、水停，日久便会逐渐形成坚结之积块。印教授常用于肝经循行各部位之良性肿物属于肝郁及气、火、痰结、瘀血阻滞等诸症，如淋巴结炎、胸肋软骨炎、乳腺增生、子宫肌瘤、前列腺增生等。

主要用药为柴胡、赤芍、当归、丹参、生牡蛎、玄参、川贝母、海藻、昆布、海浮石、夏枯草等。

⑤清肝利胆法

胆附于肝，肝胆互为表里，肝失疏泄，胆腑不利则胆汁排泄不畅，郁久化热，病久尚可结成砂石成为胆石症。此时要清肝热，使肝气调畅，又要利胆腑，使胆汁不淤积，必要时还要配以化石排石之品，以助疾病向愈。本法主要用于肝胆疏泄不利之淤胆症，病人可有胁痛腹胀，大便秘结，口苦口干，纳少厌油，甚则目黄、身黄、尿如茶色。舌苔黄腻，脉弦。

主要用药为当归、连翘、赤小豆、广郁金、茵陈、赤芍、桃仁、红花、王不留行、柴胡、栀子、黄柏等。有胆囊结石者可酌加海金沙、川金钱草、鸡内金、川大黄、玄明粉等利胆排石。

⑥清肝泻火法

情志不遂，肝失条达，郁而化热，或热邪内犯，热盛为火，肝阳偏亢，气火循经上扰清窍则头痛、目赤肿痛，甚则鼻衄。本法适用于肝胆火热之证，出现以肝脉循行所过头、目、耳、胁等部位的实火炽盛证。临床上常见头晕胀痛，面红目赤，口苦口干，急躁易怒，心烦，少寐，胁肋灼痛，便秘尿黄，耳鸣如潮，舌红苔黄，脉弦数。

主要用药为龙胆草、栀子、大黄、羌活、防风、川芎、当归等。肝经有热，大便秘结者可酌加天冬、生何首乌、炒决明子等以清肝热通大便，若病人鼻衄较重，可将栀子改为黑山栀，再酌加牡丹皮、藕节炭等凉血止血。

⑦清肝燥湿法

以清肝燥湿为法，用龙胆泻肝汤加减治疗肝经湿热证高血压病人是印教授几十年来"抓主症"方症之一。本法主要用于高血压病人属于肝火上炎及肝胆湿热诸证者，如头痛耳鸣，头重昏晕，心烦易怒，睡少梦多，掌烫尿黄，大便或干或黏滞不爽等。舌红苔黄，脉弦有力。

主要用药为龙胆草、栀子、黄芩、柴胡、车前子、泽泻、木通、夏枯草、苦丁茶、川续断等。若病人大便干燥较甚，可酌加川大黄、炒决明子通腑泻热，病人头昏目花可酌加菊花、钩藤、白蒺藜等清肝明目、泻热、潜阳。

⑧清肝解毒法

适用于肝经湿热、瘀毒蕴结之证，此因肝气郁结，胆气不畅，感受湿热邪毒，肝络瘀阻，气血不畅，瘀毒蕴结于肝所致，临床患者多见胁痛、腹胀、易疲乏、消化不良、苔少、脉细等症。清肝解毒之法印教授临床上常用于治疗慢性肝炎、乙肝大小三阳或病毒携带者。

主要用药为柴胡、赤芍、当归、丹参、生牡蛎、广郁金、蒲公英、紫花地丁、虎杖、土茯苓、白花蛇舌草等。若病人为湿邪所困，乏力、食少、苔腻者可酌加藿香、佩兰、青蒿、薄荷等芳香化湿，病程久者可酌加桃仁、土鳖虫活血化瘀，毒热甚者酌加人工牛黄、水牛角，或羚羊角粉等，加强清肝解毒之功。

⑨达肝凉血法

肝郁日久则生内热，血分有热则月经往往先期而至。治病必求于本，故畅达肝气最为重要，兼顾其标则需凉血以调经。因此本法为标本兼顾调经良法。本法主要用于肝火旺盛，血分有热，月经前期而至，色红，经期乳胀，或尿血，崩漏、鼻衄等出血之证，可见身热，口干唇燥，咽痛，烦渴引饮，心烦，便秘，舌红，苔黄，脉弦数等。

主要用药为牡丹皮、栀子、柴胡、赤芍、当归、丹参、茺蔚子、茯苓、白术等。兼有便秘者可酌加天冬、生何首乌、炒决明子，既清肝热又通大便，兼有睡眠多梦者加首乌藤、合欢皮、炒酸枣仁等，以清肝养心安神利眠。

⑩平肝息风法

阴亏于下则风动于上。阴精亏损，阴不制阳，水不涵木，以致肝阳偏亢，风阳上越。肝风内动，多有阴津不足，要平息肝风则应滋养肝肾之阴以镇潜亢阳，并酌情养血柔筋，活血通络等。本法主要用于肝风内动而导致的头晕目眩，头或手足颤动，甚则肢体抽搐等症。舌苔少，脉弦细。

主要用药为羚羊角粉（代）、钩藤、桑叶、菊花、茯苓、生地黄、玄参、生牡蛎、大贝母、赤芍、生甘草等。病程较久或兼有血虚血瘀者，可酌加养血活血之品如丹参、当归、川芎、桃仁、红花等，取其养血柔筋又能活血，而血行则风自灭。

⑪柔肝舒挛法

肝主筋，肝阴不足，血不养筋，筋脉失养则挛急抽动，滋养肝血以柔肝，舒解痉挛以止痛是根本大法。本法主要用于病人筋脉挛急，阵发性手足拘挛，或胃肠痉挛、胃痛或腹痛甚则不能直腰者。苔少、脉细。

主要用药为芍药、甘草、生薏苡仁、木瓜、钩藤、白蒺藜、珍珠母等。

⑫温肝导气法

男疝女瘕，病在少腹，并且临床表现兼有寒象者，多为寒客肝脉，肝失疏泄，气结成形作梗，此时宜温肝以驱散寒邪，导气以调畅气机缓解疼痛。本法适用于少腹冷痛为主，或男疝女瘕，遇寒痛甚，得暖痛缓，形寒肢冷，手足不温等。苔白、脉缓或沉紧。

主要用药为荔枝核、炒橘核、栀子、山楂片、枳壳、吴茱萸、川楝子、小茴香、广木香等。

肝主藏血及疏泄，与其他脏腑功能密切相关，尤其是肝的疏泄作用对全身气机的调畅起着重要的作用。只有肝气条达才能使胃气和畅，脾气健运，胆腑清利，肺气肃降，从而使诸病得以痊愈。因此，印教授抓住调肝这一主要矛盾，用疏肝、清肝、达肝、平肝、柔肝、温肝诸法调理，其他矛盾往往迎刃而解。

肺主气，司呼吸，行清浊之气交换，吸入清气，参与宗气生成，贯注心脉以运行全身，故言"肺为气之主"。其在体合皮，其华在毛，开窍于鼻，宣散卫气。且肺有"娇脏"之称，其不耐寒热，易受外邪，故风、寒、燥、热外淫邪气从口鼻、皮毛而入，"上先受之"，首先犯肺。

此外，肺朝百脉，其气贯百脉而通他脏，故内伤诸因，如肝火、脾虚痰湿等，亦可犯肺。其疾病总而言之，仍可归为"外感"和"内伤"两大范畴。但主要病理变化均为肺宣发肃降功能的失常。肺为"清虚之脏"，肺的清肃之性是保证肺气宣降功能正常的重要条件，若肺清肃受影响，则其宣降运动和生理功能则不能得到正常发挥。如痰湿、痰热内扰，肺失肃降，升降不利；或肺气阴不足，肺不主气，升降无权，故发为咳、喘。正如《素问•脏器法时论》言："肺病者，喘咳逆气。"

咳喘包括咳嗽、气喘、哮喘等三种常见疾病，三者有各自不同的主要症状，又有内在联系。三者的发生，都是以中医归属的肺为主，三者的症状，又常常相兼并见而主次不同。痰为体内水液代谢失常所形成的一种病理产物，古有肺为储痰之器，脾为生痰之源，肾为生痰之根的说法。因此，望痰对于诊察脏器的功能状态及病邪的性质有重要意义。在辨治咳喘病时，印教授以抓主症的方法，重点抓"痰"字作为辨证要点，根据有痰、无痰分为"湿""燥"两型，痰多者属"湿"，温燥以除痰；无痰者属"燥"，凉润以保肺。有痰者，进一步根据其量、色、质辨而治之，下文分而论之。

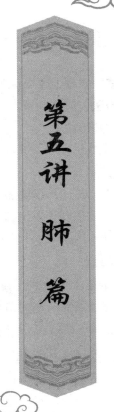

印会河 脏腑辨证带教录

第五讲 肺 篇

一、肺阴不足

沙参麦冬汤——肺阴不足、干咳无痰

[临床表现] 干咳无痰，咽喉干痛，大便干燥，小便少，苔干，脉细数。

[治法] 清养肺胃，生津润燥。

[方药组成]

沙参 9g	玉竹 6g	桑叶 9g	麦冬 9g
生白扁豆 9g	天花粉 9g	生甘草 3g	

[加减法] 五心烦热、久咳者加地骨皮、青蒿，以清退阴分之热。咳甚者，加梨皮、枇杷叶，以宣肺布津，润肺止咳。咽痛者，加山豆根、牛蒡子，以清咽解毒。

[体会]

沙参麦冬汤方载于清代温病学家吴鞠通所著之《温病条辨》一书。他在书中提出的以三焦为纲对温病进行辨证施治的方法，对后世影响甚为深远。吴氏在《温病条辨·上焦篇·补秋燥胜气论》中指出："秋燥之气，轻则为燥，重则为寒，化气为湿，复气为火。"肺胃同病，且燥伤阴分，津液受损，气火上炎，肺气不降，故见干咳无痰，咽喉干痛。肺与大肠相表里，肺气不降，不能布津于大肠，故便燥；肺主皮毛，肺阴亏虚，不能濡养肌肉、充身泽毛，故见皮肤干燥、毛发不荣；燥热伤津，故小便少，苔干。

吴鞠通创立了三焦辨证理论，将秋燥按上、中、下三焦辨治，指出秋燥同其他温病一样，沿三焦次第相传，指出："上焦不治，则传中焦胃与脾，中焦病不治，则传下焦肝肾也。始上焦，终下焦。"其中，中上焦肺胃两脏关系最为密切，原因有三：其一，肺之经脉"起于中焦，下络大肠，还循胃口"（《灵枢·经脉》），肺胃同有主降之特性，故胃失和降则可通过肺脉使邪气上传于肺，肺气不降而发为咳嗽。其二，胃为五脏六腑之海，与脾同居中焦，为气血生化之源。

若脾胃运化失司，气血化生乏源，一方面可导致土不生金，使肺之气阴不足，宣降失常而病咳；另一方面，由于营卫不充，卫外御邪能力减弱，则易使外邪侵犯皮毛，内舍于肺而发为咳嗽。其三，胃主纳，脾主运，若脾胃受伤，水津失运，停聚而生痰成饮，痰饮上逆于肺，亦可生为咳嗽。因此，陈修园《医学三字经》说：内经虽分五脏诸咳，而所尤重者，在"聚于胃，关于肺"六字。其歌诀谓："气上呛，咳嗽生，肺最重，胃非轻。"

根据病变部位的不同，吴鞠通提出了"温病伤人身之阴，故喜辛凉、甘寒、甘咸，以救其阴"的治疗法则。用辛凉法治疗燥犯上焦邪在肺卫，药多用桑叶、薄荷、芦根等质地轻浮、具有发散作用之品；甘寒法治疗燥入中焦耗伤肺胃之阴，药多用沙参、梨汁等养阴生津之品。沙参麦冬汤方出自《上焦篇·秋燥》的治法中，原文说："燥伤肺胃阴分，或热或咳者，沙参麦冬汤主之。"沙参分为南沙参与北沙参。南沙参体轻、质松，性平，甘淡，养阴清肺、益气化痰，适于慢性咳嗽肺阴不足，咳嗽痰多者，或兼有风热感冒而肺燥热者。北沙参，体重质坚，性寒，味甘，养阴清肺同时，尚能益胃生津，润肺养胃，尤适于兼口渴咽干、胃脘隐痛、嘈杂、干呕等症状的患者。玉竹甘平，养阴润燥；花粉甘寒，清热生津。二药合用，生津止渴的功效可倍增，共为臣药。白扁豆、甘草益气培中，甘缓和胃；桑叶轻宣燥热，疏达肺络。三药用为佐使。综合全方，清养肺胃，生津润燥，近代医家何廉臣说是："凡燥伤肺胃气液，或热或咳者，投之辄效。"

本方沙参、麦冬用量较桑杏汤、清燥救肺汤为多，其功重在滋养肺胃，生津润燥。其病较桑杏汤又深，较清燥救肺汤证为轻，吴氏称此为"甘寒救其津液"之法。

二、风寒犯肺

止嗽散加减——风寒犯肺、痰少不利

[临床表现] 咳嗽咽痒，咳痰不爽，或微有恶风发热，舌苔薄白。

[辨证要点] 咳吐白痰，少而难出。

[治法] 宣肺排痰。

[方药组成]

桔梗 10g　　　　荆芥 10g　　　　紫菀 10g　　　　百部 10g

白前 10g　　　　生甘草 10g　　　　化橘红 10g　　　　苦杏仁 10g

[加减法] 外感初起加桑叶、菊花疏风解表，咽痒甚者加牛蒡子清咽利喉。

[体会]

虽五脏六腑皆令人作咳，但主要病位终究在肺。《医学心悟》指出："肺体属金，譬如钟然，钟非扣不鸣，风寒暑湿燥火六淫之邪，自外击之则鸣；劳欲情志，饮食炙煿之火自内攻则亦鸣。"高度概括了咳嗽的病因病机。因六淫之邪者，乘肺卫功能失调或功能减弱之机，遇气候突变，冷热失常之时，或从口鼻而入，或从皮毛而入，伤及肺系，使肺失宣降，气机上逆而发为咳嗽。

《医学心悟》云：肺体属金，畏火也，过热则咳；金性刚燥，恶冷者也，过寒也咳；且肺为娇脏，攻击之剂既不任受，而外主皮毛，最宜受邪，不行表散则邪气留连不解，止嗽散为统治诸般咳嗽的良方。印教授对于临床有以下症状特点的咳嗽，多用此方加减：①咽痒；②干咳；③痰少而白；④无气喘；⑤微恶风寒。经曰：微寒微咳，寒之感也，若小寇然，启门逐之即去也。

止嗽散原方组成如下：桔梗（炒）、荆芥、紫菀（蒸）、百部（蒸）、白前（蒸）、陈皮、甘草（炒）。用法：共为末，每服三钱，开水调下，食后，临卧服。初感风寒，生姜汤调下。本方原为外感咳嗽，经服解表宣肺药而咳仍不止者设。风邪袭肺，宣降失司，津液输布失常，津聚成痰，故咯痰不爽。"无风不作痒"，痰黏难咯或风稽咽喉，则咽痒。若伴有表邪未尽，可见轻度恶风发热。其组方思路清晰：一则荆芥、白前散寒解表；二则桔梗、甘草利咽止咳；三则紫菀、百部、陈皮宣肺止咳。病邪为风寒之邪，病位在肺（咽）。荆芥，祛风散寒，配白前宣肺止咳；陈皮、甘草健脾化痰，和胃化湿，以除生痰之源；桔梗、甘草利咽止咳，化咽喉之痰而止咽痒。方中虽共7味药，一药双用或多用，如甘草与桔梗以利咽止咳，配陈皮以健脾止咳，与百部以润肺止咳。本方集一派温润和平之品而成，温而不燥，润而不寒，重在祛痰止咳，兼以疏散风邪，为治疗诸般咳嗽的常用方剂。外感内伤、新久咳嗽均可使用。尤以外感风寒咳嗽较久而表证不著为宜。外感风寒经服宣肺药后而咳仍不止者，仍宜。

三、风热犯肺

风邪致病，易袭阳位，风热侵袭，肺卫最易受邪。风热邪犯肺卫，肺失清肃，则见咳嗽；风热为阳邪，故痰稠色黄、量少；肺主气属卫，肺卫受邪，则见恶寒、发热；风热上扰，津液被灼，则口微渴、咽痛。总之，本证以咳嗽和风热表证并见为辨证要点，治疗当以宣肺疏散风热为法。印教授常根据邪在肺，或邪在肺卫之间选择桑菊饮或清解表热方治之。

1. 桑菊饮——风热犯肺、痰出不爽

[临床表现] 咳嗽，少痰，痰出不爽，咽痛，微恶风寒，微发热，口微渴，脉浮或有微数。

[治法] 宣肺疏风解热。

[方药组成]

桑叶 9g	菊花 9g	薄荷 3g$^{(后下)}$	桔梗 9g
生甘草 6g	杏仁 9g	连翘 9g	芦根 30g

[加减法] 口渴加麦冬、石斛以生津润肺；心烦加淡豆豉、栀子以清宣郁热；鼻塞、咽痛加山豆根、鱼腥草以清热解毒。

[体会]

桑菊饮源于清代医家吴鞠通所著《温病条辨》，是治疗风温初起，表热轻证的代表方剂，亦是治疗风热犯肺之咳嗽的常用方。

吴氏《温病条辨》中有两条论述了桑菊饮，一见于上焦篇风温第6条："太阴风温，但咳，身不甚热，微渴者，辛凉轻剂桑菊饮主之。"二见于上焦篇秋燥第55条："感燥而咳者，桑菊饮主之。"肺为华盖，居于上焦，又为娇脏，风温之邪为阳邪，易袭上部，故邪气往往从口鼻、体表等部位侵袭至肺卫，叶天士

所言"温邪上受，首先犯肺"即是此意。

"但咳，身不甚热，微渴者"，吴瑭在下文自注道："咳，热伤肺络也。身不甚热，病不重也。渴而微，热不甚也。"咳嗽是由于温热邪气侵犯肺卫，导致肺气不宣，肺络受伤引起的；"但咳"说明此证中咳嗽为突出的症状，比起"身不甚热，微渴者"为重。而在上文已经阐明，本证是由于风温或者秋燥侵袭肺卫，伤及肺络，肺气升降失调导致的。"身不甚热，微渴"说明风温初起，受邪较轻，津液亦没有大伤；此处之发热是由于温邪初袭肺卫，人体正气奋起相搏，阳气宣发而致。与风寒导致的阳气郁闭而发热恶寒、表邪入里导致的里热炽盛不同。吴瑭言："轻药不得重用，重用必过病所。"因此，"身不甚热"作为判断感邪轻重的一个重要标准，临床应注意鉴别。"微渴"表明津液受损不严重。温热之邪侵于肺表，蒸腾津液，使阴津耗伤；燥邪其气清肃、收敛、干燥，肺外合皮毛，喜润恶燥，故秋燥易伤及肺阴同样导致口渴。口渴的程度与病邪的轻重也是相关联的。吴瑭云："渴而微，热不甚也。"说明邪气不甚，尚未大灼津液。可见"微渴"和"身不甚热"同样用以判断疾病程度。

既是风温初起，对于上焦温病来说，透邪不可过辛，清热不可过凉。吴鞠通云："盖肺为清肃之脏，微苦则降，辛凉则平，立此方所以避辛温也。"本法以味薄质轻、性凉之品轻宣肺气。微苦与辛凉相配，起到微苦则降，辛凉则平之用，符合肺为清肃之脏立法之旨，吴鞠通称其为辛凉轻剂。

"治上焦如羽，非轻不举"。方中桑叶芳香有细毛，横纹最多，走肺络而宣肺气，疏风热而润肺燥。吴氏认为本病多发于春季风木之气旺而金衰之时，用桑叶能清肝并防止木火刑金。菊花芳香味甘，轻清疏散风热，《本草便读》谓其"平肝疏肺，清上焦之邪热……"，作者自注："菊花晚成，芳香味甘，能补金水二脏，故用之以补其不足。"桑叶、菊花并为君药，能够直走上焦，疏散肺中风热。薄荷为臣，"辛能发散，凉能清利，专于消风散热"（《本草纲目》），助君药加强解表之力。桔梗"系开肺气之药，可为诸药舟楫，载之上浮"（《本草求真》），杏仁"功专降气，气降则痰消嗽止"（《本草便读》），二药一宣一降，以恢复肺的宣降功能而止咳；连翘苦微寒，"去上焦诸热"（《珍珠囊药性赋》）；芦根甘寒质轻，清透肺胃气分实热、止渴生津，共为佐药。甘草合桔梗开结利咽，并调和诸药为使。因本方所对病证邪气轻浅，用药宜轻清，取其气味之轻，且煎煮时间不宜过长，即"轻症则轻药不得重用"。

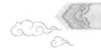

附 桑菊饮与其他治疗肺卫疾病方剂应用的异同

①银翘散与桑菊饮

二方均用于风热袭表之卫分证候，在配伍上均用连翘、薄荷、桔梗、甘草、芦根等，都有疏散风热的功能，但二者又有所区别。银翘散以银花、连翘为君，荆芥、淡豆豉为臣，于多数辛凉药中加入少量辛温药，以用其辛散疏解之力，无须虑其温燥之弊，成为辛凉平和之剂。因其辛散、凉清、轻宣之力较强，故重在疏透风热，主治以发热微恶风寒为主症的卫外失司之证。桑菊饮从"辛凉微苦"立法，特点有二：一以轻清宣散之品，疏风散热清头目；一以苦辛宣降之品，理气肃肺止咳嗽。其以桑叶、菊花为君，质轻味薄，杏仁、桔梗为臣，组成辛凉轻剂。因其辛散之力较弱，而宣肺之力突出，故重在宣肺止咳，主治以咳为主症的肺失宣降之证。

简而言之，桑菊饮宣肺止咳作用较好，而银翘散清热解毒透表作用较强。桑菊饮辛凉性质较弱，为辛凉轻剂，用于风温初起，风热较轻，邪在肺络，以咳嗽为主症者。银翘散为辛凉平剂，其辛凉性质较强，透表力亦强，且有较好的清热解毒作用，用于温病初起，风热较重者。

②桑杏汤与桑菊饮

二方均属卫分证候，均以咳嗽为主症。但桑杏汤证因燥热损伤肺津较重，故咽干口渴、唇干鼻燥、尿少而黄、舌苔干燥等燥象更为突出，这是二者的主要区别。因此，治疗上以润燥止咳为主用桑杏汤；以宣肺止咳为主用桑菊饮。

③桑菊饮与杏苏散

二方均有散风、宣肺、止咳的作用，均为治疗咳嗽的常用方剂。但桑菊饮所治是由于感受风热邪气而致，而杏苏散所治则是由于感受风寒邪气而成，二者症候性质有寒热的本质不同。桑菊饮方药性质属于辛凉，功能疏散风热，而杏苏散属于辛温，功能散寒解表。

2.清解表热方——发热恶寒、咳吐黏痰

[临床表现] 发热恶寒，热重寒轻，口渴，咽痛，可兼见咳嗽，咳吐黏痰，头胀痛，鼻塞流涕，舌边尖红，苔白或微黄，脉浮数。

[治法] 清解表热。

[方药组成]

桑白皮 9g	桑叶 9g	菊花 9g	黄芩 12g
山豆根 10g	鱼腥草 30g	炙枇杷叶 9g	生石膏 30g^{（先煎）}
芦根 30g			

[加减法] 咽痛加桔梗、牛蒡子解毒利咽；咳嗽甚者加杏仁止咳平喘；无汗恶寒甚者加荆芥、薄荷疏解表邪；身痛明显者加羌活、紫苏叶解肌止痛。

[医案] 陈某，男，26 岁，中日友好医院病案号：52917。

初诊：1989 年 8 月 20 日。主诉：高热 9 天。病史：9 天前受寒后发热（38～40.2℃），咳嗽，吐黄色脓痰，伴头痛、咽痒、纳少。门诊以上呼吸道感染收入住院。检查：血沉：47mm/h，X 线胸片示：右下肺炎性改变。其他如肝肾功能，肥达反应，冷凝集素，外斐反应，嗜异性冷凝集试验，血、便、痰培养，结核菌素试验均为阴性。虽经给予抗生素等治疗，但体温、咳嗽等症状均控制不满意。舌红，苔黄腻，脉弦数。辨证：风温肺热。西医诊断：右下肺肺炎。治法：宣降清肺。处方如下：

桑白皮 15g	桑叶 10g	杏仁 10g	黄芩 12g
生石膏 30g^{（先煎）}	橘红 10g	清半夏 6g	桔梗 10g
紫花地丁 10g	款冬花 10g	生甘草 10g	鱼腥草 30g
山豆根 10g	青蒿 15g	地骨皮 15g	枇杷叶 10g
芦根 30g			

7 剂，每日 1 剂，水煎服。

二诊：1989 年 8 月 26 日。药后体温降至正常，唯仍咳嗽，吐白黏痰，纳尚可，小便黄，大便稠。舌红、苔黄，脉滑数。前方显效。继服原方 7 剂，每日 1 剂。患者于 1989 年 9 月 2 日痊愈出院。

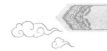

[按]

　　中医传统治疗风热外感，常分邪在皮毛和邪在肺，临床典型病例确有可分和应分之必要，但临床多数病人身上，往往是既有邪在皮毛之恶风发热，又有邪在肺之咳嗽咽痛、鼻塞等同时存在。临床若遇见此种情况，就不能再以皮毛与肺来区分，而是根据病情的互相兼见合用桑菊饮和银翘散。热重或久不能退热的病人，则需加用石膏以退热。印教授在临床使用过程中，发现山豆根、鱼腥草清热解毒的作用远远超过了金银花、连翘，故印教授常以山豆根、鱼腥草代替金银花、连翘而用之。该患者西医诊断为右下肺炎，用抗生素等治疗，体温仍高，且伴咳嗽、咯黄脓痰等症，符合印教授临证经验"凡感冒发热以及上呼吸道炎症明显者，即可用此清解表热方，一般收效甚捷"。印教授在清解表热方的基础上，加紫花地丁合原方的山豆根、鱼腥草以增强清热解毒功能；加杏仁、桔梗、半夏、橘红止咳化痰配合原方中的芦根、枇杷叶以调节肺主皮毛功能，防止反复外感热邪；加青蒿、地骨皮退热，配合原方中的生石膏、桑白皮、黄芩、桑叶、菊花以增强退热降温作用。

——摘自陈庆平，王诗雅.中国乡村医药，2000，9（7）：27.

[体会]

　　此方是从桑菊饮、银翘散合方化裁而来。本方用桑叶、菊花既有开散皮毛、微发汗的作用，又性属凉润，故力能散热，宜于清散发热。《本经》云："桑叶除寒热，出汗""菊花味苦，平，头眩肿痛，目欲脱，泪出，皮肤死肌，恶风，湿痹，久服利血气"。菊花虽有黄、白、野之分，性有不同，取用略异，此处多用黄菊花疏散兼清泄。桑白皮、黄芩能清泄肺热和上焦之热。《别录》云："桑白皮去肺中水气，唾血，热渴，水肿腹满胪胀，利水道，去寸白。"《本经》云："黄芩主诸热黄疸，肠澼泄痢，逐水，下血闭，恶疮疽蚀火疡。"后世医家不仅用黄芩治疗实热证，李时珍还用来治疗虚热证，不仅内病热毒炽盛可治，而且外疡属热毒蕴于肝肺者也有良好作用。桑叶、桑白皮同一种植物不同部位一起使用，是印教授采用了中药相使的配伍方法，就是以桑叶为主，桑白皮为辅，两药合用，提高桑叶治疗风热犯肺的功效。

因病由外感而来，故加鱼腥草、山豆根清热解毒。山豆根、鱼腥草同一科属的不同药物一起使用，是印教授采用了中药相须的配伍方法，以增强清热解毒之功。印教授在治疗外感疾病时，常以山豆根、鱼腥草代替金银花、连翘，发现山豆根、鱼腥草用了较大量后，其疗效在一定程度上有所提高，效果优于"银翘散"。原曾有部分医家言鱼腥草味辛、性微寒，久用恐有碍胃之嫌。而印教授认为，在南方很多地区，常以鱼腥草入药，未闻有碍胃之说，且此处用于清热解毒，不会久服、常服，故大可不必担心其碍胃之嫌，常以 15～30g 入方剂用之。

芦根、枇杷叶宣肺润肺。《别录》云："芦根主消渴客热，止小便利。"《本草纲目》云："枇杷叶和胃降气，清热解暑毒，疗脚气。"生石膏辛甘寒，性寒清热去火，辛寒解肌透热，甘寒清热、除烦渴，辛寒入肺经，善清肺经实热，肺与皮毛相合，故能解肌退热。诸药合用，宣肺降气，清解表热。印教授对于外感高热患者，加入石膏，临床常获得良好的退热解肌效果。印教授常教导我们学习张锡纯《医学衷中参西录》谈石膏应用心得时收录的医案，如外感发热（伤寒和温病）、瘟疹之热、头面之热、咽喉之热、产后温病、眼患瘟症、鼻窦炎、痈疮热毒……生石膏可以酌情广泛应用于各种不同热证，印教授认为对发热伴有心烦、口渴两大症候特点者，恰当应用生石膏效果更佳。

附　印教授对外感热病"从化"问题的见解和理论认识

一、什么叫作"从化"

从化是病人感受外邪之后，病邪随体质的不同而发生的变化，这是使许多疾病产生始异终同，并可以通过类似的方剂来治愈的根本原因。"从化"问题，在外感热病中最为常见，但在内伤杂病中，亦同样有此类问题，如由寒转热、由热转寒、病燥转湿、病湿化燥，也都属于"从化"范畴。

二、发生"从化"的原因

外邪有风、热、暑、湿、燥、寒的不同，人的体质也有阴阳、虚实、燥湿、寒热之异。阳虚外寒，阴虚内热，阳盛则热，阴盛则寒，这不但是病理现象的反应，即使在正常的生理范围内，有时也会显示出来。例如，冬天有人穿戴很多，但有人便不需穿很多衣服；夏天有人怕热，有人就不怕热。这虽然都不是病理现

象，但已能说明人的体质是有阴阳的差异的。由于人体质不同，因此，当外邪侵入，矛盾激化以后，这个体质起的作用就更容易表现出来。在很多疾病的发展变化中，是由它来支配着。

三、产生"从化"的条件

"从化"是矛盾和斗争的产物，由于矛盾和斗争才出现"从化"的问题。一般在阳盛之体，感受了阴寒之邪，或阴盛之体，感受阳热邪气，在体质和病邪之间，发生了根本矛盾的情况下，"从化"的现象才更为突出，假使离开了这个条件，就不会出现明显的"从化"问题。例如，伤寒化热，是病人体质阳热的基础上发生；湿热化燥，是在病人体质阴虚血热的基础上产生的；湿热化寒，就是在病人体质阴寒的基础上产生的；温热夹湿的从燥化与从湿化等，也都与病人体质的燥湿有关。

四、为什么产生"直中"

伤寒和温热病中，都会有"直中"的问题，伤湿、伤燥，也有直入于里的胃肠道病。病邪可以不经表证阶段而直入于里。究其原因是因为病邪和体质之间，在阴阳、寒热、燥湿等问题上是基本一致的，在疾病中所出现的矛盾，不是在这个方面，而且是其他的矛盾问题。例如，邪正之争，同样是疾病中存在的矛盾，而且是很普遍的矛盾，由于病邪和体质在阴阳、寒热、燥湿诸问题上，可以出现一致性，这就为病邪入里创造条件。如温热病可以直入气营，伤寒之邪，可以直入三阴而为里寒证，感湿也会直入于里而成伤湿吐泻；感燥也可直入于里而产生咳嗽无痰、大便干结等。在这类"直中"病中，大致都可以说明体质和病邪之间在阴阳等属性方面的一致性。因此，就看不到明显"从化"问题。

五、非"从化"的次第相传

在温热病中，有按卫、气、营、血次第相传，这主要是因为温热伤人的特点，先伤津而后入血，病邪由浅入深，故而"卫之后，方言气"，津伤及血，故病邪乃由气入血而为营血之热。在湿热病中，也有一部分是沿上、中、下三焦相传的，从始至终，都还是湿热，这都说明在病人体质阴阳、寒热上没有过大的偏差。因此，矛盾和斗争的形势，就不是在这方面突出，而是表现为其他方面的矛盾。故而病邪传变时，也就基本上不受体质左右，更不能显现出明显的"从化"的问题。

古人对"从化"问题，早有相当的认识，例如，《医宗金鉴·伤寒心法要诀》中，开宗明义就提出了这个问题。它把"从化"叫作"从类化"，把病邪叫作"气"，它把体质称为"形藏"，讲得比较精辟，原句是"六经为病尽伤寒（广义），气同病异岂期然？推其形藏原非一，因从类化更多端。明诸水火相胜义，化寒变热理何难？漫言变化千般状，不外阴阳表里间"！

四、燥邪犯肺

肺为娇脏，喜润而恶燥，又开窍于鼻，故燥邪自口鼻而入，最易伤肺。而燥邪致病，根据其偏热、偏寒不同，又有温燥和凉燥之别。温燥之为病，乃燥而偏热之邪，易使肺津受损，清肃失常而出现干咳少痰、或痰黏难咳之症。温燥之邪外侵，最易伤肺耗津，故其初起，除发热恶寒外，常有口干咽痛、干咳无痰或咳嗽痰少等症；燥易化火，最易伤阴，温燥重症，伤阴已甚，肺清肃润降功能失常，则可见胸膈满闷，气逆咳喘。《素问》言"燥者濡之"，故印教授在治疗温燥症时，以濡润为治疗原则，选清宣祛邪、濡润生津之品与宣肃肺气之药相伍，取辛凉甘润之法，以桑杏汤、清燥救肺汤加减治之。

凉燥之为病，乃燥而偏寒之邪，因其性质接近风寒，故古有次寒之说。凉燥犯肺，除肺失宣降，而见咳嗽、咽痒外，还可见因凉燥袭卫表，表卫失和而出现的恶寒发热、头痛鼻塞等症。印教授以辛温轻宣为法，方以杏苏散加减治疗。

1. 桑杏汤加减——温燥犯肺、干咳少痰

[临床表现] 头痛、身热不甚，干咳无痰或痰少而黏，舌红，苔薄白而燥，脉浮而右脉数大。

[治法] 清宣润肺。

[方药组成]

冬桑叶 10g	桑白皮 15g	甜杏仁 10g	黄芩 10g
浙贝母 10g	玄参 15g	桔梗 10g	甘草 10g

[加减法] 有上感症者加鱼腥草、山豆根清热解毒。咽痒甚，加芦根、枇杷叶。

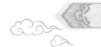

[医案一] 宋某，男，27岁，就诊日期：1999年3月29日。主诉：间断咳嗽、发热1周。1周前受凉后出现咽痛、鼻塞，周身酸痛，体温最高38℃，汗出热退。3天前再次出现发热，体温37～38℃，现症：轻咳，痰少，痰黏不易咳出。舌尖红，舌苔薄黄腻，脉细弦。辨证：肺热燥咳。立法：清肺润燥止咳。处方如下：

桑叶 10g	桑白皮 15g	杏仁 10g	黄芩 12g
生石膏 30g^{（先煎）}	知母 12g	芦根 30g	山豆根 10g
鱼腥草 30g	牛蒡子 12g	浙贝母 10g	玄参 10g
炙枇杷叶 10g	桔梗 10g	生甘草 10g	

3剂，每日1剂，水煎服。上方服后，热退，咳止。

[医案二] 王某，男，64岁，就诊日期：1999年1月25日。主诉：咳嗽1周。现症：咳甚，有少许黏痰，咳吐不爽，痰色清白。咽痒，不痛。舌红，苔薄白，脉细数。辨证：肺热燥咳。立法：宣肺止咳。处方如下：

桑叶 10g	桑白皮 15g	杏仁 10g	黄芩 12g
山豆根 10g	鱼腥草 30g	浙贝母 10g	玄参 10g
芦根 30g	炙枇杷叶 10g	桔梗 10g	生甘草 10g

7剂，每日1剂，水煎服。

[医案三] 患者马某，女，40岁，就诊日期：2000年5月8日。素有肺热，外感后咳嗽，无痰，咽干。舌红，苔白腻，脉细。X线胸片检查及血常规检查未见明显异常。中医辨证为肺热燥咳，治以清肺润燥，处方如下：

桑叶 10g	杏仁 10g	黄芩 10g	桔梗 10g
生甘草 10g	紫菀 10g	款冬花 10g	天花粉 15g
川贝母 10g	玄参 15g	枇杷叶 10g	芦根 30g

[体会]

秋气者，金气也，金性清凉肃杀；肺亦属金，主肃降，与秋气相应，燥乃秋之本气，故燥气通于肺。肺为娇脏，喜润恶燥。外感之气多从口鼻而入，同气相求，故外感燥气多伤肺胃。早在《内经》就有"金郁之发，燥气以行，民病咳逆"，"风从西方来，名曰刚风，其伤人也，内舍于肺，外在皮肤，其主气为燥"的论述。但燥气有偏寒偏热的不同属性，俞根初在《通俗伤寒论》一书中说："秋深初凉，西风肃杀，感之者多病风燥，此属凉燥，较严冬风寒为轻；若久晴无雨，秋阳以曝，感之者多病温燥，此属燥热，较暮春风温为重。"一般而言，初秋承接暑热，以温燥多见；深秋近于冬寒，以凉燥多见。

然而燥邪不独见于秋令，因我国幅员辽阔，气候变化有地域之异，人们居住环境随科技发展也各不相同。比如我国北方部分地区冬季降水少，气候以干冷为特点，冬季皆供暖。室外天寒地冻，室内却温暖、干燥如秋，燥气之胜同于秋令。人们居住生活其中也可能感受风燥之邪。如在冬季进食辛辣香燥食品较多，内热较盛，则临床可见温燥。

温燥之邪侵犯肺卫，可表现为发热、微恶风寒、头痛、口渴、咽干鼻燥、咳嗽少痰或干咳，尿少而黄，舌边尖红、苔薄白而干，脉浮数而右脉大。其中"发热、微恶寒、头痛、咳嗽"等症状与外感风热的表现类似，但外感温燥以"燥伤肺津"为主要特征，津液亏乏之象如"口干、鼻干、咽干、干咳、肌肤干燥"等症状较突出。印教授常以干咳无痰，咽痒咳剧为本证辨证要点。因温燥灼液，故干咳或痰少。肺合皮毛，感邪轻浅，故身热不甚。另外，温燥是典型的"火就燥"，夏秋之交，湿气渐衰，阳热之气尚旺，燥热邪气乃胜，稚嫩之肺首先受邪，故当以凉之润之养之。治疗时，一方面既要根据热象的轻重选择清热之品去其炎热之性，另一方面则又当补充因热而耗散的津液。故治法采用辛凉甘润法，方用桑杏汤酌情加减。

桑杏汤所治为温燥外袭，肺燥咳嗽之轻证。原方中桑叶甘寒质轻，轻清疏散，印教授加桑皮共为君药，桑皮性寒，清泻肺热兼泻肺中水气，二药合用宣肺透热，透邪外出；杏仁宣降肺气，润燥止咳，贝母清化痰热，助杏仁化痰。浙贝母苦辛微寒，善消痰散结，兼开郁清热，玄参苦甘咸寒，既可滋肺肾之阴，又可清降虚火，使津充火降则痰无由生。甜杏仁性味甘平，功效与苦杏仁类似，药力较缓，且偏于润肺止咳。桔梗与甘草伍用，为《金匮要略》之桔梗汤，主治风邪热毒客于少阴，上攻咽喉，或风热郁肺之肺痈。本方轻宣凉散与生津养液并用，透泄温燥而不伤津，凉润肺金而不滋腻。吴鞠通谓"轻药不得重用，重用必过病所"。但若燥热而伤阴已甚者，可用清燥救肺汤，以收清燥养阴之功。

2. 清燥救肺汤——燥伤肺阴、咯吐白沫

[临床表现] 咳嗽气逆而喘或哮鸣，干咳无痰或咳吐浊沫、白沫（量少质黏，

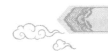

轻如飞絮）或胶黏之痰，可伴口干鼻燥，咽喉干燥，面赤，思饮。舌红少苔，脉细而数。

[治法] 清燥润肺。

[方药组成]

冬桑叶 10g	桑白皮 15g	杏仁 10g	麦冬 15g
阿胶珠 10g	枇杷叶 10g	沙参 15g	黑芝麻 10g^(打)
生石膏 30g^(先煎)	石斛 10g	生甘草 6g	黛蛤散 15g^(包)

冬桑叶 10g　桑白皮 15g　杏仁 10g　麦冬 15g
阿胶珠 10g　枇杷叶 10g　沙参 15g　黑芝麻 10g^{（打）}
生石膏 30g^{（先煎）}　石斛 10g　生甘草 6g　黛蛤散 15g^{（包）}

[加减法] 兼鼻塞流涕、咽痛等上感症状，可加山豆根、鱼腥草，以清热解毒。如咳喘阵作，可酌加僵蚕、全蝎、地龙，以定风平喘。

[医案一] 陈某，男，30 岁，中日友好医院病案号：556692。

初诊：1992 年 4 月 14 日。主诉：感冒咳嗽 10 余天。曾服抗生素、止咳药等效果不佳。现症：干咳无痰，由于剧咳，彻夜不能眠，受寒后咳嗽尤甚。检查：X 线胸片示：急性气管支气管炎。血常规：白细胞：8.7×10^9／L，中性粒细胞：76%，淋巴细胞：23%，血红蛋白：151g/L。听诊：两肺呼吸音粗。舌尖红，舌苔薄白，脉浮滑。辨证：肺热燥咳。立法：清肺润燥止咳。处方如下：

桑叶 10g　桑白皮 12g　杏仁 10g　北沙参 15g
生石膏 30g^{（先煎）}　浙贝母 10g　阿胶珠 10g　炙枇杷叶 12g
麦冬 12g　黑芝麻 10g^{（打）}　桔梗 10g　生甘草 10g

7 剂，每日 1 剂，水煎服。上方服 4 剂后，咳嗽明显减轻，夜间亦能入睡，继服 3 剂后，咳嗽即告愈。

——摘自陈庆平，王诗雅，等．中国乡村医药，2000，7（10）：19.

[医案二] 张某，男，29 岁，中日友好医院病案号：549704。

初诊：1992 年 3 月 16 日。主诉：咳嗽 1 年。咳吐白沫不爽，胸闷气短，口干，便调。否认肺结核病史。诊脉细数，舌红苔腻微黄，证属燥热咳嗽。西医诊断：慢性支气管炎。治法：清肺润燥。处方如下：

桑白皮 15g　桑叶 12g　杏仁 12g　沙参 15g
麦冬 12g　石斛 15g　生石膏 30g^{（先煎）}　阿胶珠 10g
黑芝麻 10g^{（杵）}　黛蛤散 15g^{（包）}　枇杷叶 10g
芦根 30g　鱼腥草 30g　山豆根 10g

二诊：1992 年 3 月 23 日。咳嗽减轻，憋闷好转，白沫已无，活动气短亦消失。

脉细数，舌红苔微黄。仍予原方继服。

三诊：症状减轻，有时咽部不利，舌脉同前。原方加川贝母 10g，玄参 15g。

四诊：1992 年 4 月 9 日。已基本无症状。

——摘自中国乡村医药，2002，9（5）：26.

［医案三］刘某，男，26 岁，就诊日期：1999 年 4 月 1 日。7—8 岁时曾患咳喘，1 年前复发，近期阵发性咳嗽，喘息，咳吐白痰，痰黏，有沫，时不易咳出。口干，舌红，苔薄黄，脉细数。中医辨证肺热燥咳。治法：清燥润肺。处方如下：

桑白皮 15g	桑叶 10g	杏仁 10g	桔梗 10g
浙贝母 15g	沙参 15g	麦冬 15g	石斛 15g
生石膏 30g（先煎）	阿胶珠 10g	黑芝麻 10g（杵）	黛蛤散 15g（包）
芦根 30g	生甘草 10g	天花粉 15g	

7 剂，每日 1 剂，水煎服。前后共服用 14 剂，喘息好转，未再咳嗽。

［体会］

《素问·至真要大论》云："诸气愤郁，皆属于肺"，燥热伤肺，肺失其清肃润降之常，故胸膈满闷，气逆咳喘。印教授对以咳嗽为主症的病人很重视辨别有痰、无痰，对有痰者根据浓稠块状痰、稀如水饮之痰；白痰、黄痰；白色浊沫，质轻或胶黏之痰、落地成水，质重或稀薄之痰等不同特点辨别痰的性质，并予以区别论治。通过学习我们认识到：本证或咳喘无痰，或咯吐白色浊沫，质轻而黏，属于燥热耗伤肺阴（印教授曾详释其"吐白沫"的特点：一是中间不带痰块；二是胶黏难出；三是必同时伴有口燥咽干；四是白沫之泡，小于粟粒，轻如飞絮，结如棉球，有时黏在唇边都吐不下来）；而胶黏甚难咳出之痰，比之干咳无痰，其燥热程度更甚，治宜清金保肺。临床上有些患者咯吐水饮之痰，此痰因寒而生，咯之易出，落地成水，属于寒湿蕴肺，即便伴有口干或便秘也绝不能误认为是燥热而错用寒凉之品。总之，二者一火一水，一炭一冰，不可混为一谈。

对于新病，或是遇秋燥季节，干咳无痰，口干，口渴不重，燥邪伤肺之轻疾，及久病，咯吐胶黏之痰，气逆而喘，心烦身热，口干，口渴重，舌红而干，苔少，"肺热叶焦"之重恙，印教授皆提倡：清燥润肺，使无痰者能有少许痰，使胶黏痰不易咯出者能畅出其痰为好。印教授通过几十年的临床应用，已将清燥救肺方作为"抓主症"的常用方，疗效显著。

本方所主系燥热伤肺之重证。温燥伤肺，宜清，宜润。方中桑叶质轻性寒，轻清凉散，清透肺中燥热之邪，桑白皮配合其清热宣肺，共为君药；石膏辛甘而寒，清泄肺热，麦冬甘寒，养阴润肺，共为臣药；沙参益胃津，养肺气，《难经·第十四难》云："损其肺者益其气"；黑芝麻、阿胶珠养阴润肺，肺得滋润，则治节有权；杏仁、枇杷叶味苦，既宣肺透邪，又肃降肺气，《素问·藏气法时论》云："肺苦气上逆，急食苦以泄之"，以上均为佐药；甘草培土生金，兼能调和诸药，以为使药。全方使肺金之燥热得以清宣，肺气之上逆得以肃降，燥热伤肺之证可以缓解。

《医门法律》中记载清燥救肺汤用桑叶经霜者，是为了增加桑叶凉润肃降的作用，减少其辛散的作用。而一是药房往往无经霜桑叶，二是印会河教授用桑叶、桑白皮配合应用比霜桑叶效果更好，二者合用甘寒味苦，轻清凉散，能清热宣肺；生石膏辛甘大寒，清降肺经之热，以减少邪热耗伤肺津之弊；麦冬滋养肺阴而润燥。几药相伍，一宣一清一润，宣中有清，清中有润，相得益彰。杏仁、枇杷叶、贝母润肺止咳化痰；阿胶、黑芝麻滋阴润肺；沙参、甘草补益肺气，润肺止咳，共奏清燥救肺之功。原方中甘草、人参补气，润补中焦，但因为人参性温，易伤肺阴，与肺之"燥火"不甚相合，故印教授常去之不用，以养阴润肺的北沙参代人参。根据病情还可以加用芦根、石斛等，取其甘不伤胃，润能保肺，而增强生津润肺缓解燥咳、口干等症的作用。对木火刑金，咳嗽剧烈者可加入黛蛤散，以增强清肺热，泻肝火，保津救肺之效。对于久病入络者，加天花粉等，既生津润燥，又入血分活血，一举两得。

附　印教授论肺痿与肺痈

综观肺痿、肺痈，同是病出于肺疾病，又同是"热在上焦"所引起，临证所见，肺痿多由肺热所致。肺痈亦然，在其成脓前或成脓以后，基本上都是以肺热为主出现。

①病理机制

肺痿、肺痈，虽同是"热在上焦"和病出于肺，但是它们的病因、病理、主要症状和治疗原则等，是各不相同的，故从《金匮要略》开始，就把它们分而论之。结合现代临床，更看出它们之间截然不同的两种疾病。

首先看肺痿的病因，基本上是由于肺阴虚、肺津匮乏和肺燥所造成。由于肺燥阴虚，故而产生肺热（热在上焦，阴虚则内热），当然，由肺热灼津，也可以造成阴虚和肺燥。不管它是哪一种原因引起，其阴虚肺燥这一总的原则是不能改变的。这也符合"肺热叶焦，因而成痿"的原则。由于阴虚、津虚和肺热，遂使肺气升多降少，肺气不能平降而发为喘咳，甚至能出现倚息不能平卧、唇面爪甲青紫的危重证候。由于其病在于阴虚，在于肺燥，故其咳喘虽甚，但总是以无痰为主症，并常见口燥咽干。历代医家都认为肺痿的主症是《金匮要略》所标出的"吐白沫"和咳喘，可是这"吐白沫"三字，就不知迷糊了多少医生眼目，并同时贻误了多少病人生机。一般人都以泡沫痰或水泡痰作为"白沫"，殊不知痰是由水湿所化生的，而肺痿"吐白沫"则是由阴虚肺燥而起。肺燥之轻者，则发为无痰之干咳，其燥重而热深者，乃发为"吐白沫"之肺痿。这种吐白沫的特点：第一是中间不带痰块；第二是胶黏难出；第三是必同时伴有口燥咽干；第四是白沫之泡，小于粟粒，轻如飞絮，结如棉球，有时黏在唇边，都吐不下来，绝不是一般泡沫痰之吐出甚爽，水泡痰的落地成水者可比拟。为此，白沫之于痰饮，乃一燥一湿，一虚一实，犹如水之与火，冰之与炭，根本不可混为一谈。

肺痈的病因，诚如《金匮要略》所论，是"热过于荣"所引起。荣所指的是血，"热过于荣"是热与血结，其间有的是热甚伤血，致血结成痈，并进一步化生成脓；也有的是肺有宿瘀，郁热相结，酿化而为痈脓，故肺痈之主症，必重在"吐脓血"三字，再加上要有咳喘。有瘀血尚未成脓，先见痰腥，或视之未见痰中脓，而自觉痰臭（此时取痰化验，已可发现脓细胞）者，均可认作肺痈而早期进行治疗，一般疗效优于既成脓和肉眼成脓以后。有呼吸、喘咳引胸作痛，或一侧睡时有胸痛者，亦可按肺络停瘀而以治肺痈之法而通治之，盖亦《金匮要略》"咳即胸中隐隐痛"之义，这虽不是肺痈吐脓血的范畴，有时可能属于现代医学上的胸膜炎、胸膜刺激征的范围，但异病同治，效果亦相当满意，唯积有大量胸腔积液者似应除外。

②治疗经验

印教授治疗肺痿，基本上采用了清人喻嘉言的清燥救肺汤为主加减。用既宣肺而又润燥的桑叶、枇杷叶，使肺气能宣而后降，润而后清；又用桑白皮、石膏等清降肺气，以去耗津之热；沙参、麦冬、石斛、阿胶、杏仁、芝麻、芦根等生津凉血的基础上滋阴降火。用此方时，印教授常爱加黛蛤散，取青黛有退热之功，

蛤蚧粉有生津润肺之效，如有咽痛鼻塞等上呼吸道感染症状，可加山豆根、鱼腥草以消炎解毒。

印教授治疗肺痈，最常用的是千金苇茎汤加味。这张方的作用，主要在于清利大肠。方中桃仁、薏苡仁、冬瓜子等都是以治疗大肠为主的药物，当然，它们也入肺。芦根（原方苇茎，印教授家传用芦苇上的嫩尖或小分枝，今则概用芦根，在南方多用鲜的，到北方则一般用干的）能润肺生津，叶天士还说有祛湿的作用。这张方的主要药物，与《金匮要略》治疗肠痈的大黄牡丹皮汤甚为接近，乃取中医基础理论的"肺与大肠相表里"之义。肺痈之病，是肺中有蓄血痈脓，是脏病中实证，故而治疗时主用千金苇茎汤的加味，乃是采用了脏病治腑的方法。印教授在临床治疗肺痈时，也就是在千金苇茎汤原方不变的基础上，根据情况，加味治疗。如脓多腥臭，则加桔梗、生甘草以助排脓与解毒；胸痛加赤芍、丹参、郁金等以助活血与止痛；肺部炎症明显或有发热者，则加鱼腥草或再加生石膏以清热与解毒；一般在吐脓未尽时，印教授是甚少加用补药的。原因是慎防出现误补留邪之弊。在脓尽以后，有时可依照《济生》桔梗汤加用黄芪、百合等，亦可改用滋阴补肾之六味地黄丸类方（包括杞菊、知柏、归芍、麦味等），复本固元。

以上是印教授治疗肺痿和肺痈的主要方药，也是印教授在临床上所用的"抓主症"方药。"抓主症"者，就是抓住病中的一个、两个、三个主要症状，就能定方、定药甚至定量地加以治疗。例如，印教授在抓肺痿的主症时就着眼于：咳吐白沫，不爽和口燥（主要是吐白沫），不论其疾病的诊断属于肺炎、气管炎、支气管哮喘，还是肺气肿、肺心病，都用此方治疗。而且一般都能收到很好的效果。肺痈的主症，印教授就抓：咳喘吐脓血，或痰腥、痰臭，或者呼吸、咳嗽引胸作痛以及胸痛不能一侧睡等（以上为"但见一症便是，不必悉具"）。

抓主症常常收到很好的疗效。但是，印教授也不排斥利用西医的明确诊断来说明中医、药的疗效，有时还把西医的检查诊断，作为抓主症时的参考。

3. 杏苏散——凉燥犯肺、恶寒痰稀

[临床表现] 咳嗽痰稀，恶寒发热，头痛鼻塞，口不渴。舌红、苔白，脉浮。

[治法] 轻宣凉燥，止咳化痰。

[方药组成]

| 紫苏叶 9g | 杏仁 9g | 前胡 9g | 桔梗 9g |
| 橘红 6g | 半夏 9g | 生甘草 6g | |

[加减法] 咳痰不爽，加紫菀、款冬花润肺止咳化痰。

[医案] 患者张某，男，36岁，就诊日期 1999 年 1 月 14 日。患者 40 余天前外感风寒，发热，经治疗后热退。此次因咳嗽就诊，痰多色白，咳吐不利。伴有鼻塞，胸闷，无汗，手凉。舌红、苔薄白、脉细。中医辨证属外感凉燥证。给予宣肺化痰之中药，处方如下。

杏仁 12g	紫苏叶 10g	桑叶 10g	薄荷 3g^(后下)
半夏 10g	橘红 10g	桔梗 10g	甘草 10g
黄芩 12g	牛蒡子 12g	枇杷叶 10g	芦根 30g

[体会]

清·喻嘉言在《医门法律·秋燥论》中曰："秋月天气肃而燥胜，斯草木黄落。故春分以后之湿，秋分以后之燥，各司其政。"提出了秋燥病名。清·费伯雄明言："燥者干也，对湿言之也。立秋以后，湿气去而燥气来。初秋尚热，则燥而热，深秋既凉，则燥而凉，以燥为全体，而以热与凉为之用"。凉燥感人，初起邪在肺卫，可见有头微痛、恶寒发热、无汗、咳嗽痰稀、鼻塞咽干、口不渴、苔白、脉浮等。由于燥伤皮毛，寒凉束表，卫气被郁，故有恶寒无汗，头微痛。微痛者，不似伤寒之痛甚也。凉燥伤肺，则肺气不宣，津液不能输布，聚而为痰，故咳嗽痰稀。鼻为肺窍，咽为肺系，又为呼吸之门户，由于肺气不宣，津液不能上奉，故见鼻塞咽干。

《温病条辨》引用沈目南《燥病论》说："燥气起于秋分之后，小雪之前，……燥病属凉，谓之次寒，病与感寒同类。"临床外感凉燥证尚需与风寒袭肺证相鉴别。凉燥治疗宜微发其汗，以免伤津化热。临床也应根据主症辨识凉燥。一是凉燥之鼻咽干燥多不喜饮，或少饮且欲热饮；二是深秋季节，气候转凉者多为凉燥；三是了解患者体质，平素易感寒者多为凉燥。

吴鞠通创立了三焦辨证理论，其云："凡病温者，始于上焦，在手太阴。"风热病邪侵袭人体多先犯上焦肺系和肌表皮毛；无论治疗风热袭肺，还是燥邪犯肺，"治上焦如羽，非轻不举"。吴氏用辛凉法治疗燥犯上焦邪在肺卫，药多用

桑叶、薄荷、芦根等质地轻浮、具有发散作用之品。《中医内科学》在咳嗽病的治疗中亦指出："另有凉燥证，乃燥证与风寒并见，表现干咳少痰……用药当以温而不燥、润而不凉为原则，方取杏苏散加减。其治重在轻宣达邪，不宜养阴润燥。"

杏苏散中，紫苏叶发表，散寒，理气，和营。辛温不燥，开宣肺气，使凉燥从表而解。杏仁苦温而润，肃肺化痰，两药共为君药。前胡疏风透邪，降气化痰，助紫苏叶解表，兼能化痰。半夏辛温，茯苓甘淡，陈皮辛、苦、温，三者为二陈汤中的主药，理气化痰为佐药。桔梗、枳壳均为苦、辛之品，桔梗升宣，枳壳下气，一升一降，气顺津布，助杏仁宣肺止咳，助紫苏叶理气宽胸。甘草合桔梗宣肺化痰。诸药合用，则收轻宣凉燥、宣肺化痰之功。

杏苏散方中多用辛温之品，对于治燥，方中无一药可及，何以润之？对于凉燥的治疗截然有别于温燥的治疗。《神农本草经》开宗明义："凡欲治病，先察其源，先候病机。"初秋有夏热之余气，或久晴无雨，秋阳以曝，燥与温热结合侵入人体，则成温燥；深秋近冬，西风肃杀，燥与寒邪结合侵入人体，则成凉燥。深秋以后，天气渐渐转凉。"阳杀阴藏"，阴阳之气逐渐闭藏。对人体而言，阳气渐于收敛，其推动、温煦等作用不断减退，推动津液等物质运行之功也在减弱，则津液不能正常地输布到全身各处，出现"干"的症状。因此，虽然机体受秋燥气候的影响，津液受到部分损伤，但更主要的是因为阳气不能温煦、推动津液正常输布，因凉而干。故杏苏散中以辛温之剂，辛合肺性，温可抵凉，辅助阳气恢复其推动、温煦作用，使津液的输布渐趋正常，则燥证自可缓解。

五、肺热炽盛

热邪犯肺，肺失清肃，气逆于上，则见咳嗽、气喘；且热为阳邪，易伤津耗气，故邪热内盛则可见口渴、咳痰黄稠、舌红苔黄、脉数等里实热证。治疗当以清泻肺热为法。印教授又根据肺热属伏火或郁热的不同，酌情选用升散宣泄，发越疏导的泻白散，或辛凉宣泄，清肺平喘的麻杏石甘汤加减治疗。

1. 泻白散加减——肺热伏火、咳痰黄稠

[临床表现] 咳嗽，甚至气急欲喘，皮肤蒸热，日晡尤甚。咳痰黄稠或痰黄而少。舌红苔黄，脉细数。

[治法] 泻肺清热。

[方药组成]

桑皮 15g	地骨皮 15g	黄芩 12g	枇杷叶 10g
知母 10g	芦根 30g	葶苈子 10g	炙甘草 10g

[加减法] 外感有鼻塞咽痛等加山豆根、鱼腥草以清热解毒，全身热甚加生石膏以助清热泻火。

[体会]

《小儿药证直诀》云："有肺盛者，咳而后喘，面肿欲饮水，有不饮水者，其身即热，以泻白散泻之。"肺主气，宜清宣肃降，肺有郁热，则气逆不降而为咳喘，津液不能上承则欲饮水；肺合皮毛，外主肌表，肺热则皮肤蒸热，此热不属外感，乃伏热渐伤阴分所致，其热往往以午后为甚。

盖泻白散主治的病机要点为肺有伏火郁热，阴分渐伤，气逆不降。"伏"有潜伏之意，"火"即体内阳盛有余。凡伏气温热，皆是伏火，虽其初感之气，有伤寒伤暑之不同，而潜伏既久，蕴酿蒸变，郁而化火。"伏火"一般病程缠绵，时轻时重，反复发作。因肺合皮毛通鼻窍，与外界直接相通，所以外感六淫引起的伏火以肺中伏火最为常见。肺中伏火咳嗽短则月余、长则数月不愈。常发生于外感之后，发热、头痛等症皆愈而咳声重浊伴咯痰不利、痰色黄、皮肤蒸热。

"伏火"的治疗宜升散宣泄，发越疏导，所谓"火郁发之"。泻白散原方中桑白皮"气薄质液"，不刚不燥，清肺而不伤娇脏，地骨皮直入阴分而泻伏火，以甘寒配辛寒，清而能透能养，与方证病机中肺中伏热郁火和兼有阴伤相吻合。佐用甘草、粳米补脾养胃，脾土旺能生肺金，具有五行相生之理。《医方考》曰："桑白皮味甘而辛，甘能固元气之不足，辛能泻肺气之有余，佐以地骨皮泻肾者，实则泻其子也；佐以生甘草之健脾者，虚则补其母也。"又曰："地骨皮之轻可使入肺，生甘草之平可使泻气，故名以泻白。白，肺之气也。"《绛雪园古方选

注》卷中："肺气本辛，以辛泻之，遂其欲也。遂其欲当谓之补，而仍云泻者，有平肺之功焉。桑皮、甘草，其气俱薄，不燥不刚，虽泻而不伤于娇脏……《经》言：肺苦气上逆，急食苦以泄之，故复以地骨皮之苦，泄阴火，退虚热，而平肺气……使以粳米、甘草，缓桑、骨二皮于上，以清肺定喘。"钱氏立方之本意，是立足于泻肺火而不伤阴液。故在选药组方时力避苦寒，而以甘寒滋润之桑白皮、地骨皮为首选。印教授原方基础上加用黄芩、桑叶、枇杷叶、芦根、知母、葶苈子等药以加强清润之功。黄芩清泄肺热，桑叶、枇杷叶宣透肺热，润燥而使肺津敷布，芦根润肺存津，知母清热燥湿又能坚阴，葶苈子泻肺经之热与水液，使归三焦而下入膀胱。气、水与热下行通畅，则热不上升，而肺气得降喘咳自平。

此方用药少而精，配伍主次明确，且选药柔润，力避苦寒，并非单纯泻肺，而能泻实顾虚，泻肺护胃，用之有泻肺清热之功，而无苦寒碍胃之虞。本方既不是清透肺中实热，也不是滋阴润肺，而是清泻肺中伏火以消郁热。诸药合用，使伏火得清，肺之清肃自复，肃降有权，肺气下降，喘咳自平。

2. 麻杏石甘汤加味——表邪未解、喘咳黄痰

[临床表现] 发热恶寒，咳喘气急，可兼见口渴，呼吸有声，咳痰黄稠，苔薄白或黄，脉浮滑数。

[治法] 辛凉宣泄，清肺平喘。

[方药组成]

| 麻黄 9g | 杏仁 9g | 生石膏 30g^{（先煎）} | 生甘草 6g |
| 桑白皮 30g | 葶苈子 10g | | |

生石膏 30g（先煎）

[加减法] 如肺热甚，壮热汗出者，石膏加量，并酌加黄芩、知母以清泄肺热；表邪偏重，无汗而恶寒者，石膏用量宜减，酌加薄荷、紫苏叶、桑叶等以助解表宣肺之力；痰黄稠而胸闷者，宜加瓜蒌、黄芩、桔梗以清热化痰，宽胸利膈。

[医案一] 张某，女，60岁，中日友好医院病案号：014446。

初诊：1993年4月27日。主诉：感冒后咳嗽1周。病史：因感冒引发咳嗽1周，痰黄白相兼，量不多，质黏，不易咳出，不发热，微恶风寒，头痛（两侧太阳穴处），口干口渴，欲饮冷水，口苦有汗。胸背及四肢疼痛，大便干燥，1～2日一行，

小便短赤。检查：两肺呼吸音粗，未闻及干湿啰音，舌体胖大，舌苔少根黄腻，脉滑数。辨证：肺热咳嗽。西医诊断：急性支气管炎。治法：清肺泻热，化痰止咳。处方如下：

炙麻黄 6g	杏仁 10g	生石膏 30g^(先下)	生甘草 10g
金银花 30g	连翘 15g	桔梗 10g	牛蒡子 10g
全瓜蒌 30g	半夏 10g	象贝母 10g	鱼腥草 30g

6 剂，每日 1 剂，水煎分 2 次服。

随诊：患者因冠心病来门诊，自诉服上方 3 剂后咳嗽即减轻，服 6 剂病情告愈。

[按]

通过多年来的临床应用，本方已基本上作为印会河教授"抓主症"的常用方剂之一，凡外感热病，咳喘痰鸣而痰不甚多者，基本都是使用本方治疗，效果较为满意。

——摘自陈庆平，王诗雅.中国乡村医药杂志，2000，9（7）：28.

[医案二] 叶某，男，4 岁。感冒 3 日，恶寒发热，鼻塞咽痛，咳嗽痰出不爽，经某公社卫生院门诊治疗，汗出热退。但 6 小时后继发高热，并见咳喘加重，喉间痰鸣，再经公社卫生院 X 线胸片确诊为大叶性肺炎。注射青霉素、链霉素等药物治疗，效果不显。延经 2 日，仍是喘促痰鸣，不能平卧，烦躁口渴，舌红苔黄，唇面青紫，四肢转凉，体温高达 40.6℃，咳嗽渐呈犬吠状，语音嘶哑，神疲嗜睡。投以麻杏石甘汤加味，以宣降肺热。方用如下：

| 麻黄 9g | 杏仁泥 9g | 生甘草 6g | 生石膏 30g^(先煎) |
| 桑白皮 12g | 葶苈子 9g | 金银花 12g | 连翘 9g |

水煎 1 剂，煎 2 次分 4 次服。药后，汗出热退，咳喘随减，痰鸣亦不复作，继用桑菊饮清理余邪，病情很快恢复。

——摘自印会河.印会河中医内科新论.北京：化学工业出版社，2010.

[医案三] 李某，女，50 岁。1980 年 11 月 30 日初诊。患者宿患支气管哮喘、肺气肿等，经常咳喘。口服苦甘冲剂、清开灵口服液、阿莫西林等，效果不佳。近日又因感冒引起咳喘，现症见：咳嗽气喘，痰少而黏，甚难咳出，胸满，胸

胀，喉间痰鸣，口渴，苔薄黄，脉浮数。证属痰热壅肺，治宜宣降肺热，以麻杏石甘汤加味。方用如下。

麻黄 9g　　　　　杏仁 9g　　　　　生石膏 30g^{（先煎）}　　生甘草 9g

桑白皮 9g　　　　葶苈子 9g

4 剂，水煎服。

二诊：服药后甚佳，咳喘痰鸣明显减轻，胸满、胸胀亦有好转，痰量增多且易咳出，舌脉同前。效不更方，原方继服 4 剂，以巩固疗效。

　　　　——摘自印会河．印会河中医内科新论．北京：化学工业出版社，2010.

[医案四] 患者，女，80 岁。缘于数日前滑倒，冷水洒于地面，且老人身卧于地不能转侧，衣服被冷水浸湿长达 13 小时，故外感寒凉而发病。西医查为肺炎（X 线胸片两肺有片影，听诊两肺满布干湿啰音），病人发热（虽经抗生素治疗 10 日仍为 38℃左右），喘憋、痰鸣、咳痰黄白相间，咳嗽时作，腹胀，大便 2 日一行，纳呆，腿肿，尿少。舌红而干，苔少，脉弦数。印教授处方如下：

麻黄 6g　　　　　杏仁 10g　　　　生石膏 30g^{（先下）}　　生甘草 10g

桑白皮 15g　　　葶苈子 10g　　　鱼腥草 30g　　　　山豆根 10g

服药 3 剂病人咳喘减轻，腹胀减缓，大便每日 2 行，体温基本正常。

[体会]

　　肺主宣发与肃降，主一身之气。邪热侵袭于肺，肺气不降而上逆，则咳嗽，或气喘；肺主通调水道，水不得下行而变生为痰，热伤肺津，肺失清润，故痰少不易咳出，痰稠色黄，或痰中带血；热灼咽喉、呼吸不利，故喉间有痰声；肺热充盛于外，则身热；热伤阴津，则口渴；上述表现均为邪热壅肺之证。其治当清热宣肺，止咳平喘。本方为治疗表邪未解，邪热壅肺之喘咳的基础方。

　　方中麻黄、杏仁宣肺降肺；生石膏既可解肌清热，又是定喘良药；生甘草润肺保津；石膏倍麻黄，既清泻郁热，又制约麻黄宣肺而不助热；麻黄既宣发肺气，又制约石膏清泻而不寒凝。其功用重在清宣肺热，不在发汗，所以临床应用以发热、喘咳、苔薄黄、脉数为辨证要点。《伤寒论》原用本方治疗太阳病，发汗未愈，风寒入里化热，"汗出而喘"者。后世用于风寒化热，或风热犯肺，以及内热外寒，但见邪热壅肺之身热喘咳、口渴脉数，无论有汗、无汗，皆可以本方加减而获效。杏仁肃降肺气，与麻黄配伍，一宣一降，调理肺气。方药配伍特点：辛温之宣与辛寒之清相伍，温在宣通，寒在清泄，从而达到泄邪愈疾之目的。

张锡纯认为："方中之义，用麻黄协杏仁以定喘，伍以石膏退热，热退其汗自止也。复加甘草者，取其甘缓之性，能调和麻黄、石膏，使其凉热之力融和无间以相助成功。"张氏并指出："若其证非汗出且热稍重，用此方时，原宜因证为之变通，是以愚用此方时，石膏之分量恒为麻黄之10倍……"张氏的见解确系经验之谈，尤其是提出麻黄与石膏用量的比例，是具有临床意义的。柯韵伯根据太阳表寒郁热的病机演变和本方药物配伍的基本原理，指出麻杏石甘汤是"大青龙汤之变局，白虎汤之先着"，概括地提出了三者的鉴别，言简意赅，值得借鉴。以肺经为病位、以郁热为病机，是本方临床运用之基本依据。

使用注意：风寒咳喘，痰热壅盛者，非本方所宜。本方经印教授多次临床使用，已成为印教授治疗痰热咳喘"抓主症"的常见方剂。临证除用于外感热病的咳喘痰鸣而咳痰不爽者外，还可用于痰火壅肺之哮喘等证，症见咳喘无痰或少痰喉间有痰鸣音，甚则倚息不能平卧者。印教授认为，痰黏不易咳出而致痰鸣，痰热壅肺，重在宣降肺热，解毒化痰，火清热除，其痰自消，咳喘自止。

六、痰热壅肺

外邪犯肺，郁而化热，热伤肺津，炼液为痰，或素有宿痰，日久化热，痰与热结，壅阻于肺，则见痰热壅肺。痰热壅肺，肺失清肃，又兼痰热内扰，故常见咳喘、痰黄稠或脓痰、胸脘痞闷、舌红苔黄、脉滑数等痰热内盛、肺气上逆之症。印教授常以半夏、黄芩、瓜蒌、胆南星等清化痰热，辅以款冬花、紫苏子、杏仁等宣肺降气药物治疗。若痰热阻滞肺络，气滞血壅，肉腐血败，见咳吐痰沫腥臭者则以苇茎汤加味祛瘀清肺治疗。

1. 千金苇茎汤加味——痰瘀蕴肺、咳痰腥臭

[临床表现] 发热，咳嗽，胸痛，吐痰初为铁锈色、或为血痰，继则痰味变腥，

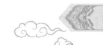

变臭，吐出脓痰，舌红苔黄，脉数。

[治法] 祛瘀清肺。

[方药组成]

| 桃仁泥 9g | 生薏苡仁 30g | 冬瓜子 30g^(打) | 芦根 30g |
| 鱼腥草 30g | 大青叶 30g | 赤芍 30g | 丹参 30g |

[加减法] 大量吐脓者加桔梗、生甘草，以助排脓解毒。肺热甚者加桑白皮、地骨皮，以清肺热。胸痛甚者加广郁金、橘络，以活血通络。

[医案一] 赫某，男，76 岁。初诊：1993 年 7 月 5 日。主诉：咳嗽 1 个月余。病史：1 个月来咳嗽，咯白痰间夹黄痰，量多质黏，胸痛、胸闷气短，大便干结，1 ～ 2 日 1 行，有冠心病史。检查：咳嗽频作，口唇发绀，端坐呼吸，心律失常，时有早搏，心率 84 次 / 分，两肺呼吸音急促，右下肺可闻及大、中水泡音。X 线胸片示：肺纹理粗重，右下肺部感染。心电图示：频发房性早搏，有 ST-T 改变。舌淡红，苔薄白腻，脉沉细结代。辨证：痰湿瘀阻。西医诊断：右下肺部感染。治法：祛瘀清肺。处方如下：

芦根 30g	桃仁 10g	生薏苡仁 30g	冬瓜子 30g^(打)
橘络 3g	桔梗 10g	生甘草 10g	丹参 24g
赤芍 24g	川贝母 10g	鱼腥草 30g	

7 剂，每日 1 剂，水煎服。

二诊：1993 年 7 月 13 日。药后咳嗽减轻，咯痰明显减少，大便干结。舌淡，苔白腻，脉沉细滑，间有不整，继服上方 7 剂。

三诊：1993 年 7 月 20 日。咳嗽基本消失，痰亦甚少，胸痛已除，舌淡苔白，脉沉细。再服上方 7 剂，以期巩固。

——摘自中国乡村医药，2000，10（7）：19.

[医案二] 高某，男，19 岁。高热 2 日，寒热往来，胸痛窒塞，不能平卧，张口呼吸，息而抬肩，舌质青紫，苔如积粉，咳吐痰腥，夹有铁锈色痰，脉数有力，经诊断为肺络瘀阻，投以千金苇茎汤加味以祛瘀清肺。方用如下：

芦根 30g	桃仁泥 9g	生薏苡仁 30g	冬瓜子 30g^(打)
杏仁泥 9g	广郁金 9g	鱼腥草 30g	橘络 3g
降香 9g			

经服 3 剂，吐出大量腥臭脓血，胸痛减轻，舌苔消退，续用原方加生甘草

6g，桔梗9g，以加强解毒排脓作用，病情很快即行消退。

——摘自印会河.印会河中医内科新论.北京：化学工业出版社，2010.

[医案三] 朱某，男，28岁，农民。突然胸痛不能顺利呼吸，张口抬肩，时时大声呼叫，以缓解其胸中憋闷。自胸至腹，强直不能俯仰，躺坐均需他人扶持。卧时不能左、右侧。前医曾投用大黄附子汤类方，病情不但不减，且增阵寒壮热，大口咳吐恶臭黄痰（实即吐脓）。邀印教授诊视，知为肺痈重证，舌暗红，苔厚腻，盖郁热脓毒已深，非急用开利大肠，不足以泄去肺之瘀热，故即投用千金苇茎汤加味（加丹参、赤芍、郁金、鱼腥草等），服后胸痛逐渐减轻，身体渐能转动及侧卧，惟咳吐恶臭脓液，骤不尽除，前后服千金苇茎汤加味达30余剂，始脓尽病已。但毛发枯瘁，皮肤干燥，渐至表皮成片脱落，数月后始身体日渐恢复，能参加轻体力劳动。由此，更悟出中医理论中"肺合皮毛"的重要意义。

——摘自印会河.印会河中医内科新论.北京：化学工业出版社，2010.

[医案四] 患者张某，女，41岁。患者常咳嗽、咳痰、痰色黄，虽痰无臭味，但自觉呼气及咽喉中有异味。平素易疲乏，近1年来消瘦,体重减轻5kg。时感背痛，舌苔薄黄，脉弦细。印教授根据病人上症考虑有"肺痈"之表现，故处方如下：

桃仁12g	生薏苡仁30g	冬瓜子30g^(打)	败酱草30g
桔梗10g	生甘草12g	丝瓜络10g	赤芍30g
丹参30g	鱼腥草30g	山豆根10g	枇杷叶10g
芦根30g	枳壳10g		

[体会]

千金苇茎汤源于《备急千金要方》，经印会河教授加味，并通过多年来的临床使用，本方已成为其"抓主症"的常用方，凡外感热病，咳吐痰腥，引胸作痛者率多用之，效果良好。故本方应用不只限于肺痈，而对慢性支气管炎、肺炎、支气管扩张等，凡毒热蕴肺，痰瘀互结，具备上述之症者，皆可使用。

本方用于温热在肺的一个类型，由于温热动血，肺络已伤，肺络停瘀，血瘀成脓，故见发热，咳嗽，胸痛，咳吐脓痰，其味腥臭，中带脓血。此证必须首先着眼于瘀血，古有"肺痈吐脓血"之说，大概指此。

印会河教授谈及肺痈的病因，认为诚如《金匮要略》所论，是"热过于荣"所引起。"荣"所指的是血，"热过于荣"是热与血结，其间有的是热甚伤血，致血结成痈，并进一步化生成脓；也有的是肺有宿瘀，遇热相结，酿化而为痈脓。

故肺痈之主症，必重在"吐脓血"三字，再加上要有咳喘。有瘀血尚未成脓，先见痰腥，或视之未见痰中有脓，而自觉痰臭者，均可认作肺痈而早期进行治疗，一般疗效优于既成脓和肉眼见脓以后。有呼吸、喘嗽引胸作痛，或侧卧时胸痛加重者，可按肺络停瘀治肺痈之法而通治之，盖亦《金匮要略》"咳即胸中隐隐痛"之义，这虽不是肺痈吐脓血的范畴，但异病同治，效果亦相当满意。

印会河教授治疗肺痈，最常用的是千金苇茎汤加味。这张方的作用，主要在于清利大肠。方中的桃仁、薏苡仁、冬瓜子等，都是以治大肠为主的药物，当然，它们也都入肺。芦根（原方苇茎，家传是用芦苇上的嫩尖或小分枝，今则概用芦根，在南方多用鲜的，到北方则印教授一般用干的）能润肺生津，叶天士还说它有祛湿的作用。这张方的主要药物，与《金匮要略》治肠痈用的大黄牡丹皮汤甚为接近，二味主药——桃仁、冬瓜子都是相同的，为什么？这就需要运用中医基础理论的"肺与大肠相表里"来解释了。肺是脏属阴，大肠是腑属阳，一般说"脏者藏而不泻"，故五脏常以"不藏"为病，如肝不藏则失血、心不藏则漏汗，脾不藏则泄利，肾不藏则失精遗尿，肺不藏则息短等，对此等病的用药，则宜于助藏，宜于补益、收敛、固涩；而腑则是"泻而不藏"，故六腑常以不泻、不通为病，如大肠不通则便不排，膀胱不通则尿不行，胆不通则黄疸作，胃不通则呕吐、反胃，小肠不通则口糜作，三焦不通则汗不泄或癃闭起。对此等病的用药，一般都宜于助泻，助开泄，助通利。从这个道理来说，似乎五脏病都应是虚证，而六腑病则易为实证。其实不然。五脏病有实证，五脏病治腑而不治脏，也就是治疗与它相关、相表里之腑，如脾实治胃，肝实治胆，肾实治膀胱、三焦，心实治小肠等都是；六腑亦有虚证，但虚证治脏而不治腑，如胃虚治脾，胆虚治肝，小肠虚治心，膀胱、三焦虚治肾，大肠虚治肺等都是。肺痈之病，是肺中有蓄血痈脓，是脏病中之实证，故而治疗时主用千金苇茎汤祛瘀排脓，从开利大肠来治疗肺之实证。此外，印教授常在此方中大剂量应用赤芍。赤芍味苦，性微寒，功效清热凉血、散瘀止痛，印教授此方中应用赤芍，取其凉血活血，治疗热与血结、热腐成脓之义。印会河教授在治肺痈时用的千金苇茎汤的加味，也就是在原方不变的基础上，根据情况，加味治疗，如脓多腥臭，则加桔梗、生甘草以助排脓与解毒；胸痛加郁金、橘络等以助活血与止痛；肺部炎症明显或有发热者，则加鱼腥草或再加用生石膏以清热与解毒；一般在吐脓未尽时，是甚少加用补药的。原因是慎防出现误补留邪之弊。在脓尽以后，依据病人正虚邪实的情况，扶正与祛邪兼顾，祛邪不伤正，扶正不留邪。

附　印教授对陈皮、橘络等的临床应用经验

中药常以橘成熟的果皮入药，以陈者为佳，故称为陈皮。功用理气健脾、燥湿化痰，常用以治疗脾胃气滞或寒痰、湿痰咳嗽。橘的种子、叶等也常用以入药。可谓"橘的一身全是宝"，印教授也常根据其不同偏性，在方剂中配伍用之。

①陈皮：橘成熟的果皮，以陈者为佳，性温，味辛、苦，归脾、肺经。功用理气健脾、燥湿化痰，用于脘腹胀满、纳食不佳等症。印教授在治疗脾胃不和、气滞腹胀证时，常以陈皮配伍厚朴、木香、枳壳等健脾理气；治疗痰湿内蕴、胸膈满闷、咳嗽痰多者常配伍清半夏等燥湿化痰；同时也常与党参、黄芪、白术等配伍以健脾益气补虚，且补而不滞。

②橘核：橘的种子，性味苦平，归肝经。功用理气散结止痛。印教授常以其治疗疝痛诸症，且常用炒橘核（打碎）为好。

③橘络：橘的中果皮和内果皮之间的纤维束群，性味苦、甘、平，归肝、肺经。功用行气通络、化痰止咳。印教授以为，根据中医取类比象的原理，其善于通络，又长于化痰，故尤适用于痰滞经络、咳嗽、胸胁作痛的患者。

④橘叶：为橘树的叶，性味苦、辛，平，归肝经。功用疏肝行气、散结消肿。印教授常配合佛手、绿萼梅、玫瑰花等治疗肝郁不疏、肝气犯胃的胃脘疼痛。

⑤化橘红：为柚的外层果皮，性味苦、辛，温，归肺、脾经。功用理气宽中、燥湿化痰。印教授以为，化橘红祛痰作用较强，而陈皮理气作用较强，故常用于痰多气逆、食积伤酒者。

2. 定喘汤加减——咳嗽气喘、痰多黏稠

［临床表现］胸闷气促，喘憋，呛咳阵作，痰多，黄白相兼，黏稠，咳吐不易。或伴恶寒发热，舌质红，苔黄腻，脉滑数。

［治法］宣肺降气，化痰泄热。

[方药组成]

白果 9g	麻黄 9g	款冬花 9g	半夏 9g
桑白皮 12g	紫苏子 9g	杏仁 9g	黄芩 9g

[加减法]外感诱发见鼻塞咽痛者加山豆根、鱼腥草;来去迅猛,有"风象"者,加僵蚕、全蝎,定风脱敏。

[体会]

哮喘一病发病原因复杂,但总不外乎寒热、痰阻、气滞、血瘀。久之累及肺脾肾三脏,造成寒热、虚实夹杂,缠绵不已,久治难愈。肺主肃降,若肺失清肃,气不得降,必然出现咳喘、胸闷等肺气上逆之候。定喘汤出自明朝医家张时彻所著的《摄生众妙方》,其所主治的喘证,其病机乃体内素有痰热,复感风寒,外寒引动痰热,导致肺失宣降所致。肺失肃降,痰气上逆而导致呼吸迫促,喘呛阵作。风寒外束、痰热内蕴故见痰黄白相兼,黏稠,咳吐不易。舌质红,苔黄腻,脉滑数,均为郁热内蕴之象。宜确立宣敛降肺、平喘止咳以治其标、清热化痰以治其本。

《成方便读》曰:夫肺为娇脏,畏寒畏热,其间毫发不容,其性亦以下行为顺,上行为逆。若为风寒外束,则肺气壅闭,失其下行之令,久则郁热内生,于是肺中之津液郁而为痰,哮咳等疾病所由来也。然寒不去则郁不开,郁不开则热不解,热不解则痰亦不能遽除,哮咳等症何由而止。定喘汤中麻黄、白果为君开肺疏邪,以紫苏子、杏仁、款冬花、半夏为臣,佐以桑白皮及黄芩。麻黄辛散苦泄,入肺经,外能发散风寒,内能开宣肺气,有宣肺平喘之功。费伯雄曰:"治痰先理气,不为疏泄,则胶固不通,此定喘用麻黄之意也。"白果,《本草便读》曰:"上敛肺金除咳逆,下行湿浊化痰涎",与麻黄伍用,一散一敛,开肺散邪而不耗伤肺气,敛肺平喘而无留邪之弊。桑白皮,《本草纲目》曰其长于利小水,及实则泻其子也。故肺中有水气及肺火有余者宜之。黄芩擅清肺火及上焦之实热,二药伍用,能清肺热兼泻肺中水气而平喘。半夏,《别录》云:"消心腹胸膈痰热满结,咳嗽上气……";款冬花,《本经逢原》:"润肺消痰,止嗽定喘";紫苏子,《本经逢原》:"性能下气,故胸膈不利者宜之……为除喘定嗽,消痰顺气之良剂"。半夏、款冬花、紫苏子、杏仁,四药合用宣肺下气,化痰平喘,使痰去而肺能恢复其清虚之体而肺气乃降。

由此可见,本方宣开与清降并用,发散与收敛兼施,宜于平素痰多,复感风寒，肺气壅闭，哮喘咳嗽，痰多气急之证。若新感风寒，但见恶寒发热，无汗而喘，内无痰热者非宜。哮喘日久，肺肾阴虚或气虚脉弱者非宜。

3. 清气化痰汤加减——痰火壅盛、咳吐黄痰

[临床表现] 咳喘痰稠而黄，甚或成脓状，胸脘痞闷，苔黄腻，脉滑数。
[治法] 清肺化痰。
[方药组成]

制胆南星 6g	清半夏 6g	橘红 10g	杏仁 10g
枳实 10g	瓜蒌仁 12g	黄芩 12g	茯苓 15g

[加减法] 痰腥，加冬瓜子、薏苡仁以排脓清肺；痰中带血加栀子、海浮石，以除痰降火；胸闷明显，可将瓜蒌仁易为全瓜蒌，加莱菔子加强宽胸行气之功。

[医案一] 张某，男，38 岁。自幼即患咳喘，交冬转甚，痰多黄稠，胸闷气短，行动喘甚，近因感冒咳喘加重，且发寒热，经西医诊断为支气管扩张，肺气肿，并发支气管周围炎，服用抗菌消炎药物，效果不明显，乃服中药治疗。根据其痰多胸闷，脉弦有力、苔黄腻等诊为痰热壅肺，治用清气化痰汤加味以除痰降肺。方用如下：

胆南星 9g	半夏 9g	橘皮 9g	杏仁泥 9g
瓜蒌子 9g	黄芩 9g	茯苓 15g	生姜 9g
竹茹 9g	炒白芥子 9g	炒莱菔子 12g	

服 3 剂，胸闷减轻，咳痰渐少，续 5 剂，咳喘基本消失。续用苍白二陈汤加味以健脾燥湿，杜其生痰之源，病情一直稳定，经过两次出差（其中有一次是去东北高寒地区），病情未见反复。

——摘自印会河.印会河中医内科新论.北京：化学工业出版社，2010.

[医案二] 陈某，女，50 岁。就诊日期：1998 年 6 月 8 日。患者间断咳嗽 1 年，痰多，色黄，伴有胸脘满闷。舌红，苔薄黄，脉弦数。中医辨证属痰热郁肺，治法：清气化痰。处方如下：

胆南星 6g	半夏 9g	橘皮 9g	杏仁 9g
全瓜蒌 30g	黄芩 12g	茯苓 15g	竹茹 9g

| 枳实 9g | 海浮石 18g^(包) | 鱼腥草 30g | 板蓝根 30g |

[医案三] 张某,女,37岁。就诊日期:1998年4月30日。患者1周前患感冒,现咳嗽,咽痛,涕浊,痰多色黄,无发热。伴胸闷,睡眠差。舌红,苔黄腻,脉细滑。中医辨证属痰热蕴肺,治法:清肺化痰。处方如下:

胆南星 6g	半夏 6g	橘皮 6g	杏仁 9g
瓜蒌仁 15g	黄芩 12g	茯苓 15g	竹茹 12g
枳壳 9g	鱼腥草 30g	山豆根 10g	板蓝根 30g
生姜 5g^(自备)	桑皮 15g	地骨皮 15g	

[医案四] 张某,女,45岁。就诊日期:1998年4月30日。患者咳喘病史30余年,目前诊断肺心病,肺性脑病。快步行走则发咳喘,平日咳痰色黄、黏稠。舌红,苔薄黄,脉数。中医辨证属痰热蕴肺,治法:清肺化痰。处方如下:

胆南星 6g	半夏 6g	橘皮 9g	杏仁 12g
枳实 9g	全瓜蒌 30g	黄芩 12g	茯苓 15g
竹茹 12g	川贝母 10g	郁金 10g	石菖蒲 10g

[医案五] 张某,男,78岁。就诊日期:2000年4月6日。患者10余年来每到冬季即出现间断咳嗽,无喘憋,近5年加重。平日不吸烟。现症:咳嗽,痰多色黄,大便3～4日1行,偶有胸闷。舌红,苔薄黄腻,脉滑。中医辨证属痰热蕴肺,治法:清肺化痰。处方如下:

胆南星 6g	半夏 12g	橘皮 9g	杏仁 12g
枳实 9g	瓜蒌仁 15g	黄芩 12g	茯苓 15g
竹茹 12g	川贝母 10g	生薏苡仁 30g	玄参 15g
海浮石 18g			

[体会]

咳嗽是肺系疾病的主要症状之一,是肺脏驱邪外出的一种表现。从病因上分为外感、内伤两大类。外感为六淫之邪犯肺,内伤为脏腑功能失调,内邪干肺,肺失宣肃,肺气上逆,发为咳嗽。外感之邪若能及时宣散,则邪去正安,咳能自愈;若失治误治,则外邪留恋,日久不愈则成久咳;或肺脏虚弱,他脏之病易传至肺脏而为咳嗽,肺虚无以驱邪外出,病情迁延不愈,可成久咳。肺系疾病几乎无不与痰相关,金元时期刘河间说:"咳嗽者,治痰为先,治痰者,下气为上。"对于临床中以咳嗽、咳喘为主诉,痰稠而黄,咯之不爽,伴有胸脘痞闷,舌红,苔黄腻，脉滑数者，印教授多采用清气化痰丸加减治疗。

本方为治疗上焦痰火壅盛，痰热咳嗽的常用方。临床应用以咳痰黄稠，咳之不爽，胸膈痞闷，舌红苔黄腻，脉滑数为辨证要点。因痰热壅肺，肺气失于宣降，故咳嗽痰多；痰阻气滞，气机升降不利，故胸膈痞满。本方中胆南星味苦性凉，清热降火化痰，以治痰火实热之壅闭。半夏与瓜蒌伍用，涤痰开胸。《证治准绳》云："善治痰者，不治痰而治气，气顺则一身之津液亦随气而顺矣。"故以黄芩清肺火，杏仁降肺气，陈皮理气化痰，枳实破结下气。脾为生痰之源，肺为贮痰之器，故又以茯苓健脾渗湿。生姜行水散湿，给水湿从皮毛开散的出路，一面能使卫气外达于皮毛而抗御外邪入侵。《医方集解》说："气有余则为火，液有余则为痰，故治痰者必先降其火，治火者必顺其气也。"本方诸药配伍，共奏清热化痰、理气止咳之效，使热清火降、气顺痰消，则诸症自愈。临床常用于肺炎、急性支气管炎、慢性支气管炎急性发作等属痰热内结者。

然而临床所遇疾病多虚实兼夹，或多证并见，对于痰热脓血者或咳吐痰沫腥臭者则以苇茎汤加味。对于咳痰咳血兼以热象为主者以咳血方加减。总之，清气化痰汤主症为痰多，黏稠不臭；千金苇茎汤的主症为痰腥痰臭；咳血方的主症为痰中带血。临床当审因辨证用之。

七、寒痰阻肺

素有痰疾，罹感寒邪，内客于肺，或寒湿外邪袭肺，或中阳不足，寒从内生，聚湿成痰，上干于肺，则发为寒痰阻肺。寒痰阻肺，肺气不利，肺失宣降；复因寒性凝滞，阳气郁而不达，故临床常见咳喘胸闷、形寒肢冷、肢体浮肿、咳痰清稀等寒痰内盛、肺气不利之症。印教授在治疗本证时，尤重细审病因，若因肾虚而肺失肃降所致上实下虚之虚喘，常以"虚喘治肾兼治肺"为理论指导，以除痰降气的苏子降气汤加减治之；若因寒痰蓄饮为主，治疗则以温化水饮、宣畅肺气为法，方以小青龙汤加减治之。

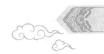

1. 苏子降气汤加减——上实下虚、痰稀色白

[临床表现] 咳喘痰稀,遇寒冷则甚,或腰痛脚弱,肢体浮肿。苔白,脉细而弦。

[治法] 除痰降气。

[方药组成]

紫苏子 9g	橘皮 9g	半夏 9g	当归 9g
厚朴 9g	肉桂 2.5g	前胡 9g	杏仁 9g

[加减法] 胸闷明显加炒白芥子,下气宽胸降气缓解胸闷。如本虚较甚,证见呼多吸少,咳喘短气,可加入淫羊藿、补骨脂。

[医案一] 蔡某,男,65 岁。咳喘冬甚,痰白而稀,多次出现痰血,近因外出感寒,咳喘加重,继即大口吐血,5 日不止,唇面淡白,头身水肿,经西医诊断为支气管扩张出血,前医投用百合固金汤加仙鹤草、白茅根等药,未见明显效果,且身热有增。经诊得病人苔白,脉弦略数,舌质胖嫩,恶寒微热,渴喜热饮,乃认为寒痰喘咳,阳气不能摄血,投用苏子降气汤加减,以温化痰饮,降肺止血。方用:

黑紫苏子 10g	前胡 10g	橘皮 9g	半夏 9g
肉桂 2.5g	沉香末 2.5g	厚朴 9g	杏仁泥 9g
血余炭 3g	炮姜炭 2.5g		

药入 1 剂,咯血即止,连服 3 剂,喘咳皆平,续用六君子汤健脾除痰,以巩固疗效。

——摘自印会河.印会河中医内科新论.北京:化学工业出版社,2010.

[医案二] 王某,男,30 岁。就诊日期:1998 年 6 月 22 日。患者近 5 年反复出现遇冷则胸闷,咳嗽,时咯痰块,痰色白不多,大便日 2 ～ 3 次,便质偏稀。舌红,苔少,脉细。印教授辨证中脘停痰,给予金沸草散处方如下:

旋覆花 15g	前胡 10g	细辛 3g	半夏 10g
荆芥 10g	生甘草 10g	桔梗 10g	茯苓 15g
杏仁 10g	鱼腥草 30g	生姜 5g	

7 剂,水煎服,每日 1 剂。

上方服用后咳嗽好转，偶有咳痰，痰色白易出。继给予苏子降气汤化痰降气，巩固疗效，处方如下：

炒紫苏子 10g	橘红 6g	半夏 9g	当归 15g
前胡 10g	桂枝 10g	厚朴 12g	杏仁 10g
旋覆花 10g ^(包)	桔梗 10g	鱼腥草 30g	生姜 5g
大枣 5 枚			

[体会]

苏子降气汤方出自《太平惠民和剂局方》，本方所治乃上实下虚之咳喘。"上实"是指痰涎壅肺，气逆不降；"下虚"是指下焦失于温养，肾不纳气。肺气以下降为顺，肾气以摄纳为和，共同维系正常的呼吸功能。病邪犯肺，肺失清肃，发为实喘。解除外邪，则喘息自平。若延误失治，致病邪羁留，久咳久喘，穷必及肾。肾虚摄纳无权，令肺金之气不得下行而转为上逆，遂成喘证，正如《医贯》所说："真气耗损，喘出于肾气上奔。"肾阳不足，命门火衰，水失其制，泛而为痰；痰随气升，郁于肺窍则喘作，此即所谓"气喘痰升，胸痞足冷，气不纳而水泛也"。其次，卫出下焦，肾阳既惫，卫外之阳亦不固。"一触风寒""中外俱伤，故气逆而上行""喘即举发"（《素问》）。从上所述，肾虚而肺失肃降是虚喘的基本病机，是"虚喘治肾宜兼治肺"的理论基础。本证以咳喘气急，痰多而稀，苔白滑或白腻为辨证要点。阳虚寒甚，不能温化水饮，故见痰稀；痰涎壅肺，气逆不降，则见咳喘气急，阳虚肾气不充，故见身倦肢冷，腰痛脚弱。故印教授以除痰降气的苏子降气汤加减治之。

本方原方由紫苏子、橘皮、半夏、当归、厚朴、肉桂、前胡等组成，一方有沉香、无肉桂。印教授认为痰中带血或大量吐血为肾阳虚不能摄血引起，宜肉桂与沉香末同用。方中紫苏子性温，入肺脾两经，主在降肺气而治痰喘；半夏辛温、入肺、脾、胃三经，燥湿化痰，与紫苏子相伍，消除上盛下虚病证中宿寒留饮；前胡苦，微寒，有降气、祛痰、散热之功，佐紫苏子辛开苦降，有利于降气止逆；橘皮理气化痰；厚朴、杏仁宣肺气，除胸满；肉桂、沉香末引气下行而平喘咳。肉桂作用有二：一是温阳化气，俾阳气充，则气化行，气化行则水道通调，而不致停蓄为痰；二是温肾纳气，使肺吸入之气能够下纳于肾而疗下虚。当归味辛、甘，性温，归肝、心、脾经，医者用当归治疗久咳、夜咳之证属咳久耗伤营阴、血瘀气滞、肺气不足者。气滞或气虚推动无力，或痰湿、瘀血阻碍气机，均可使气血失于和顺，导致肺失宣肃。当归治咳喘，是以其养血、活血之效而使逆乱之气血各有所归，行止有序，配合他药实现降气止咳之效。另一方面，肺与大肠相表里，腑气不通则加重肺气上逆，当归通过养血润肠，通降腑气而助肺气肃降。与肉桂配伍以治肾阳不足，下元虚寒之本。全方既除喘满痰浊，又温肾助阳纳气，上下并治，标本兼顾，但总以降气消痰，治上治标为主。本方偏于温燥，侧重于治标，故咳喘止后，当调补肺肾以治本。

2. 小青龙汤加味——寒痰蓄饮、咳吐稀痰

[临床表现] 咳嗽喘憋，痰稀量多，吐出甚爽，甚则倚息不能平卧，可兼见心悸气短，胸闷干呕，水肿。舌淡苔白，脉弦。

[治法] 解表散寒，温肺化饮。

[方药组成]

麻黄 9g	桂枝 9g	半夏 9g	细辛 3g
五味子 9g	干姜 6g	白芍 9g	甘草 6g
生石膏 30g^(先煎)			

[加减法] 发热、恶寒，咽痛者，加山豆根、鱼腥草以清热解毒；胸闷加白芥子、莱菔子以化痰降气；喘嗽痰鸣者加地龙、僵蚕、全蝎以祛风定喘；水肿甚者，加茯苓、泽兰以健脾渗湿，利水消肿。

[医案一] 吴某，男，52岁。哮喘年久，交冬发作更甚而频，喘嗽痰鸣，不能平卧，甚则咽喉如有羽轻拂，食入即吐，小便不能自禁，痰多清稀，中杂水泡，脉细而弦，肢冷苔白，当诊为寒喘而投用小青龙汤加石膏汤以温化水饮，降肺定喘。方用如下：

麻黄 9g	桂枝 9g	干姜 6g	细辛 3g
五味子 10g	半夏 10g	白芍 10g	甘草 6g
杏仁泥 10g	生石膏 30g^(先煎)	全蝎 6g	地龙 9g

药后痰喘悉平，呕吐咽痒均退，很快即恢复健康。

附：印教授临症灵活变通，若寒邪较盛，细辛也有用 6g 者。

——摘自印会河.印会河中医内科新论.北京：化学工业出版社，2010.

[医案二]周某，女，65岁。咳喘年久，痰多清稀，吐出甚爽。住院2周，已经西医诊断为肺心病，因喘息不能控制，水肿有增，故请中医会诊。当诊其脉弦苔白，符合水饮为病，遂用小青龙汤加石膏汤。服2剂，咳喘已平，水肿尽退。5剂，症状消失，即出院，但行动气短未尽尔。

——摘自徐远.杏林薪传：印会河理法方药带教录.北京：人民军医出版社，2013.

[医案三]赫某，男，76岁，中日友好医院病案号：276751。

初诊：1993年11月11日。主诉：咳嗽半个月余。病史：患者感冒之后，咳嗽日渐加重，痰色白，量多质稀，容易咯出，有时如清水涎沫，伴有胸闷、憋气、喘息不能平卧，每日需吸氧气数次。大便干燥，3日未行，小便不畅。检查：X线胸片未见异常，血常规（一）。端坐呼吸，唇甲轻度发绀，喘息状态。心律齐，心率：70次/分，两肺呼吸音急促，左肺呼吸音清，右下肺可闻及中等量大、中水泡音以及少量哮鸣音。肝脾未触及。舌质淡暗，边尖有瘀点，舌苔薄黄，脉细滑数。辨证：外寒内饮。西医诊断：慢性支气管炎。治法：温化水饮，止咳平喘。处方如下：

桂枝 10g	白芍 10g	炙麻黄 6g	干姜 10g
细辛 3g	半夏 10g	五味子 6g	生甘草 6g
杏仁 10g	紫苏子 10g	茯苓 30g	炒白芥子 3g

7剂，每日1剂，水煎分2次服。

二诊：1993年11月16日。药后咳嗽明显较前减轻，痰量亦减少，夜间已能平卧，睡眠尚可，大便仍干结，2～3日1行。检查：右下肺仍可闻及大、中、小水泡音，偶闻哮鸣音，口唇仍有轻度发绀，舌质暗有瘀点，舌苔黄腻，脉沉细数。再以温肺化饮，止咳平喘。处方如下：

桂枝 10g	白芍 15g	炙麻黄 6g	干姜 10g
细辛 3g	半夏 10g	五味子 6g	生甘草 6g
杏仁 10g	紫苏子 10g	茯苓 30g	炒白芥子 6g
生石膏 30g （先煎）			

7剂，每日1剂，水煎服。

三诊：1993年11月23日。药后咳嗽基本痊愈，痰亦很少，唯大便干结难行，3～4日1次，故改予润肠通便之剂。

——摘自中国乡村医药，2000，11（7）：26-29.

[体会]

印教授经多年临床反复使用本方，对喘咳痰多清稀，或咳吐水泡，吐出爽利者，酌情加减应用，效果良好。哮喘之中，有热哮、冷哮之别，临床需结合患者体质，辨明阴阳寒热。冷哮多以寒痰蓄饮为主，如怕冷、痰稀等，治疗则以本方温化水饮、宣畅肺气为主；而热哮则常见痰热症状，或竟以肺燥出现，如胸闷口渴、痰黄干咳等，治疗则宜以定喘汤、麻杏石甘汤降肺定喘，临床上宜辨明主症，灵活化裁。另外，部分患者突然发作咳喘，痰多清稀，咳吐甚爽，甚则倚息不能平卧，中医学认为"风善行而数变"，应在主方中加入定风之品。并且无论冷哮和热哮，都需注意定风，故印教授在方药中常加入全蝎、地龙等虫类药物，取其走窜搜风之效。

印教授在临床上也将此方用于治疗肺源性心脏病，中医辨证属阳气不能蒸化水饮者。症见全身怕冷，脊背发凉，口干不欲饮，咳吐稀痰，或为水泡痰，面色青晦，苔白滑。全身怕冷是阳虚寒甚的表现；背为阳，腹为阴，阴寒之邪，踞于阳位，故易见背寒；口干不欲饮是假渴不是真渴，由阳气不能化水布津造成；咳吐稀痰或水泡痰，是由阳气不能蒸化水饮所造成；面色青晦、苔白滑，均系阳虚寒象。肺主周身之气，心主周身之血，气血有相互依存、相互促进的作用，但病久则气损及血，由肺而损及心；痰稀量多，是水饮内停，心阳不能化水的现象；吐出甚爽，则是痰湿水饮所造成的，宜用温阳化水增强其气化功能。

方中麻黄、桂枝宣肺平喘，发汗利小便以消水饮肿胀；麻黄有发汗平喘的作用，临床宜根据病人体质，用蜜炙麻黄以缓其性，用量亦不宜过大；细辛、干姜温肺化饮，辛温峻烈，故细辛用量一般在3g以下；甘草能缓和诸药的辛燥；半夏除痰蠲饮，为咳家圣药；五味子、白芍以收敛肺气，以防温散太过，耗伤肺气，即温中有散，散中有收之意；若属风寒外束，白芍配桂枝还可疏解表邪，调和营卫；生石膏配合麻黄，宣肺降气平喘，并制约麻黄之辛温。本方配伍精当，故印教授在临床上凡见急慢性支气管炎、支气管哮喘、肺炎等症见咳喘痰多清稀、或咳吐水泡痰、咳吐甚爽、倚息不能平卧者，即投此方，一般效果良好。

八、痰湿蕴肺

李中梓言"肺为贮痰之器"。痰之为病，常易停聚于肺，证见咳嗽痰多、色白易出、胸闷；痰浊中阻，胃失和降，故常见腹胀痞闷，不思饮食等症。《金匮要略》言"病痰饮者，当以温药和之"，故印教授常以辛燥温散药物燥湿化痰治之。而"脾为生痰之源"，故印教授在治疗痰湿蕴肺证时，尤重视燥湿运脾、行气和胃，常根据病证中邪正虚实所占比重的变化而酌情选用平陈汤或三子养亲汤加减治疗。

1. 平陈汤加减——脾虚痰湿、痰多色白

[临床表现]咳嗽痰多、色白易出，腹胀痞闷，不思饮食，或伴嗳气恶心，或伴肢体沉重困倦，舌淡红，舌苔白腻，脉滑。

[治法]健脾燥湿，行气除痰。

[方药组成]平陈汤加减。

苍术 10g	厚朴 10g	陈皮 10g	半夏 10g
茯苓 15g	炙甘草 6g	生姜 2 片	大枣 2 枚

[加减法]便溏加白术、干姜，大便黏滞不爽加皂荚子、蚕沙。

[医案]金某，男，48 岁，就诊日期：2000 年 4 月 28 日。患者主诉痰多，易咯出。平日饮酒 1 斤 / 周，吸烟 20 余支 / 日。面潮红，舌淡红，苔腻，脉弦滑。中医辨证为痰湿停滞，给予平陈汤加减燥湿化痰，处方如下：

苍术 10g	厚朴 15g	陈皮 10g	甘草 10g
半夏 10g	茯苓 15g	制胆南星 6g	枳壳 10g
竹茹 12g	生薏苡仁 30g	旋覆花 15g (包)	制香附 15g
鱼腥草 30g	橘红 10g		

[体会]

平陈汤即二陈汤与平胃散之合方，适用于脾失健运，水湿凝聚，气机阻遏，郁积成痰者。痰浊中阻，胃失和降，故见胸膈痞闷或恶心呕吐、不思饮食；痰湿犯肺，肺失宣降，故见咳嗽痰多、色白易出。

张介宾云："善治痰者，惟能使之不生，方是补天之手。"《本草纲目》谓："脾无留湿不生痰，故脾为生痰之源。"《医宗必读》亦云：脾土虚湿，清者难升，浊者难降，留中滞膈，疲而成痰。故治当燥湿化痰，行气调中为主。脾喜燥恶湿，脾病则湿邪易停，治脾常需治湿，故用平胃散治之。平胃散出自《太平惠民和剂局方》，具有燥湿运脾、行气和胃之功。清代医家费伯雄在《医方论》云：平胃散乃治脾胃之圣剂，利湿化痞，消胀和中，兼治时疫瘴气，燥而不烈，故为消导之首方。平胃散中苍术，味辛、苦；性温而燥；归脾、胃经。苦温燥湿以祛湿浊，辛香健脾以和脾胃。柯琴评论它"猛而悍，迅于除湿，故以为君耳"。《珍珠囊》曰其"能健胃安脾，诸湿肿非此不能除"。脾气之转输，湿邪之运化，皆赖于气之运行，因而臣以厚朴。《本草汇言》谓："厚朴，宽中化滞，平胃气之药也。"其味苦、辛；性温；归脾、胃、肺、大肠经。非但行气消满，且有苦燥芳化之性，行气、祛湿两者兼顾。与苍术相伍，燥湿以健脾，行气以化湿，湿化气行则脾气健运。尤在泾《医学读书记》曰："土具冲和之德，而为生物之本。冲和者，不燥不湿，不冷不热，乃能化生万物。是以湿土宜燥，燥土宜润，便归于平。"佐以陈皮，味辛、苦；性温；归脾、胃经。理气和胃，芳香醒脾，助苍术健脾，协厚朴行气。甘先入脾，中州主药之甘草，能补能和，使湿祛而土不伤，致于平和也。用法中加入生姜、大枣，调和脾胃，以助健脾。由此可见，平胃散虽为健脾和胃之剂，但其健脾以燥湿化痰，和胃以助行气排痰。

二陈汤出自宋代《太平惠民和剂局方》，系由唐代《千金方》温胆汤减去竹茹、枳实、大枣而成，由半夏、橘红、茯苓、甘草、乌梅、生姜六味药组成，具有燥湿化痰、理气和中之功效，为燥湿化痰的基础方。正如原书所言："治痰饮为患，或呕吐恶心，或头眩心悸，或中脘不快，或发为寒热，或因食生冷，脾胃不和。"半夏始载于《神农本草经》，味辛，性温，归脾、胃、肺经。《药性论》言："消痰，开胃健脾，止呕吐，去胸中痰满，下肺气，主咳结。"说明半夏具有燥湿化痰，降逆止呕，消痞散结之功效，为治湿痰、寒痰及呕吐的要药。庞安常云："善治痰者，不治痰而治气，气顺则一身津液亦随之而顺矣。"故配以橘红辛、苦而温，燥湿化痰，理气行滞，体现"治痰先治气，气顺则痰消"的治则；橘红性味归经同橘皮，味辛、苦，性温，归脾、肺经。《药品化义》云："橘红，辛能横行散结，苦能直行下降，为利气要药。盖治痰须理气，气利痰自愈，故用入脾肺，主一切痰病，功居诸痰药之上。"《本草汇言》也指出："理气散寒，宽中行滞，健运肠胃，畅利脏腑，为脾胃之圣药也。"茯苓味甘、淡，性平，归心、脾、肾经，既可使脾健运而湿无所聚，痰无所生，又可祛已成之湿邪，利水而不伤正气。故《本草备要》云："甘、温益脾助阳，淡渗利窍除湿。"

平陈汤综合平胃散之燥湿运脾、理气和胃及二陈汤之燥湿化痰、理气和中。诸药合用，既除已生之痰，又杜生痰之源，标本兼治。湿浊化、气机畅、脾复健运、胃气和降，诸症自除。

2. 三子养亲汤加味——痰壅气滞、顽痰咳喘

[临床表现] 咳嗽、喘急，伴有胸闷、食少难消、食后痰多。顽痰壅盛，痰色白，或见喉中痰鸣。舌苔白腻、脉滑。

[治法] 降气、化痰、消食。

[方药组成]

炒紫苏子 10g   炒研白芥子 6g   炒莱菔子 15g   全瓜蒌 30g
厚朴 10g   杏仁 10g

[加减法] 胀甚而喘、小便不利者加葶苈子以下痰饮，逐水气，使三焦水道通利，气化及于膀胱。

[体会]

《韩氏医通》用莱菔子配紫苏子、白芥子组方，名三子养亲汤，原方用于治疗老人中虚喘嗽，痰壅气滞，症见咳嗽、喘急，伴有胸闷，食少难消、食后痰多。痰稀色白、量多，舌苔白腻、脉滑。

吴崑《医方考》谓："水饮入胃，无非湿化，脾弱不能克制，行于膈间，中下二焦之气熏蒸稠黏，稀者曰饮，稠者曰痰。"年老中虚，饮食不化精微，反化为痰，痰壅气滞，故胸闷痰多；痰随气上，肺气壅滞，失其下行之令，故咳嗽喘逆、喉中痰鸣。本证以脾虚为本，痰浊为标，尤其以痰壅食滞，肺气不降为要点。

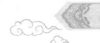

病急则须治标，故本方皆化痰消食、顺气降逆之药，具有"亦消亦补，攻多于补"的特点。

紫苏子辛温润降，入肺经而能降气化痰、止咳平喘。《本草汇》谓：紫苏子"散气甚捷，最能清利上下诸气。定喘痰有功"。白芥子辛温，味厚气锐，内而逐寒痰水饮，宽利胸膈，用于咳嗽气喘，痰多不利。《本草经疏》云："白芥子味极辛，气温，能搜剔内外痰结及胸膈寒痰，冷涎壅塞者殊效。"痰随气而升降，气行则痰行，痰塞则气滞，气顺则痰消。方中莱菔子功专下气宽胸，化痰定喘，并有润肠通便之功，有利于肠中痰浊下降而利肺气。《本草纲目》谓：莱菔子之功，长于利气。生能升，熟能降，生则吐风痰，散风寒，发疮疹；降则定痰喘咳嗽，皆是利气之效。张锡纯《医学衷中参西录》云：莱菔子乃化气之品，非破气之品。其性能下气，气顺则痰降，咳喘自安。印教授曰：家传以上三药均用熟不用生，生用辛散时对降气治喘无补，炒熟则少辛散之能，增除痰降气之用。

三者皆治痰之要药，又能于治痰之中各逞其长也。其中外邪束表、痰涎盛者，以白芥子为主药，以增强其利膈化痰之功；咳嗽急促并喘者重用紫苏子，以加强止咳平喘之功。若食滞胃胀，食少难消者，则以莱菔子为主药，以助消食导滞。脏腑气机贵在流通而忌闭滞，痰浊宜祛而不宜壅塞。全瓜蒌能荡涤胸中痰浊，使肺气得以宣通而除胸闷，杏仁、厚朴宣通肺气燥湿下气除满。合而成方，则痰化食消，咳喘逆气皆平。

该方行气消食祛痰，根据"以消为补"的原则，治疗老年人食少痰多，寒痰壅盛所致的咳喘，尤为适宜。这类咳喘的特点为咳吐稀白痰，痰多壅盛，且伴喉中痰鸣、胸闷痰多等寒痰湿象。此外，该方药性偏温，亦切合"病痰饮者，当以温药和之"之经旨。对于肺经有热，阴虚火旺所致咳嗽、痰少者，不宜选用。另外，本方偏于辛燥温散，易伤正气，不宜久服，病证缓解，当转与调补脾胃。

九、肝火犯肺

咯血方加减——肝火犯肺、咳痰带血

[临床表现] 咳嗽阵作、咯血，也可见痰中带血或痰稠色黄。伴胸胁胀痛、心烦易怒、咽干口苦、便秘。舌红、苔黄、脉弦数。

[治法] 清肝凉血，清咽止血。

[方药组成]

诃子 12g　　　瓜蒌皮 9g　　　海浮石 15g^(先下)　　栀子 9g
青黛 6g^(包煎)　　蜂蜜 30g^(冲)　　白茅根 30g　　枇杷叶 9g

[加减法] 兼外感症，如咽痛、鼻塞者加桑叶、菊花、鱼腥草、山豆根清散风热，解毒利咽。血热明显者加侧柏叶凉血止血。

[体会]

咯血方为印教授治疗肺系疾病"抓主症"方之一，见咽干咯血、舌红苔黄者常以此方加减治之。

印教授以此方治疗咯血，其特点为血主要从气管上端或咽喉之部所出，可不经咳嗽一咯即出，临床应注意与其他血证相鉴别。咳血、咯血、吐血、呕血均为血液经口而出，临床特点、辨病、辨证却截然不同。《丹溪心法》在《咳血》中分析各血证曰："咳血者，嗽出，痰内有血者是；呕血者，呕全血者是；咯血者，每咳出皆是血疙瘩……"印教授从出血部位辨证：吐血、呕血是血自胃来，经呕吐而出，色多紫黯，常夹有食物，大便可呈黑色。咳血是血由肺来，一般由肺络损伤所致。经气管咳嗽而出，血色多鲜红，常混有痰液，一般没有大便隐血。因于肺络停瘀、痰饮咳血、阴虚所致之咳血症，印教授常以千金苇茎汤、苏子降气汤及百合固金汤治疗。而咯血之血主要出自于气管上端或咽喉部位，可不经咳嗽一咯即出，恰为本文所论述之疾。

咽有"司吞咽，行呼吸，助语声，御邪毒"的功能，五行属土，为阳土之官，有喜通、喜润、喜温、喜清的特点。咽喉乃肺系所属，喉为肺之门户及气息出入之要道。喉下连气道以通肺气，而肺主气、主声，司呼吸，且肺有经脉通于喉咙，故喉主通行、呼吸、发音，御外的功能需赖以肺气的宣畅，肺阴充足。因此，咽喉与肺相通，为肺气之所属；生理上，肺与喉行呼吸助发声；病理上，肺病及喉；治疗上，喉病常从肺论治。

肺为气之主，其气以肃降通调为常；肝为气之枢，其气以升发条达为顺。肝主疏泄，肝气条达和顺，则肺的宣发肃降正常，气机升降出入平衡，水湿诸邪得化，气血平和。肺属金，肝属木，肺气清肃，可以制约肝阳上逆，但若肝火亢盛，或肺气虚弱，肺金不仅无力制约肝木，反易遭肝火之反克。且手太阴肺经起于中焦，足厥阴肝经布胸胁，其分支从肝分出，穿过膈肌，上注于肺，交于手太阴肺经，肺肝二脏经络相互沟通，所以肝之病变可以循经络传至肺，而影响肺的正常功能。《知医必辨》中云："肝气旺盛，不受金制，反来侮金，致肺之清肃不行而呛咳不已，所谓木击金鸣也。"

从经络循行上看，肝经循喉咙入颃颡，肝之清气上于咽喉。若肝气郁结，疏泄升降失常，则影响咽喉的正常生理功能。肝郁化火，可导致气血凝滞于咽喉而发病。《素问·诊要经络论》谓："厥阴经郁者，中热嗌干。"指出了肝和咽喉的关系。肝经与肺经相连，足厥阴肝经从肝分出，穿过膈肌，向上注入肺，交于手太阴肺经，两者皆循咽喉。

木火刑金，肺金受灼，肺失清肃，肺气上逆，故咳嗽阵作；热火灼津，故咽干、少痰或无痰、舌红；火热灼伤肺络，或循经上炎，热迫血行，故见咯血。汪昂《医方集解》中也云："肝者，将军之官，肝火上逆，灼心肺，故咳嗽痰血也。"病位在肺，病本在肝，应重在治肝，正如李冠仙言："肺为气之主，肝气上逆，清金降肺以平之。"朱丹溪立咳血方用以治疗木火刑金之咳血。

方中青黛咸，寒，入肝、肺二经，功擅泻肝经实火而凉血。栀子苦，寒，入心、肝、肺经，《本草经疏》曰"栀子味苦气寒，泻一切有余之火，世人又以治诸血症……火降则血自归经，不求其止而止矣"。《本草备要》："生用泻火，炒黑止血，姜汁炒止烦呕……"青黛、栀子两药合用专力泻火、清热、凉血，故为君药。瓜蒌皮润燥豁痰，为治咳之要药，且其"舒肝郁，润肝燥，平肝逆，缓肝急之功有独擅"（清·王学权《重庆堂随笔》）。肺与大肠相表里，如伴便秘，也可用瓜蒌仁或全瓜蒌宽胸利肺、滑肠通便。海浮石咸寒入肺经，清金止嗽，化痰散结，长于治肺热胶痰。瓜蒌皮及海浮石两者可使痰热得清、嗽止肺宁，而为臣药。诃子苦酸性平，敛肺降火宜生用，为涩肠止泻宜煨熟用。其入肺与大肠经，苦则降气，酸则涩敛，既能敛肺止咳，又能下气降火，是为佐药。以蜂蜜生津润肺，以枇杷叶降逆止咳，以茅根凉血止血诸药合用，共奏清肝宁肺、化痰止血之效。

全方寓止血于泻火之中，清化痰热与清肝泻肺并用，肝肺兼调。正如汪昂说"本方不用治血之药者，火退则血自止也"。

附　印教授以痰为特点抓主症辨证论治肺系疾病经验

印教授在临床诊治疾病时，常用"抓主症"的辨证方法，即抓住患者最痛苦的、代表核心病机的症候，辨别疾病的规律和关键，从而根据临床经验，确定"抓主症"的方药，临床上往往疗效甚佳。对于呼吸系统疾病，印教授抓住"痰"这个肺系疾病的主要表现，结合四诊进行辨证论治。

印教授常根据患者痰的具体情况，将肺系疾病分有痰、无痰与白沫3种。中医学认为痰由水湿所化生："得阳气煎熬则成痰，得阴气凝聚则成饮。"饮即稀水或凉粉样稀痰，是有痰之一种，属于湿的一类，属有形之邪，以实证为主，治疗重在燥湿除痰。无痰为肺燥，是肺阴不足的表现，治疗应润肺生津。若咳喘吐白沫，则为阴伤更甚，即为"肺痿"，治疗当以清肺救燥，若误将白沫以为痰，燥湿化痰治之，则反而延误患者生机。下文分而论之。

有痰者，进一步根据其量、色、质辨而治之。首先应分寒热。痰稀，色白，量多而爽者，为寒痰，治重温化；痰之稀者为饮，治宜温散水饮；痰稠色黄者，为热痰，因热邪内盛，煎熬、浓缩津液成痰，治疗应重视清肺除痰。其中痰黄量少的更应重视清肺，而痰黄而多者则更应重视除痰。具体抓主症、论治方法如下。

①痰白清稀，量多，吐出甚爽，落地成水者，印教授称为"水泡痰"，多为寒饮为患，治宜温散水饮，方以小青龙汤加味。

②咳痰稀白，遇寒更甚者，为上实下虚，治宜除痰降气，方以苏子降气汤加减。

③咳嗽痰多，白黏易出，伴脘闷，不思饮食者，为脾失健运，水湿凝聚，痰浊中阻，胃失和降，治宜燥湿除痰，方以平陈汤加减。

④咳嗽痰多，痰黏色白，伴有胸闷者，为痰壅食滞，肺气不降，治宜除痰下气，

方以三子养亲汤加味。

⑤咳嗽痰多，咳痰黄白黏稠，咳吐不易，胸闷喘息，为体内素有痰热，复感风寒，外寒引动痰热，导致肺失宣降所致。治宜宣降定喘，方以定喘汤加减。

⑥咳痰稠而黄，胸脘痞闷，为上焦痰火壅盛，痰热咳嗽，治宜清肺化痰，方以清气化痰丸加减。

无痰或痰少难出，咳吐白沫，咳痰带血，甚或吐脓血腥臭者，印教授都将其归为"干燥"的类型。具体抓主症、论治方法如下：

①咳逆气喘、咳吐白沫者（印教授曾详释其"吐白沫"的特点：一是中间不带痰块；二是胶黏难出；三是必同时伴有口燥咽干；四是白沫之泡，小于粟粒，轻如飞絮，结如棉球，有时黏在唇边都吐不下来），为燥热伤肺之重证，治宜清燥润肺，方以清燥救肺汤加减。

②干咳无痰或痰少而黏，伴恶寒发热者，为温燥邪犯肺卫，治宜清宣润肺，方以桑杏汤加减。

③咳吐脓血，或痰腥，或视之未见痰中脓，而自觉痰臭者，为痰热壅肺，治宜肃肺化痰，方以苇茎汤加减。

④咳嗽咽痒，痰少不利者，为风寒犯肺，治宜宣肺化痰，方以止嗽散加减。

⑤痰少而喘者，为邪热壅肺，治宜宣降肺热，方以麻杏石甘汤加减。

⑥痰少苔黄者，为肺中伏火、肺热炽盛，治宜清泻肺热，方以泻白散加减。

印老从痰、饮、白沫等特点结合四诊"抓主症"的方法给后人留下了宝贵经验，值得继承及发扬。

中国科学技术出版社医学分社图书书目

ISBN	书　名	作　者
名家名作		
978-7-5046-7359-6	朱良春精方治验实录	朱建平
978-7-5046-8287-1	柴松岩妇科思辨经验录：精华典藏版	滕秀香
978-7-5046-8136-2	印会河脏腑辨证带教录	徐远
978-7-5046-8137-9	印会河理法方药带教录	徐远
978-7-5046-7209-4	王光宇精准脉诊带教录	王光宇
978-7-5046-8064-8	王光宇诊治癌症带教录	王光宇
978-7-5046-7569-9	李济仁痹证通论	李济仁，仝小林
978-7-5046-8168-3	张秀勤全息经络刮痧美容（典藏版）	张秀勤
978-7-5046-9267-2	承淡安针灸师承录（典藏版）	承淡安
978-7-5046-9266-5	承淡安子午流注针法（典藏版）	承淡安
经典解读		
978-7-5046-9473-7	《内经》理论体系研究	雷顺群
978-7-5046-8124-9	新编《黄帝内经》通释	张湖德
978-7-5046-8691-6	灵枢经讲解——针法探秘	胥荣东
978-7-5046-7360-2	中医脉诊秘诀：脉诊一学就通的奥秘	张湖德，王仰宗
978-7-5046-9119-4	《医林改错》诸方医案集	甘文平
978-7-5046-8146-1	《醉花窗》医案白话讲记	孙洪彪，杨伦
978-7-5046-8265-9	重读《金匮》：三十年临证经方学验录	余泽运
978-7-5046-9163-7	《药性歌括四百味》白话讲记①	曾培杰
978-7-5046-9205-4	《药性歌括四百味》白话讲记②	曾培杰
978-7-5046-9277-1	《药性歌括四百味》白话讲记③	曾培杰
978-7-5046-9278-8	《药性歌括四百味》白话讲记④	曾培杰
978-7-5046-9526-0	《药性歌括四百味》白话讲记⑤	曾培杰
978-7-5046-9527-7	《药性歌括四百味》白话讲记⑥	曾培杰
978-7-5046-9528-4	《药性歌括四百味》白话讲记⑦	曾培杰

ISBN	书　名	作　者
978-7-5046-9529-1	《药性歌括四百味》白话讲记⑧	曾培杰
978-7-5046-9487-4	《药性歌括四百味》白话讲记⑨	曾培杰
978-7-5046-7515-6	病因赋白话讲记	曾培杰，陈创涛
978-7-5236-0013-9	《运气要诀》白话讲记	孙志文
978-7-5236-0189-1	《脾胃论》白话讲解	孙志文
临证经验（方药）		
978-7-5236-0051-1	中成药实战速成	邓文斌
978-7-5236-0049-8	用中医思维破局	陈腾飞
978-7-5046-9072-2	误治挽救录	刘正江
978-7-5046-8652-7	经方讲习录	张庆军
978-7-5046-8365-6	扶阳显义录	王献民，张宇轩
978-7-5236-0133-4	扶阳临证备要	刘立安
978-7-5046-7763-1	百治百验效方集	卢祥之
978-7-5046-8384-7	百治百验效方集·贰	张勋，张湖德
978-7-5046-8383-0	百治百验效方集·叁	张勋，张湖德
978-7-5046-7537-8	国医大师验方秘方精选	张勋，马烈光
978-7-5046-7611-5	悬壶杂记：民间中医屡试屡效方	唐伟华
978-7-5236-0093-1	悬壶杂记（二）：乡村中医30年经方临证实录	张健民
978-7-5046-8278-9	男科疾病中西医诊断与治疗策略	邹如政
978-7-5046-8593-3	百病从肝治	王国玮，周滔主
978-7-5046-9051-7	基层中医之路：学习切实可行的诊疗技术	田礼发
978-7-5046-8972-6	广义经方群贤仁智录（第一辑）	邓文斌，李黎，张志伟
978-7-5236-0010-8	杏林寻云	曹云松
978-7-5236-0223-2	打开经方这扇门	张庆军
临证经验（针灸推拿）		
978-7-5046-9477-5	针刀治疗颈椎病	陈永亮，杨以平，李翔，陈润林

ISBN	书　名	作　者
978-7-5046-9378-5	岐黄针疗法精选医案集	陈振虎
978-7-5046-7608-5	振腹推拿	付国兵，戴晓晖
978-7-5046-8812-5	陈氏气道手针	陈元伦
978-7-5046-9077-7	管氏针灸门墙拾贝	管遵惠，管傲然，王祖红，李绍荣
978-7-5046-9610-6	针灸治疗与解惑（典藏版）	王启才，张燕，郑崇勇，钱娟，曹雪梅
临证传奇丛书		
978-7-5046-7540-8	临证传奇：中医消化病实战巡讲录	王幸福
978-7-5046-8150-8	临证传奇·贰：留香阁医案集	王幸福
978-7-5046-8151-5	临证传奇·叁：留香阁医话集	王幸福
978-7-5046-8324-3	临证传奇·肆：中医求实	周忠海
王幸福临证心悟丛书		
978-7-5046-7207-0	用药传奇：中医不传之秘在于量（典藏版）	王幸福
978-7-5046-7305-3	杏林薪传：一位中医师的不传之秘	王幸福
978-7-5046-7306-0	医灯续传：一位中医世家的临证真经	王幸福
978-7-5046-7307-7	杏林求真：跟诊王幸福老师嫡传手记实录	王幸福
幸福中医文库丛书		
978-7-5236-0015-3	用药秘传：专病专药的独家秘要	王幸福
978-7-5236-0016-0	医方悬解：成方加减用药的诀窍	王幸福
978-7-5236-0014-6	医境探秘：成为名中医的秘诀	张博
978-7-5236-0012-2	医案春秋：老中医临证一招鲜	张博
978-7-5236-0091-7	医海一舟：必不可少的主药与主方	巩和平
978-7-5236-0158-7	临证实录：侍诊三年，胜读万卷书	张光
978-7-5236-0615-5	青囊奇术：经典方药举一反三	张博
978-7-5236-0614-8	诊籍传秘：临证各科得心应手	张博
周易医学、运气学说		
978-7-5046-8255-0	《黄帝内经》七论新编	阎钧天